ERで役立つ救急症候学

病態のメカニズムと初期治療

河野寛幸　一般社団法人 福岡博多トレーニングセンター理事長
福岡記念病院救急科部長

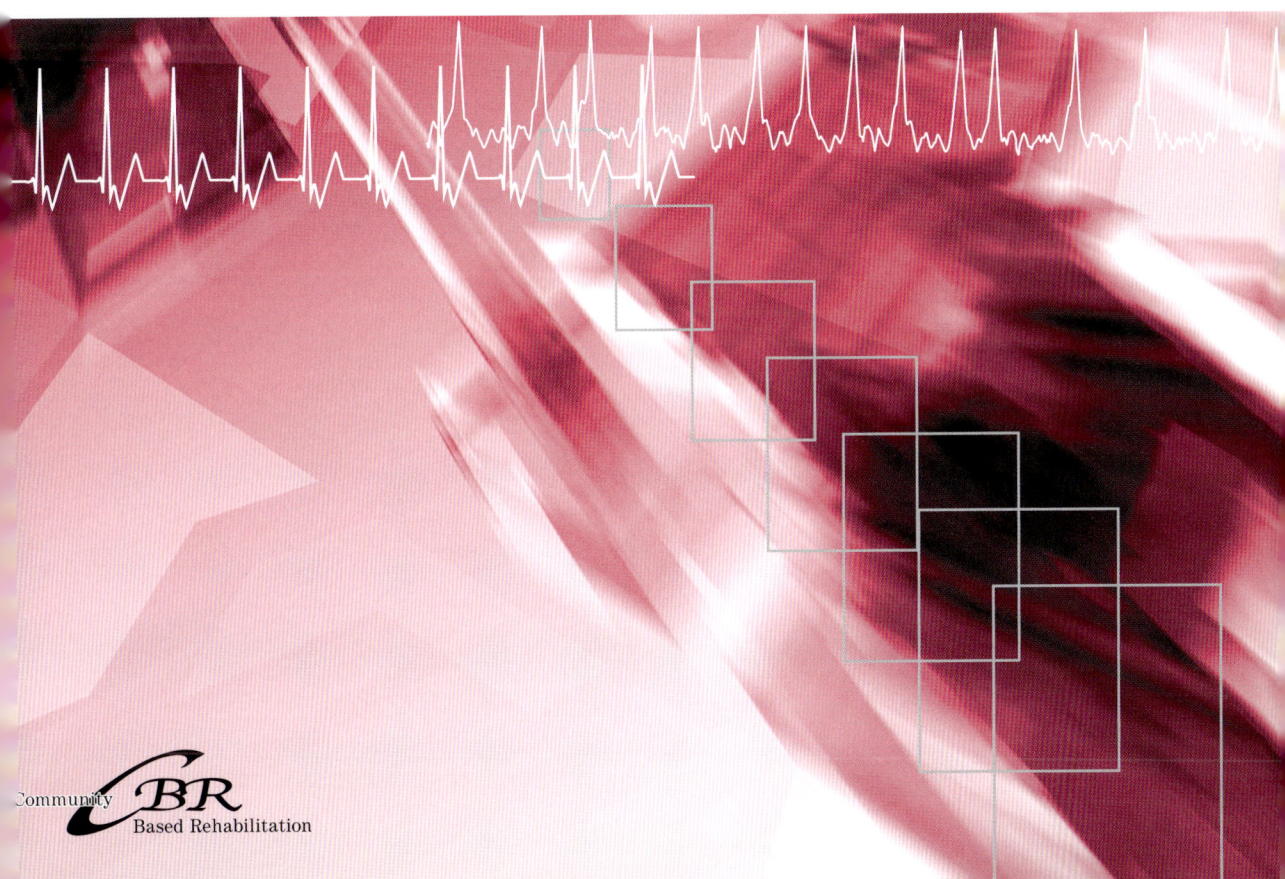

まえがき

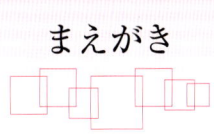

　ERに来院する患者の初期診療を行う場合に，我々医療従事者は，どのような医学的情報を入手して，それをどのような理論で解析して，診断から初期治療，advanced triageにつなげていくかが重要である．この医学的情報入手項目の認識と解析理論が不在なままで主に経験に頼りながらERでの診療が行われてきたのが現状ではないだろうか．

　私も，ERでの診療に15年以上関わりながら，上記命題の答えが出せずに中途半端になったままだった．今回，上記命題の答えを出すべく本書を執筆した．患者の医学的情報入手項目のうちで最も早急にかつ正確に入手しなければならない事項は，患者が最も困っている医学的事項，つまり主症候・主訴である．患者の年齢と性別が既にわかっているはずなので，この一言で，患者の診断まで可能な場合が少なくない．

　主症候，主訴とは患者にとって最も困る医学的事項であるが，この主症候・主訴を重篤度で分類し，どのような理論でその重篤度が決められているのかまで含めて認識することが重要である．ただ，ここで気をつけなければならないことは，患者がまたは他の誰かが，例えば，めまいと言ったから主訴はめまい，または呼吸不全と言ったから主症候は呼吸不全という，中途半端な決定はしてはならない．その主症候・主訴にはすべて医学的定義が存在するため，その定義を満たしているかどうか，状況から考えて本当にそれで良いかを自分自身で再度確認する必要がある．

　主症候・主訴が決定されれば，それに対する鑑別診断が自動的に挙げられ，必要な所見の聴取や検査が行われる．鑑別診断については，原因疾患の重篤度と頻度を常に念頭に検索順序が決められなければならない．その詳細については考え方の理論も含めて本書を読んでいただければ理解できるものと思っている．

　次に，主症候・主訴からの診断の経緯の中で，もう一つ同時進行しなければならないことがある．それは，目の前の患者の重篤度診断である．来院後すぐに原因疾患の診断がつけば重篤度も同時に把握できるが，原因疾患の診断がついていない状態でもその重篤度を把握することが重要である．これに役立つものが来院後約5分以内に結果が出る緊急病態の検査項目である．具体的には，酸塩基平衡異常，ナトリウム異常，カリウム異常，血糖異常である．これらの数値は通常，来院後5分以内には結果が出る．その時点で原因疾患の診断がついていなくても，これらの数値をみれば重篤度が予想できる．また，これらの数値で原因疾患の診断も可能な場合が多い．このように，主症候・主訴と緊急病態を理論的に解析することで重篤度を基本においた原因診断が論理的に可能になってくる．

　最後に，ERに来院する重篤度の高い疾患群を予め知りそれらの疾患の全体像を把握していなければならない．この疾患群は緊急心血管系疾患と言われ，具体的には，心肺停止・呼吸停止，不整脈，急性冠症候群，脳卒中である．これらの疾患については，主症候・主

訴から理論的に診断していく方法は当然として，疾患自体の全体像も把握する必要があるため，重要疾患として整理をした．

　本書では，症候編，病態編，疾患編として整理して記載した．症候編では重篤な主症候・主訴から順番に 15 項目（本文では複数の項目を一項目として一緒に述べている場合があり，11 項目となっている），病態編では前述した 4 項目，疾患編では，心肺停止・呼吸停止以外（心肺停止・呼吸停止は症候編に含まれるので）の前述した 3 項目について記載している．本書を読むことにより，ER での診療をイメージできるように構成されている．

　もう一つ，本書の特徴は，重要な医学用語や医学的事項に太文字を使ったことである．これは，その項目での重要点を理解できるという利点だけではなく，ある程度理解できている読者には太文字のみを追って読むことで，その項目の内容が理解できるようになっている．

　いずれにしても，本書を臨床現場で活用することで ER での初期診療の向上に役立てていただければ幸いである．

2012 年 3 月吉日

河　野　寛　幸

目次

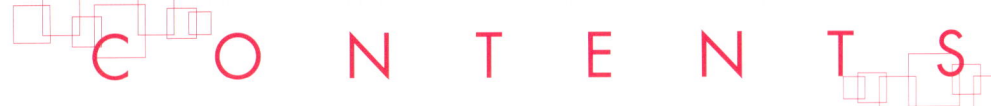

はじめに　ER型救急システムでの初期診療の考え方 …………… 1

第1章　症候編 ………………………………………… 5

I　心肺停止, 呼吸停止 …………………………………… 6

[1] 心肺停止, およびその周辺病態 ……………………… 6

1 ● 病態の全体像と相互関係　6
1．バイタルサインからみた分類　6
2．病態および治療の全体像　7
3．心肺停止への経路　8
4．心肺停止の波形　8

2 ● 心肺停止への経緯と病態比較　10
1．心停止先行型心肺停止　10
2．呼吸停止先行型心肺停止　10

3 ● 心静止か細かい心室細動（fine VF）かの鑑別　11

4 ● 心肺停止と救命率, VF/pulseless VT の治療の考え方　11
1．除細動と救命率　11
2．除細動優先か CPR 優先か　13
3．救命率を上げるためのエビデンス　13

5 ● PEA/asystole の治療の考え方　13

6 ● 心肺停止周辺状態（急変時・重篤な状態）でのアプローチ　14
1．アプローチの全体像　14
2．意識（反応）がない場合（心肺停止・呼吸停止）　14
3．意識（反応）がある場合　15

7 ● 心肺蘇生（CPR：cardio-pulmonary resuscitation）　17

8 ● 救命の連鎖（the chain of survival）　18
1．救命の連鎖総論　18

2．成人の救命の連鎖　19
　　3．小児・乳児の救命の連鎖　19
　[2] 心肺停止・呼吸停止の治療　……………………………………………19
　　1● 心肺停止に対するBLS　19
　　　1．BLSとは　19
　　　2．BLSアルゴリズム　20
　　2● 非医療従事者が行うCPR（BLS）　22
　　3● 心肺停止に対するACLS　23
　　　1．ACLSとは　23
　　　2．VF/pulseless VTに対する治療　23
　　　3．PEA/asystoleに対する治療　25
　　　4．メガコードアルゴリズム　25
　　　5．リズムチェック　27
　　　6．ACLSで使われる薬剤　28
　　　7．心拍再開後のアルゴリズム　28
　　4● ACLSにおける人工呼吸　30
　　5● 呼吸停止とその対応法　31
　　6● 呼吸管理の考え方　31
　　7● 酸素の投与法と酸素濃度　32
　[3] 電気的治療　……………………………………………………………34
　　1● 電気的治療の概念と分類　34
　　2● 除細動とカルディオバージョンの違い　35
　　　1．除細動とカルディオバージョンの違い総論　35
　　　2．同期　36
　　　3．エネルギー量　36
　　　4．放電後の手技　37
　　3● 非同期下ショック　37

Ⅱ　ショック　……………………………………………………………40
　[1] ショックの概要（全体像）　……………………………………………40

1● ショックの概念（ショックとは） *40*

2● ショックの診断 *40*

3● ショックの重症度判定 *40*

4● ショックの病態と原因分類 *42*

   1．ショックの原因要素 42
   2．心臓の異常（心拍出量低下） 42
   3．血液の異常（容量減少） 43
   4．血管の異常（血管拡張） 43
   5．ショックの原因分類 43

5● ショックに対する初期治療の考え方 *44*

[2] 心原性ショック，閉塞性ショック……………………………………46

1● 心原性ショックと閉塞性ショックの違い *46*

2● 重症不整脈性心原性ショック *46*

3● 左心不全性心原性ショック *48*

   1．左心不全性心原性ショック総論 48
   2．フォレスター分類と左心不全の治療 48
   3．急性心不全症候群 49
   4．心原性肺水腫 50

4● 閉塞性ショック *51*

5● 左心不全と右心不全の病態 *51*

   1．左心不全 51
   2．右心不全 52
   3．うっ血性心不全 53

6● 心原性ショックの緊急治療（電気的治療とカテコラミン） *53*

7● 急性心筋梗塞の合併症 *54*

[3] 循環血液量減少性ショック……………………………………55

1● 循環血液量減少性ショックの概要 *55*

2● 出血性ショック *56*

   1．出血性ショックの原因 56

2．出血性ショックの所見と出血量推定　56

　[3● 体液喪失性ショック　57]

　　1．体液喪失性ショックの原因疾患　57
　　2．脱水　58

[4] 血液分布異常性ショック……………………………………………60

　[1● 血液分布異常性ショックの概要　60]

　[2● アナフィラキシーショック　60]

　　1．アナフィラキシーショックとは　60
　　2．アナフィラキシーの診断　60
　　3．アナフィラキシーの合併症　61
　　4．アナフィラキシーに対する治療　61

　[3● 感染性ショック　62]

　[4● 神経原性ショック　64]

　　1．心血管系調節機能　64
　　2．神経原性ショックの病態・原因・治療　64

[5] ショックの診療……………………………………………………66

　[1● ショック診療のまとめ　66]

Ⅲ 呼吸不全……………………………………………………………69

　[1● 呼吸不全とは　69]

　[2● 呼吸不全の原因病態　70]

　[3● 上気道病変　71]

　[4● 下気道病変　72]

　[5● 肺胞病変　72]

　　1．肺胞病変総論　72
　　2．肺水腫の原因と治療　74

　[6● 胸腔・胸郭病変　75]

　[7● 神経調節障害　75]

　[8● 気管支喘息　76]

1．気管支喘息の病態と診断　76
　　2．気管支喘息の治療　76

Ⅳ 意識障害　79

1 ● 意識障害の概念（意識障害とは）　79
2 ● 意識障害と失神・失神性めまいの違い　80
3 ● 意識障害の評価法　81
　　1．評価法総論　81
　　2．JCS　81
　　3．GCS　81
　　4．ECS　83
4 ● 意識障害の鑑別診断と診断法　84
　　1．鑑別診断と診断法の全体像　84
　　2．第1グループの鑑別　86
　　3．第2グループの鑑別　87
　　4．第3グループの鑑別　87
　　5．第4グループの鑑別　88
5 ● 各鑑別疾患の要点　88

Ⅴ 痙攣　92

1 ● 痙攣の概念　92
2 ● 痙攣の分類　92
3 ● 痙攣の鑑別診断と対応法　93

Ⅵ 失神・失神性めまい　95

1 ● 失神・失神性めまいとは　95
2 ● 失神・失神性めまいの病態　95
3 ● 失神・失神性めまいと意識障害の違い　96
4 ● 失神・失神性めまいとショックの違い　96
5 ● 脳循環不全と脳虚血の違い　97
6 ● 失神性めまいと前庭性めまい（回転性めまい・浮動性めまい）との違い　97

1．めまいの分類総論　97
　　　2．回転性めまいと非回転性めまい　99
　　　3．前庭性めまいと失神性めまい　99

　　7 ● 失神・失神性めまいの鑑別診断　*99*

　　8 ● 心・大血管疾患（心原性失神）　*104*
　　　1．心原性失神総論　104
　　　2．アダムス・ストークス症候群　104

　　9 ● 循環血液量減少性疾患（循環血液量減少性失神）　*106*
　　　1．循環血液量減少性失神総論　106
　　　2．消化管出血による失神・失神性めまい　106
　　　3．消化管出血と脳疾患の鑑別　107
　　　4．消化管出血と起立性低血圧との鑑別　107
　　　5．脱水が原因の失神　107

　　10● 神経調節障害（神経調節性失神）　*107*
　　　1．神経調節性失神総論　107
　　　2．血管迷走神経性失神　108
　　　3．状況失神　108
　　　4．頸動脈洞性失神　109

　　11● 起立性低血圧（起立性失神）　*109*

　　12● 薬剤（薬剤性失神）　*110*

　　13● 脳血管障害　*110*

　　14● 精神疾患　*111*

　　15● その他　*111*

VII 胸痛，呼吸困難，動悸 …………………………………………… *112*

　　1 ● 胸部症状（胸痛，呼吸困難，動悸）　*112*

　　2 ● 胸痛とは　*112*

　　3 ● 胸痛の鑑別診断　*112*

　　4 ● 呼吸困難とは　*113*

　　5 ● 呼吸困難の鑑別診断　*117*

CONTENTS

　　　6 ● 動悸とは　*118*

　　　7 ● 動悸の鑑別診断　*118*

Ⅷ　巣症状 ··· *121*

　　　1 ● 巣症状の概念と鑑別診断　*121*

　　　2 ● 麻痺　*122*

　　　3 ● 言語障害　*122*

Ⅸ　頭痛 ··· *124*

　　　1 ● はじめに　―頭（あたま）という字の音読み―　*124*

　　　2 ● 頭痛の部位　*124*

　　　3 ● 頭痛のメカニズム　*124*

　　　4 ● 頭痛の分類　*125*

　　　5 ● 頭痛の疫学　*125*

　　　6 ● 頭痛の原因診断方法　*128*

　　　　1．原因診断の全体像　128

　　　　2．第1診断　129

　　　　3．第2診断，第3診断　129

　　　　4．第4・5診断　130

　　　　5．第6診断　130

　　　7 ● 頭痛の原因疾患要点　*131*

Ⅹ　めまい（前庭性めまい） ·· *135*

　　　1 ● めまいとは　*135*

　　　2 ● めまいの分類　*135*

　　　　1．めまいの分類総論　135

　　　　2．回転性めまいと非回転性めまい　135

　　　　3．前庭性めまいと失神性めまい　136

　　　3 ● 前庭性めまいと失神性めまいの鑑別　*136*

　　　　1．めまいの性状別鑑別の全体像　136

2．第1ステップ　137
　　3．第2ステップ　137
　4● 前庭性めまいのメカニズム　138
　5● 前庭性めまいの症状　139
　　1．第Ⅷ脳神経（聴神経）　139
　　2．中枢性めまいと末梢性めまいの症状　140
　6● 前庭性めまいの原因診断方法　140
　　1．前庭性めまいの原因診断法の全体像　140
　　2．中枢性めまいの原因診断法　140
　　3．末梢性めまい・その他の原因診断法　141
　7● 前庭性めまいの原因疾患要点　145

XI　腹痛，腰痛　147

　1● 腹膜炎と急性腹症　147
　2● 腹痛の原因診断　148
　　1．腹痛の原因診断総論　148
　　2．心窩部痛の原因疾患　148
　　3．右季肋部痛・左季肋部痛の原因診断　149
　　4．側腹部痛の原因診断　150
　　5．右下腹部痛，左下腹部痛の原因診断　150
　　6．下腹部痛の原因診断　150
　　7．腹部全体痛の原因診断　151
　3● 腰痛診断の考え方　151

第2章　病態編　153

I　酸塩基平衡異常　154

　1● 酸塩基平衡異常の概念　154
　2● 酸塩基平衡異常の診断　155
　3● 酸塩基平衡異常の代償変化　156

3 ● 代謝性アシドーシス　*158*

　　　4 ● 代謝性アルカローシス　*159*

　　　5 ● 呼吸性アシドーシス　*160*

　　　6 ● 呼吸性アルカローシス　*160*

　　　7 ● 酸塩基平衡異常の総括　*160*

　Ⅱ ナトリウム異常（水代謝異常）……………………………*162*

　　　1 ● ナトリウム異常の概念　*162*

　　　2 ● 体内の水分量　*163*

　　　3 ● 脱水　*164*

　　　4 ● いっ水（浮腫）　*165*

　　　5 ● 低 Na 血症　*166*

　　　　1．低 Na 血症の概念　166
　　　　2．低 Na 血症の原因分類　166
　　　　3．低 Na 血症の治療　167

　　　6 ● 高 Na 血症　*168*

　　　　1．高 Na 血症の概念，原因　168
　　　　2．高 Na 血症の治療　168

　Ⅲ カリウム異常………………………………………………*170*

　　　1 ● カリウム異常の概念　*170*

　　　2 ● 高 K 血症　*170*

　　　　1．高 K 血症の概念　170
　　　　2．高 K 血症の症状・所見，原因　171
　　　　3．高 K 血症の治療　171

　　　3 ● 低 K 血症　*172*

　　　　1．低 K 血症の概念，症状・所見　172
　　　　2．低 K 血症の原因　173
　　　　3．低 K 血症の治療　174

Ⅳ 血糖異常 …………………………………………………… 175

- 1 ● 血糖異常の分類　*175*
- 2 ● 低血糖　*175*
  - 1．低血糖の症状　175
  - 2．低血糖の原因と治療　176
- 3 ● 糖尿病性ケトアシドーシス　*176*
  - 1．DKAの病態と症状　176
  - 2．DKAの治療　177
- 4 ● 非ケトン性高浸透圧症候群　*179*

第3章　疾患編 ………………………………………………… 182

Ⅰ 不整脈 ……………………………………………………… 182

[1] 不整脈の全体像 ………………………………………… 182

- 1 ● 不整脈とは　*182*
- 2 ● 刺激伝導系　*182*
- 3 ● 心電図の読み方　*183*
  - 1．心拍数の決定　183
  - 2．心電図を読むための重要な4指標　183
- 4 ● 不整脈の分類　*186*
- 5 ● 心拍数の調整　*186*

[2] 期外収縮 ………………………………………………… 188

- 1 ● 期外収縮（premature contraction）とその分類　*188*
- 2 ● 上室性期外収縮（PSVC：premature supraventricular contraction）　*189*
- 3 ● 心室性期外収縮（PVC：premature ventricular contraction）　*189*

[3] 徐脈の概念と診断 ……………………………………… 192

- 1 ● 徐脈の概念と洞機能不全症候群（SSS：Sick sinus syndrome）　*192*

2 ● 洞性徐脈（sinus bradycardia） *193*

3 ● 房室ブロック（AV block：atrio-ventricular block） *194*

4 ● 徐脈の心電図診断アルゴリズム *197*

[4] 頻拍の概念と診断 …………………………………………………………… *199*

1 ● 頻拍の概念 *199*

2 ● 洞性頻拍（ST：sinus tachycardia） *200*

3 ● 発作性上室性頻拍（PSVT：paroxysmal supraventricular tachycardia） *201*

4 ● 心房細動（AF：atrial fibrillation） *202*
　　1．心房細動とは　202
　　2．発作性心房細動，頻拍性心房細動　202

5 ● 心房粗動（AFL：atrial flutter） *202*

6 ● 多源性心房頻拍（MAT：multifocal atrial tachycardia） *204*

7 ● 心室頻拍（VT：ventricular tachycardia） *205*
　　1．心室頻拍とは　205
　　2．心室頻拍の分類　205
　　3．torsades de pointes（TdP）　206

8 ● WPW症候群と頻拍発作 *206*
　　1．WPW症候群とは　206
　　2．WPW症候群の頻拍発作　207

9 ● 見逃してはならない心電図異常（突然死の原因） *207*
　　1．QT延長症候群　→　torsades de pointes　207
　　2．Brugada症候群（特発性心室細動）　→　心室細動（VF）　209

10 ● 頻拍の診断アルゴリズム *209*
　　1．頻拍の診断アルゴリズム総論　209
　　2．発作性上室性頻拍と心房粗動（2：1伝導）の鑑別　209
　　3．QRS幅が広い頻拍の鑑別　209

[5] 徐脈・頻拍に対する臨床的対応 …………………………………………… *211*

1 ● 徐脈・頻拍に対する臨床的対応の全体像 *211*

2 ● 徐脈の臨床的分類・病態と原因 *213*

xiii

3 ● 徐脈診療のアルゴリズム　*216*

4 ● 頻拍の診断・治療の基本的な考え方　*218*

5 ● 発作性上室性頻拍の治療　*220*

II 急性冠症候群　*223*

1 ● 虚血性心疾患と急性冠症候群の概念　*225*
　1．虚血性心疾患　223
　2．安定狭心症　223
　3．急性冠症候群　223
　4．冠攣縮狭心症　224

2 ● 急性冠症候群の臨床的分類　*225*

3 ● 急性冠症候群の心電図分類　*225*

4 ● 急性冠症候群の病理学的分類　*225*

5 ● 急性冠症候群の診断　*227*
　1．急性冠症候群診断の3指標　227
　2．症状による診断　227
　3．心電図による診断　228
　4．心筋マーカーによる診断　229

6 ● 右室梗塞　*231*

7 ● 初期治療と専門治療（再灌流療法）　*232*

8 ● 急性心筋梗塞の合併症　*234*

III 脳卒中　*235*

[1] 脳卒中総論　*235*

1 ● 脳卒中の概念（脳卒中とは）　*235*

2 ● 脳血管障害（脳卒中と脳血管障害の違い）　*236*

3 ● 一過性脳虚血発作　*237*

4 ● 脳卒中の症状　*238*

5 ● 脳卒中の診断　*239*

1．脳卒中の症状発見（シンシナティ病院前脳卒中スケール） 238
2．脳卒中の症状診断と除外項目（低血糖，痙攣） 239
3．脳卒中の画像診断（確定診断） 239

[2] 脳梗塞 ………………………………………………………………… 240

1● 脳梗塞の原因　*240*

2● 脳血栓症　*241*

3● 脳塞栓症　*242*

4● 脳梗塞治療の考え方　*243*

5● 脳梗塞の急性期治療　*243*

1．脳梗塞急性期治療の方法 243
2．脳梗塞急性期治療の適応 243
3．脳梗塞急性期治療に対する予後 244

[3] 脳出血 ………………………………………………………………… 244

1● 脳出血の原因と好発部位，および高血圧性脳出血　*244*

2● 高血圧性脳出血以外の脳出血　*245*

1．脳血管異常 245
2．アミロイド血管症 247
3．出血傾向 248
4．脳腫瘍 248

3● 脳出血の治療　*248*

[4] くも膜下出血 ………………………………………………………… 248

1● くも膜下出血の原因　*248*

2● くも膜下出血の合併症　*250*

3● くも膜下出血の治療　*250*

[5] 脳卒中の予防 ………………………………………………………… 251

1● 脳卒中予防の考え方　*251*

2● 脳卒中の外科的予防法　*251*

表・図 目次

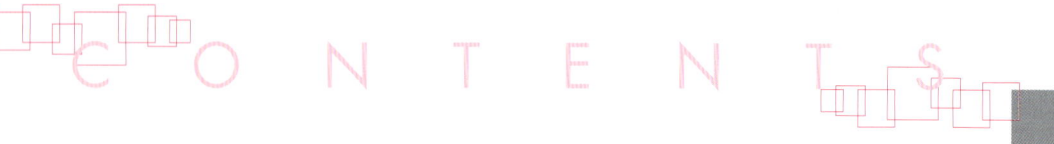

本書では，読者の皆さんの理解を助けるためできるかぎり表と図を示しながら解説しています．表および図のタイトルと掲載ページを以下に示します．

第1章　症候編

I．心肺停止，呼吸停止

表1 主症候と各バイタルサイン（循環・呼吸・意識）の関係 6　**表2** 心停止先行型心肺停止と呼吸停止先行型心肺停止の違い 8　**表3** モニター上におけるフラットラインの鑑別方法 11　**表4** VFの発症後の時間と治療優先順位 13　**表5** PEA, asystoleの原因 14　**表6** 広義のCPRの分類 17　**表7** エビデンスのクラス分類 17　**表8** 心肺蘇生における患者（傷病者）の年齢分類 20　**表9** 質の高いCPR 20　**表10** 人工呼吸の要点 20　**表11** BLSアルゴリズムにおける診断とその対応 21　**表12** 心肺停止に対する波形別治療の原則 24　**表13** 心肺停止に用いられる薬物一覧 29　**表14** 心肺停止・呼吸停止のときの人工呼吸方法 31　**表15** 気道閉塞の分類 32　**表16** 気道異物による窒息への対応法 32　**表17** 呼吸管理の全体像 33　**表18** 酸素投与法別酸素流量と酸素濃度 33　**表19** 電気治療の分類 35　**表20** 除細動とカルディオバージョンの手技の違い 36　**表21** 除細動，非同期下ショック，カルディオバージョンの違い 38　**図1** 心肺停止およびその周辺病態の全体像 7　**図2** 心肺停止の波形分類（2分類4型）10　**図3** 除細動までの時間と救命率 12　**図4** 急変時・重篤な状態（心肺停止周辺の状態）でのアプローチの全体像 15　**図5** BLS surveyとACLS survey 16　**図6** 成人の救命の連鎖（心停止先行型心肺停止）18　**図7** 小児・乳児の救命の連鎖（呼吸停止先行型心肺停止）18　**図8** BLSアルゴリズム 21　**図9** 非医療従事者のBLSアルゴリズム 22　**図10** VF/pulselessVTの治療アルゴリズム 24　**図11** PEA/asystoleの治療アルゴリズム 25　**図12** 心停止メガコードのアルゴリズム 26　**図13** リズムチェックにおける判定法 27　**図14** 心拍再開後のアルゴリズム 30　**図15** 自発呼吸患者への呼吸管理 34　**図16** 電気的治療の全体像 35　**図17** 不安定な頻拍における波形別カルディオバージョンエネルギー量（2相性）37

II．ショック

表1 ショックの徴候 41　**表2** ショックの診断基準 41　**表3** ショックの5徴候（5P's）41　**表4** ショックスコアとその評価 42　**表5** 触知動脈と血圧の目安 42　**表6** ショックの原因分類と原因疾患 45　**表7** 基本病態に対する緊急治療の原則 45　**表8** 症候性徐脈の診断基準 46　**表9** 不安定な頻拍の診断基準 47　**表10** 肺水腫の原因分類 50　**表11** 心原性肺水腫の要点 51　**表12** 左心不全と右心不全の徴候 53　**表13** カテコラミンの作用 54　**表14** 内因性疾患が原因の出血性ショックにおける出血部位と原因疾患 56　**表15** 外傷が原因の出血性ショックにおける出血部位と原因疾患 57　**表16** 出血性ショックの出血量と重症度 58　**表17** ショック指数（出

血量の指標）58　**表18** 体液喪失の原因病態と原因疾患 59　**表19** 脱水の分類と原因疾患 59　**表20** 脱水の自覚症状・他覚所見 59　**表21** 脱水の治療 59　**表22** アナフィラキシーの原因 60　**表23** アナフィラキシーの自覚症状・他覚所見 61　**表24** アナフィラキシーの鑑別診断 61　**表25** アナフィラキシーの危険な合併症 61　**表26** アナフィラキシーの治療 62　**表27** SIRSの定義 63　**表28** 感染性ショックの病期別循環動態と症状 63　**表29** 感染性ショックの原因疾患 63　**表30** 神経原性ショックの原因 65　**表31** ショックの原因診断における重篤度・緊急度の一般的順序 65　**表32** 重要症状とショックの原因 66　**図1** ショックの機序 43　**図2** ショックの病態生理 44　**図3** 危険性の高い徐脈・頻拍 47　**図4** 左心不全・肺水腫の機序 48　**図5** フォレスター分類 49　**図6** 急性心不全症候群におけるクリニカル・シナリオ 50　**図7** 閉塞性ショックの機序 52　**図8** 右心不全の機序 52　**図9** うっ血性心不全の機序 53　**図10** 急性心筋梗塞の合併症 55　**図11** 出血部位と出血原因疾患の関係図 57　**図12** 神経原性ショックの機序 64　**図13** ショック診療の全体像（ショック診療マップ）67

Ⅲ．呼吸不全

表1 低酸素とPaO_2・SpO_2の関係 69　**表2** 呼吸不全の分類 69　**表3** 呼吸不全の分類と原因疾患 71　**表4** 原因疾患の障害部位と病態 71　**表5** 原因疾患別の所見 72　**表6** COPDの要点 73　**表7** CO_2ナルコーシスの要点 73　**表8** 肺炎の要点 73　**表9** 原因病原体別の症状・所見の比較 73　**表10** 肺水腫の原因分類 74　**表11** ARDS/ALIの診断基準 74　**表12** 気胸（自然気胸）・緊張性気胸の要点 75　**表13** 気管支喘息の病態生理 76　**表14** 症状による重症度スコア 76　**表15** 検査による重症度 76　**表16** 気管支喘息の主要治療 77　**表17** 気管支喘息における換気療法 77　**表18** 気管挿管後の対応 78　**図1** 呼吸不全の原因疾患と障害部位 70

Ⅳ．意識障害

表1 意識障害と失神・失神性めまいの違い 80　**表2** 意識の系の障害と脳循環不全の違い 81　**表3** Japan Coma Scale（JCS）82　**表4** Glasgow Coma Scale（GCS）82　**表5** Emergency Coma Scale（ECS）82　**表6** 意識障害を表す言葉 83　**表7** ECSとGCSの点数比較 83　**表8** 意識障害の鑑別診断①（病態別）84　**表9** 意識障害の鑑別診断②（AIUEOTIPS）85　**表10** 意識障害の鑑別診断法 86　**表11** トライエージキットで検査できる薬物 88　**図1** 上行性脳幹網様体賦活系（意識の系）79　**図2** 上行性脳幹網様体賦活系の障害と循環不全の比較 79

Ⅴ．痙攣

表1 痙攣の分類 93　**表2** 痙攣の鑑別診断 94　**表3** 痙攣を起こす主な原因薬剤 94

Ⅵ．失神・失神性めまい

表1 意識障害と失神・失神性めまいの違い 96　**表2** 意識の系の障害と脳循環不全の違い 96　**表3** めまいの分類 98　**表4** めまいの臨床分類と原因疾患 99　**表5** 失神・失神性めまいの鑑別診断 100　**表6** 失神・失神性めまいの主要原因疾患と循環不全の病態 101　**表7** 失神・失神性めまいの診断の要点 101　**表8** 起立性低血圧の診断基準 109　**図1** 失神・失神性めまいの病態 95　**図2** 脳循環不全と脳虚血 98　**図3** 失神性めまい診断のフローチャート 102　**図4**

アダムス・ストークス症候群の原因となる重症徐脈・頻拍波形 105　図5 神経調節性失神の病態（神経原性ショックと同病態）108

Ⅶ．胸痛，呼吸困難，動悸
表1 胸痛の鑑別診断 113　表2 大動脈解離の要点 114　表3 肺塞栓症の要点 114　表4 心タンポナーデの要点 115　表5 特発性食道破裂（Boerhaave症候群）の要点 115　表6 急性心膜炎の要点 115　表7 急性心筋炎の要点 116　表8 たこつぼ型心筋障害（心筋症）の要点 116　表9 胸膜炎の要点 116　表10 縦隔気腫の要点 116　表11 逆流性食道炎（胃食道逆流症）の要点 116　表12 呼吸困難の鑑別診断 117　表13 過換気症候群の要点 118　表14 動悸の感じ方 118　表15 動悸の原因波形 119　表16 正常心拍数洞性リズム，洞性頻拍の場合の原因疾患 119

Ⅷ．巣症状
表1 突然の片麻痺の鑑別診断 122　表2 低血糖の症状 122　表3 麻痺の分類と障害部位・原因疾患 123　表4 言語障害の分類と障害部位・症状 123　図1 麻痺の分類 123

Ⅸ．頭痛
表1 国際頭痛分類（ICHD-Ⅱ）125　表2 頭痛の鑑別診断 128　表3 頭蓋外疾患と頭痛の部位 130　図1 頭痛の範囲 125　図2 頭痛診断のフローチャート 126

Ⅹ．めまい（前庭性めまい）
表1 めまいの分類 136　表2 中枢性めまいと末梢性めまいにおける障害部位とめまい以外の症状 140　表3 前庭性めまい（回転性めまい，浮動性めまい）の鑑別診断 141　表4 良性発作性頭位めまい症の診断基準 143　表5 前庭神経炎の診断基準 143　表6 メニエール病の診断基準 143　表7 突発性難聴の診断基準 144　表8 末梢性めまいの鑑別（めまいの反復性と蝸牛症状）144　表9 末梢性めまいの鑑別（めまいの持続時間）144　図1 前庭性めまい（回転性めまい，浮動性めまい）と失神性めまいの鑑別方法 137　図2 前庭系のシェーマ① 138　図3 前庭系のシェーマ② 139　図4 前庭性めまい診断のフローチャート 142

Ⅺ．腹痛，腰痛
表1 腹痛の分類 147　表2 腹膜炎の病態分類 147　表3 部位別腹痛の鑑別診断 149　表4 下腹部痛を訴える産婦人科疾患の鑑別 150　表5 腰痛の鑑別診断 151　図1 腹部の各名称 143

第2章　病態編

Ⅰ．酸塩基平衡
表1 酸塩基平衡異常の概念 154　表2 酸塩基平衡関連項目，水・電解質関連項目の標準値 155　表3 代償変化の予想値 157　表4 代償変化の限界値 157　表5 混合性酸塩基平衡異常の病態 157　表6 混合性酸塩基平衡の具体例 158　表7 代謝性アシドーシスの重篤度分類 158　表

表8 代謝性アシドーシスの原因 159　表9 代謝性アシドーシスの治療 159　表10 代謝性アルカローシスの原因 159　表11 呼吸性アシドーシスの原因 160　表12 呼吸性アルカローシスの原因 160　表13 症状・症候と酸塩基平衡異常 161　図1 pHの定義とその意味 155　図2 酸塩基平衡異常の診断アルゴリズム 156　図3 酸塩基平衡式 156

II．ナトリウム異常（水代謝異常）

表1 Na異常の症状 163　表2 脱水の分類と原因疾患 164　表3 脱水の自覚症状・他覚所見 164　表4 脱水の治療 165　表5 輸液製剤 165　表6 いっ水の自覚症状・他覚所見 166　表7 低Na血症の原因分類 166　表8 SIADHの原因疾患 167　表9 低Na血症の治療 167　表10 重症低Na血症に対するNa補正方法 168　表11 高Na血症の原因分類 168　表12 高Na血症の治療 169　表13 高Na血症に対するNa補正方法 169　図1 Na異常の概念 162　図2 体内での水分分布と電解質・水の移動 163　図3 計算上の血液浸透圧と浸透圧ギャップ 163

III．カリウム異常

表1 高K血症の重篤度分類 170　表2 高K血症の症状・所見 170　表3 高K血症の原因 171　表4 高K血症の治療 172　表5 低K血症の重篤度分類 173　表6 低K血症の症状・所見 173　表7 低K血症の重篤度と症状・所見 173　表8 低K血症の原因 173　表9 低K血症の治療 174　図1 高・低K血症での心電図変化 171

IV．血糖異常

表1 血糖異常の疾患 175　表2 低血糖の症状 175　表3 低血糖の原因 176　表4 低血糖の治療 176　表5 DKAの主要病態 177　表6 DKAの特徴的所見 177　表7 糖尿病性ケトアシドーシスと非ケトン性高浸透圧症候群の鑑別 177　表8 DKAの誘因 177　表9 DKAの治療 178　表10 NKHSの特徴的所見 179　表11 NKHSの誘因 179　表12 NKHSの治療の考え方 180

第3章　疾患編

I．不整脈

表1 心拍数による分類 182　表2 RR間隔と心拍数の関係 184　表3 心電図上の波・部分の意味 185　表4 心電図における不整脈診断のための重要指標 186　表5 各時間（各間隔）の正常値 186　表6 不整脈の分類（洞性徐脈，洞性頻拍を含む） 187　表7 心拍数の調整 187　表8 期外収縮の波形分類 189　表9 心室性期外収縮の重症度（Lown分類） 191　表10 洞機能不全症候群の分類（Rubensteinらによる分類） 192　表11 洞停止と洞房ブロックの心電図所見 193　表12 洞性徐脈の機序と心電図所見 193　表13 房室ブロックの機序 195　表14 房室ブロックの心電図所見 195　表15 徐脈の波形診断 199　表16 洞性頻拍の原因 200　表17 頻拍の波形診断 211　表18 症候性徐脈の主な原因 216　表19 症候性徐脈の診断基準 218　表20 不安定な頻拍の診断基準 220　表21 安定した頻拍の治療のまとめ 220　表22 頸動脈洞マッサージ 221　表23 バルサルバテスト（息こらえ試験） 221　表24 アデノシン（ATP）の使用法 222　図1 刺激伝導系の自動能 183　図2 心拍数の簡易的計算法（RR間隔からの計算法）

184　図3 心電図の用語，意味 185　図4 心拍数の調整 188　図5 期外収縮の分類 188　図6 期外収縮の機序と心電図 190　図7 危険な心室性期外収縮 191　図8 心室性期外収縮から心室頻拍・心室細動への移行シェーマ 192　図9 洞房ブロック，洞停止の心電図 193　図10 洞性徐脈の機序と心電図 194　図11 房室ブロックの機序と心電図 196　図12 徐脈の診断アルゴリズム 198　図13 洞性頻拍の機序と心電図 200　図14 発作性上室性頻拍の機序と心電図 201　図15 心房細動の機序と心電図 203　図16 心房粗動の機序と心電図 204　図17 多源性心房頻拍の機序と心電図 205　図18 心室頻拍の機序と心電図 205　図19 心室細動の機序と心電図 206　図20 心室頻拍の3分類 207　図21 WPW症候群 208　図22 Brugada症候群の心電図 210　図23 頻拍の診断アルゴリズム（全体像）212　図24 QRS幅の狭い頻拍の診断アルゴリズム 213　図25 QRS幅が広い頻拍の診断アルゴリズム 214　図26 発作性上室性頻拍と心房細動の鑑別 215　図27 徐脈・頻拍の不安定領域 215　図28 絶対的徐脈と相対的徐脈の病態 216　図29 体温と心拍数の関係（代償期の予期心拍数）216　図30 徐脈診断のアルゴリズム 217　図31 頻拍診療のアルゴリズム 219

II．急性冠症候群

表1 急性冠症候群の臨床的分類 226　表2 急性冠症候群の心電図分類 227　表3 急性冠症候群の病理学的分類 227　表4 急性冠症候群の初期診断（救急部門での診断）228　表5 生命予後に関与する胸痛の鑑別診断 228　表6 ST上昇型心筋梗塞の部位診断 229　表7 初期治療（MONA）232　表8 再灌流療法の意義 232　図1 虚血性心疾患の分類（病態分類）224　図2 高い超急性期T波の心電図（V_2〜V_4のT）226　図3 ST上昇型心筋梗塞の経時的変化 229　図4 前壁中隔梗塞の心電図（V_1〜V_4のST上昇）230　図5 下壁梗塞の心電図（II・III・aV_FのST上昇）230　図6 右室梗塞（下壁右室梗塞）の心電図 231　図7 心筋梗塞の合併症 233

III．脳卒中

表1 脳卒中の分類と各疾患の概念，頻度 235　表2 脳卒中の各疾患別頻度 236　表3 脳血管障害の分類 237　表4 脳卒中の症状 238　表5 頻度の高い脳卒中の症状 238　表6 シンシナティ・プレホスピタル脳卒中スケール 239　表7 脳梗塞の原因 241　表8 脳梗塞の原因頻度 241　表9 脳卒中の救命の連鎖（The 8 D's of Stroke Care）244　表10 線溶療法のチェックリストの主な項目 244　表11 脳出血の原因 245　表12 脳出血の部位別頻度 245　表13 脳出血に対する外科的手術適応 249　表14 くも膜下出血の原因 249　表15 くも膜下出血の合併症とその治療 249　表16 脳卒中の主な原因と予防 251　図1 脳梗塞，脳出血，くも膜下出血の相違 236　図2 脳出血（被殻出血）のCT 240　図3 くも膜下出血のCT 240　図4 脳梗塞のMRI（拡散強調画像）240　図5 ラクナ梗塞，アテローム血栓性梗塞，心原性梗塞の機序 242　図6 脳出血の好発部位（6カ所，CT所見）246　図7 脳動脈瘤（血管造影所見）247　図8 脳動静脈奇形（血管造影所見）247　図9 もやもや病（血管造影所見）247

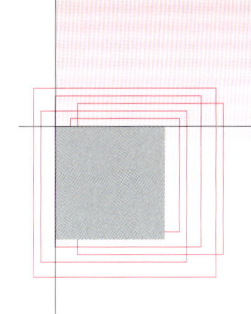

はじめに
―ER 型救急システムでの初期診療の考え方

1 本書のテーマ概要

　本書は，救急現場での初期診療において，成人内因性疾患の重要な以下の3つのテーマについて解説する．特に **ER（emergency room）型救急システム**をとっている救急外来では，そこで行われている診療そのものの考え方である．

1）テーマ1：緊急度・重篤度の高い主症候・主訴からの原因診断学
　救急外来（ER）で遭遇する緊急度・重篤度の高い主症候・主訴に対して，その病態を理解して主症候・主訴から原因診断を行う方法を解説する．

2）テーマ2：緊急度・重篤度の高い病態の理解とその対応法
　救急外来（ER）で遭遇する緊急度・重篤度の高い病態とは，酸塩基平衡異常，ナトリウム異常（水代謝異常），カリウム異常，血糖異常である．これらの病態に対して，病態の理解とその対応法を解説する．

3）テーマ3：緊急度・重篤度の高い重要疾患の初期診療法
　救急外来（ER）で遭遇する緊急度・重篤度の高い重要疾患とは，緊急心血管系疾患である．これらの病態を理解して初期治療までの対応法を解説する．

2 テーマ1

　テーマ1の**緊急度・重篤度の高い主症候・主訴からの原因診断学**とは，救急外来（ER）で遭遇する緊急度・重篤度の高い主症候・主訴をその緊急度・重篤度のレベルに分けてランク分けし，緊急度・重篤度の高い順から，その病態と原因診断の方法を解説したものである．緊急度・重篤度でレベル分けしたものが**表1**である．レベル分類は，**バイタルサイン**の要素である**意識・呼吸・循環**が機能停止か，機能不全（不十分）か，正常かを指標に，**循環→呼吸→意識**の順に優先度をつけて緊急性・重篤性をランク付けしたものである．また，主症候・主訴と意識・呼吸・循環との詳細な関係は**表2**のとおりである．

　レベル1は，意識・呼吸は既に機能停止に陥っていて，循環が停止または機能不全の状態であり，**心肺停止（心停止を含む）**と呼吸停止がこのレベルに入る．これらは対応が遅

はじめに―ER型救急システムでの初期診療の考え方

表1　主症候・主訴の緊急度（重篤度）レベル

レベル分類	主症候・主訴
レベル1	意識と呼吸の両方が機能停止，循環も停止または機能不全 ①心肺停止（心停止を含む），②呼吸停止
レベル2	循環と呼吸のどちらかが機能不全 ③ショック（全身循環不全），④呼吸不全
レベル3	呼吸と循環は十分だが，意識が不十分（機能不全） ⑤意識障害，⑥痙攣，⑦失神・失神性めまい
レベル4	バイタルサインは問題ないが，レベル2へ急変する可能性がある ⑧胸痛，⑨動悸，⑩呼吸困難
レベル5	バイタルサインは問題ないが， レベル3（特に⑤，⑥）へ急変する可能性がある ⑪巣症状（主に片麻痺），⑫頭痛，⑬めまい（前庭性めまい）
レベル6	バイタルサインは問題なく，レベル2・3へ急変する可能性が比較的少ない ⑭腹痛，⑮腰痛

表2　主症候・主訴とバイタルサイン（意識・呼吸・循環）の関係

レベル	主症候・主訴	意識	呼吸	循環
1	①心肺停止（心停止を含む）	×	×	×
	②呼吸停止	×	×	△
2	③ショック（全身循環不全）	△〜○	△〜○	△
	④呼吸不全	△〜○	△	△〜○
3	⑤意識障害，⑥痙攣	△	(△〜)○	(△〜)○
	⑦失神・失神性めまい	△	○	(△〜)○
4	⑧胸痛，⑨動悸，⑩呼吸困難	○	○	○
5	⑪巣症状（主に片麻痺），⑫頭痛 ⑬めまい（前庭性めまい）			
6	⑭腹痛，⑮腰痛			

×：機能停止，△：機能不全（不十分），○：正常

れると死亡になってしまう．心肺停止（心停止を含む）は意識（反応）・呼吸・循環の3つ全てが機能停止になっている状態であり（意識なし，呼吸なし，循環なし），呼吸停止は上記のうち循環のみが機能している（一般的には機能不全）状態である（意識なし，呼吸なし，循環あり）．

　レベル2は，いまだ循環および呼吸はあるが，循環または呼吸が機能不全に陥っている状態である．急変すると（状態が悪化すると）レベル1になるもので，**ショック（全身循環不全）**と**呼吸不全**がこのレベルである．ショック（全身循環不全）は循環の機能不全が主病態で，呼吸不全は呼吸の機能不全が主病態である．ショック（全身循環不全）の場合

の意識・呼吸，呼吸不全の場合の意識・循環は，一般的には機能不全の場合が多い．

　レベル 3 は，循環と呼吸はとりあえず正常であるが，意識が不十分（機能不全）になっている状態で，**意識障害，痙攣，失神・失神性めまい**がこのレベルである．レベル 1〜3 までが循環・呼吸・意識というバイタルサインの少なくともどれかが不十分または停止状態である．

　レベル 4 以降は一応上記 3 つのバイタルサインは正常であるが（落ち着いているが），急変（状態悪化）する可能性と急変した場合にどのレベルに移行するかで緊急性（重篤性）をランク付けした．**レベル 4** はレベル 2 へ移行する可能性が高いもので，**胸痛，動悸，呼吸困難**がこれに含まれる．主に循環器疾患や呼吸器疾患が原因疾患となる．**レベル 5** はレベル 3（主に意識障害や痙攣）へ移行する可能性が高いもので，**巣症状（主に片麻痺），頭痛，めまい（前庭性めまい）**がこれに含まれる．レベル 5 で最も重要な疾患は脳疾患である．**レベル 6** はレベル 5 までと比べ急変の可能性が比較的低いもので，**腹痛，腰痛**などがこれに含まれる．レベル 6 で重要な疾患は消化器疾患・産婦人科疾患・泌尿器疾患である．

3　テーマ 2

　テーマ 2 の**緊急度・重篤度の高い病態の理解とその対応法**とは，救急外来（ER）で遭遇する，来院後通常 5 分以内に認識しなければならない検査結果の病態とその対応法，と理解すればわかりやすい．具体的には，**酸塩基平衡異常，ナトリウム異常（水代謝異常），カリウム異常，血糖異常**である．これらの病態は生命予後・機能予後に関与することが多いため，迅速な認識（発見）が必要である．そして，患者の状態が重篤であればあるほど，これらの病態の認識（発見）は必須である．

　前述した主症候・主訴からの原因診断が救急外来診療の基本的な流れであるが，このテーマ（酸塩基平衡異常，ナトリウム異常（水代謝異常），カリウム異常，血糖異常）の病態の認識は，原因診断をより迅速にかつ正確にする助けとなり，なおかつ緊急病態への対応目的が明確になる．

4　テーマ 3

　テーマ 3 の**緊急度・重篤度の高い重要疾患の初期診療法**とは，救急外来（ER）で遭遇する生命予後・機能予後に最も関与する緊急疾患群の初期診療法で，具体的には**緊急心血管系疾患**の初期診療法のことをさす．緊急心血管系疾患とは，**心肺停止（心停止を含む）・呼吸停止，不整脈（徐脈・頻拍），急性冠症候群，脳卒中**，の 4 つをまとめた疾患群である．この中で心肺停止（心停止を含む）・呼吸停止は前述した主症候・主訴のレベル 1 で扱って

表3　本書の構成

Ⅰ．症候編
1. 心肺停止，呼吸停止
2. ショック（全身循環不全）
3. 呼吸不全
4. 意識障害
5. 痙攣
6. 失神・失神性めまい
7. 胸痛，呼吸困難，動悸
8. 巣症状（主に片麻痺）
9. 頭痛
10. めまい（前庭性めまい）
11. 腹痛，腰痛

Ⅱ．病態編
1. 酸塩基平衡異常
2. ナトリウム異常（低・高ナトリウム血症：水代謝異常）
3. カリウム異常（高・低カリウム血症）
4. 血糖異常（低・高血糖）

Ⅲ．疾患編
1. 不整脈（徐脈・頻拍）
2. 急性冠症候群
3. 脳卒中

いるため，ここでは省略して残りの，不整脈（徐脈・頻拍），急性冠症候群，脳卒中の3疾患群について，その病態と初期治療について説明を行う．

5　総括

このように，本書の構成は**表3**のとおりで，大きく**Ⅰ）症候編，Ⅱ）病態編，Ⅲ）疾患編**に分け，それぞれの詳細は各項で後述する．なお，本書で対象とする患者は原則として成人の内因性疾患であり，外因性疾患（事故，外傷，熱傷）および小児・乳児に関する疾患は原則として対象としていない．しかし，一部に但し書きを付けて例外的に追加事項として説明を加えている場合がある．

第 1 章
症候編

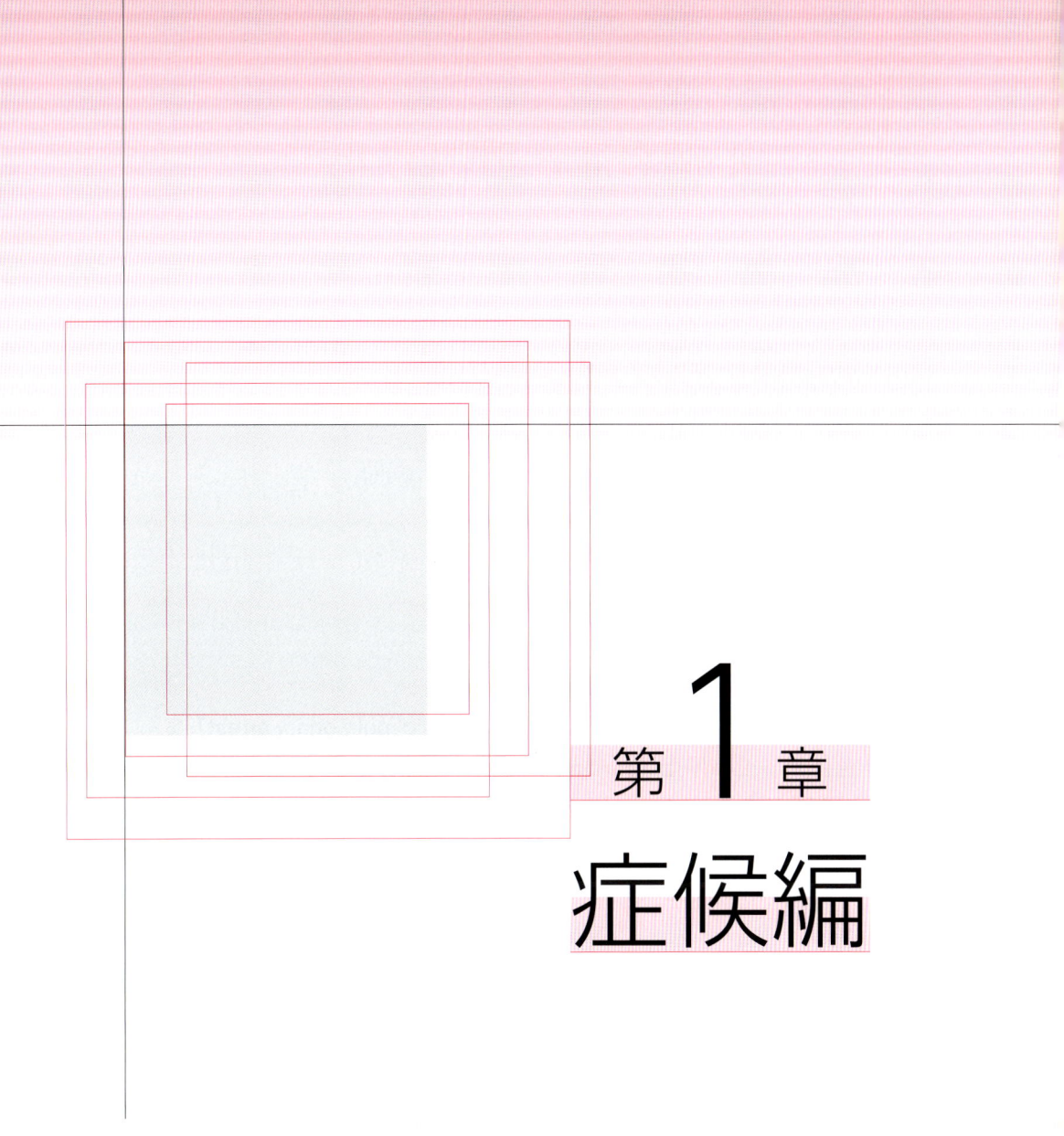

I 心肺停止，呼吸停止

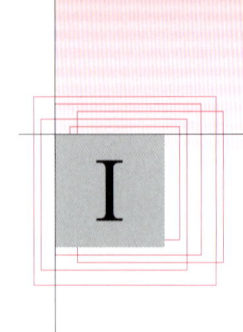

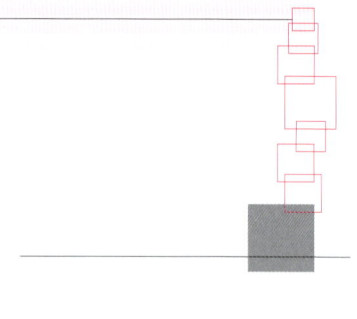

[1] 心肺停止およびその周辺病態

この項の記載は原則，**成人**の病態についての解説である．

1 病態の全体像と相互関係

1．バイタルサインからみた分類

最も重篤かつ緊急である状態が**心肺停止（cardio-pulmonary arrest）**である．また，その周辺病態として**心停止（cardiac arrest），呼吸停止（respiratory arrest），ショック（shock），呼吸不全（respiratory insufficiency）**がある．心肺停止と心停止はほぼ同義語として使われるが，その理由は後述する．また，ショックの病態は**全身循環不全**であり，詳細は**ショック**の項を参照していただきたい．心肺停止（心停止を含む），呼吸停止，ショック（全身循環不全），呼吸不全を**意識・呼吸・循環**という**バイタルサイン**の重要要素を指標に定義したものが**表1**である．

心肺停止（心停止を含む）は意識・呼吸・循環の3つすべてが**機能停止**になっている状態であり（意識なし，呼吸なし，循環なし），**呼吸停止**は上記のうち**循環のみが機能**している（一般的には機能不全）状態である（意識なし，呼吸なし，循環あり）．ちなみに，心停止とは循環がない状態であるため循環停止ともいう．臨床現場での心肺停止（心停止を含

表1 主症候と各バイタルサイン（循環・呼吸・意識）の関係

主症候	意識	呼吸	循環
心肺停止（心停止を含む）	×	×	×
呼吸停止	×	×	△
ショック（全身循環不全）	△〜〇	△〜〇	△
呼吸不全	△〜〇	△	△〜〇

×：機能停止，△：機能不全（不十分），〇：正常
心肺停止（心停止を含む）：①意識なし，②呼吸なし，③循環なし
呼吸停止　　　　　　　　：①意識なし，②呼吸なし，③循環あり

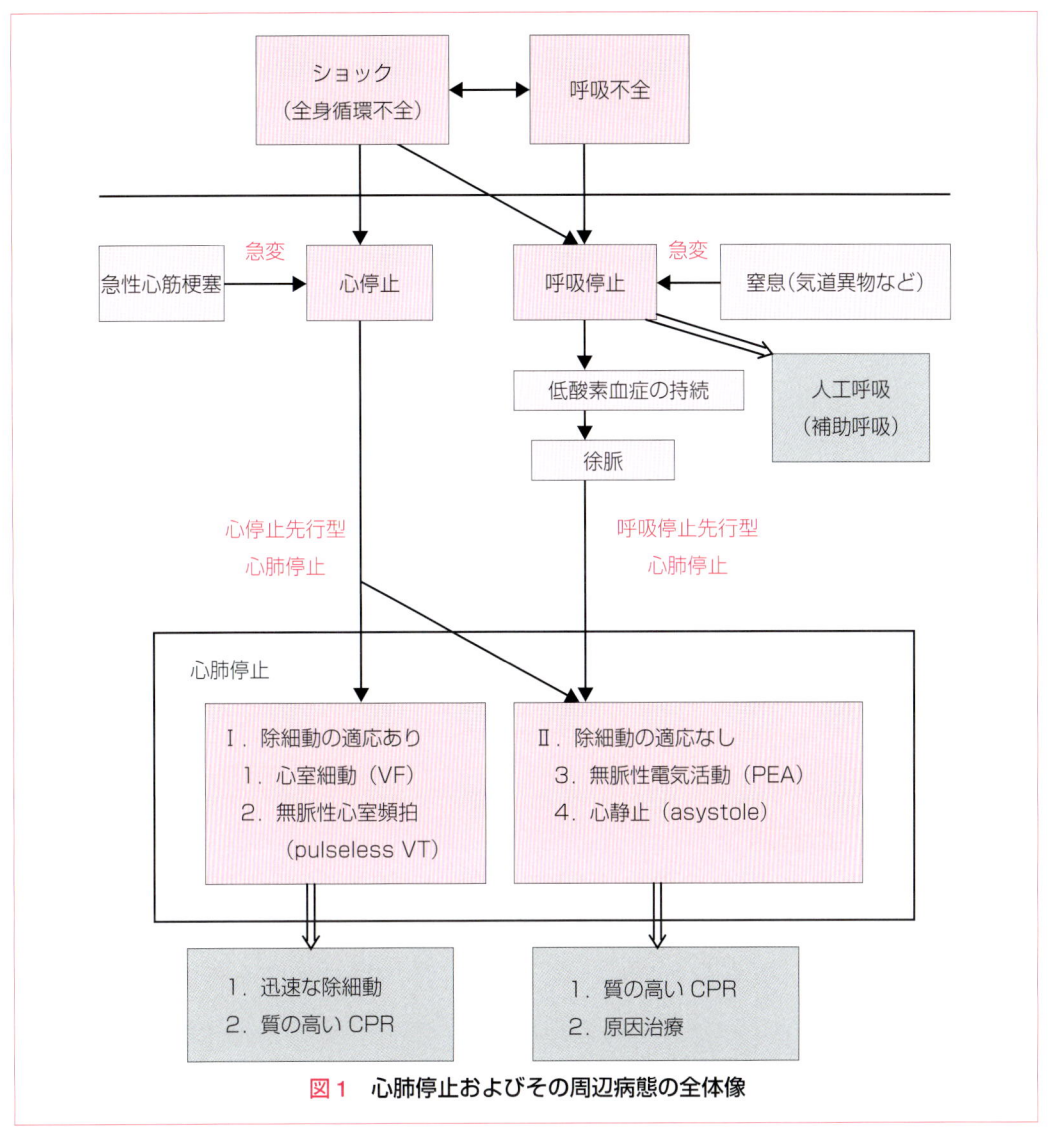

図1 心肺停止およびその周辺病態の全体像

む）と呼吸停止の診断はこの3つの要素を①**意識**→②**呼吸**→③**循環**の順で確認していく．**意識がない**とは反応がないことを意味し，**呼吸がない**とは無呼吸または死戦期呼吸（あえぎ呼吸）であることを意味し，**循環がない**とは頸動脈が触れないことを意味する．

　ショック（全身循環不全）は**循環の機能不全**が主病態で，**呼吸不全**は**呼吸の機能不全**が主病態である．ショック（全身循環不全）の場合の意識・呼吸，呼吸不全の場合の意識・循環は，一般的には機能不全の場合が多い．

2．病態および治療の全体像

　心肺停止，心停止，呼吸停止，ショック，呼吸不全の病態および治療の全体像を示したものが図1である．一般的にはショック（全身循環不全）が進行して心停止が，呼吸不全

表2　心停止先行型心肺停止と呼吸停止先行型心肺停止の違い

	心停止先行型心肺停止 （心停止後心肺停止）	呼吸停止先行型心肺停止 （呼吸停止後心肺停止）
急変時の原因	大部分が急性心筋梗塞直後のVF	窒息（または溺水・外傷）
心停止波形	心室細動（VF） 無脈性心室頻拍（pulseless VT）	無脈性電気活動（PEA） 心静止（asystole）
治療	迅速な除細動と質の高いCPR	質の高いCPRと原因治療
急変時の年齢対比	大部分が成人	大部分が小児・乳児

が進行して呼吸停止が起こるが，ショック（全身循環不全）と呼吸不全は全く独立した病態ではなく相互作用によりお互いを悪化させていく．

臨床現場ではショック（全身循環不全）や呼吸不全がないにも関わらず一瞬にして心停止や呼吸停止が起こる場合があり，それが**急変**と呼ばれるものである．急変による心停止は，大部分が**急性心筋梗塞**によるもので，心筋梗塞発症直後の心室細動（VF：ventricular fibrillation）が原因である．それに対して，急変による呼吸停止は**窒息**によるものがほとんどで，他には溺水や外傷がある．窒息の原因としては気道異物，喉頭浮腫，喉頭蓋炎などである．

3．心肺停止への経路

心肺停止へ至る経緯は，1）心停止が原因で心肺停止に至る心停止先行型心肺停止（心停止後心肺停止）と，2）呼吸停止が原因で心肺停止に至る呼吸停止先行型心肺停止（呼吸停止後心肺停止），の2つが存在する．これら2つの経緯の病態比較表を**表2**に示す．また，詳細病態は後述する．

心停止はその直後に必ず呼吸停止を合併して心肺停止に移行するため心停止と心肺停止は同義語として使われる場合が多い．それに対して，呼吸停止は必ずしもすべてが心肺停止に移行するわけではない．呼吸停止の状態で適切な人工呼吸（補助呼吸）が行われれば，心肺停止は回避できる場合もある．呼吸停止が心肺停止に移行する場合は，低酸素血症から徐脈となりその後に心肺停止となるため予後は非常に悪い．

4．心肺停止の波形

心肺停止への経緯のいかんに関わらず，心肺停止の波形は除細動（電気的治療）の適応があるかないかで2つに大別され，それぞれに2つずつあるため計4つとなる（2分類4型）．除細動の適応がある波形は，**心室細動（VF：ventricular fibrillation）** と**無脈性心室頻拍（pulseless VT：pulseless ventricular tachycardia）** であり，除細動の適応がない（適応さえない）波形は，**無脈性電気活動（PEA：pulseless electrical activity）** と**心静止（asystole）** である．心肺停止波形の分類とその簡単な説明は**図2**のとおりである．

除細動の適応がある VF/pulseless VT では救命の可能性が期待できるが，除細動の適応がない PEA/asystole では救命率は非常に低い．心肺停止の波形別治療の考え方は，除細動の適応がある VF/pulseless VT では**迅速な除細動**と**質の高い CPR**（cardio-pulmonary resuscitation：心肺蘇生）であり，除細動の適応がない PEA/asystole では**質の高い CPR** と**原因治療**である．治療についての詳細は後述する．

1．心室細動（VF：ventricular fibrillation）

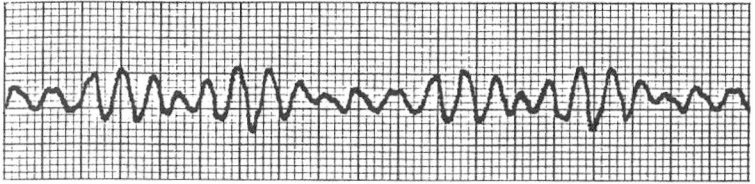

2．無脈性心室頻拍（pulseless VT：pulseless ventricular tachycardia）
　1）単形性心室頻拍（monomorphic VT）

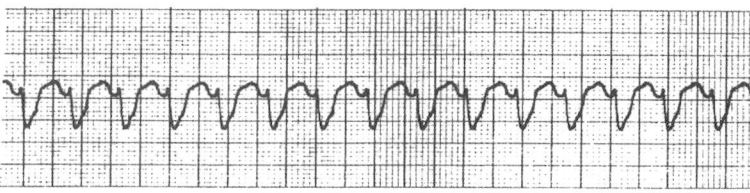

　2）多形性心室頻拍（polymorphic VT）

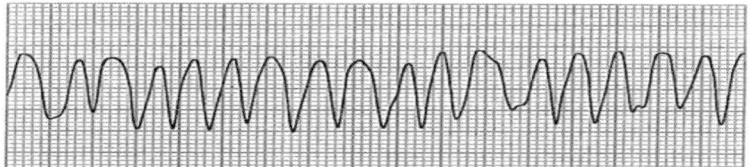

3．無脈性電気活動（PEA：pulseless electrical activity）

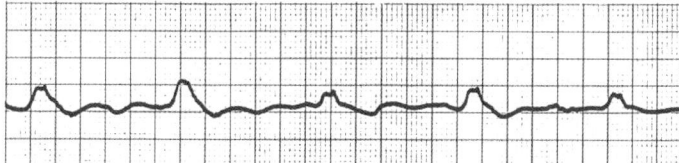

4．心静止（asystole）

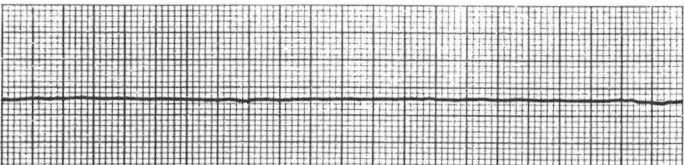

I 心肺停止，呼吸停止

> **I．除細動（電気的治療）の適応がある心停止**
>
> 1．心室細動（VF：ventricular fibrillation）
>   リズムは不規則で正常な形をした QRS が認められないもの，心臓が小刻みに震えている状態である．
>
> 2．無脈性心室頻拍（pulseless VT：pulseless ventricular tachycardia）
>   脈が触れない心室頻拍（VT）で，心室細動（VF）と同じ扱いをする．VT の波形は，QRS 幅が広い（0.12秒以上）頻拍と理解すると容易である．（QRS 幅が広い頻拍のうち 80～90％は VT である．）
>   VT の波形には，QRS の形が一定である単形性心室頻拍（monomorphic VT）と QRS の形が一定しない（形が違う）多形性心室頻拍（polymorphic VT）がある．一般的に心室頻拍（VT）と言っているのは単形性心室頻拍のことである．
>
> **II．除細動（電気的治療）の適応がない心停止**
>
> 3．無脈性電気活動（PEA：pulseless electrical activity）
>   モニター上は VF および VT 以外の波形が出ているが，脈がまったく触れないもの．
>   心臓に電気的な活動はあるもののまったく収縮していないか，わずかに収縮しているだけで十分な心拍出量が得られていない状態である．
>
> 4．心静止（asystole）←「エイシストリー」と発音
>   モニター上はまったく波形が出ず，フラット（平坦）な状態である．
>   心室の電気活動が完全に停止した状態である．
>
> **図2　心肺停止の波形分類（2分類4型）**

2　心肺停止への経緯と病態比較

1．心停止先行型心肺停止

心停止先行型心肺停止は，心停止を起こすとその直後には心肺停止になってしまうため心停止と心肺停止は同義語として使われる場合が多いことを前述した．心停止後完全な呼吸停止に至るわずかな時間の間にみられる正常でない呼吸は**死戦期呼吸（あえぎ呼吸）**と呼ばれ，この呼吸は必ず完全に呼吸停止に至る．そのため，死戦期呼吸（あえぎ呼吸）は呼吸停止（呼吸なし）として扱う．

　心停止先行型心肺停止は急変の場合大部分が**急性心筋梗塞発症直後の VF** により起こり，その直後に呼吸停止も起こし最終的に心肺停止となる．成人の急変による心肺停止の大部分がこの型である．ちなみに，小児・乳児ではあまりみられないが，心臓病をもっている場合や心臓震盪でみられる場合がある．心肺停止の波形は，当初は **VF/pulseless VT** であるが，放置され時間が経つと **PEA/asystole** になっていく．治療は，VF/pulseless VT に対して行う迅速な除細動と質の高い CPR である．しかし，PEA/asystole になってしまうと除細動の適応はなくなり，治療は質の高い CPR と原因治療となる．

2．呼吸停止先行型心肺停止

　呼吸停止先行型心肺停止は，呼吸停止後の対処が不十分で低酸素血症から徐脈となり最

表3 モニター上におけるフラットラインの鑑別方法

モニター上，フラットライン（平坦波）を確認したら，下記のどれかである．
 1) asystole（心静止）
 2) fine VF（細かい心室細動）
 3) リード線のはずれ，誘導がパドルモード ← 除細動器の使い方の問題

以下の操作を行い，鑑別する
 ①リード線の確認を行う． → 上記3)の確認
 ②感度を上げる． → 上記1)と2)の確認

終的に心肺停止となる．急変で起こる呼吸停止先行型心肺停止はほとんどが**窒息**によるものである．小児・乳児の急変による心肺停止はこの型がほとんどである．小児・乳児の呼吸停止の原因としては，窒息の他に溺水，外傷，乳児突然死症候群（sudden infant death syndrome：SIDS）などがある．また，成人の急変でもこの型が少なからずみられ，呼吸停止の原因は気道異物による窒息以外に喉頭蓋炎，喉頭浮腫，重度気管支喘息などがある．心肺停止の波形はまず**PEA/asystole**であるため，一度心肺停止に陥ると蘇生される可能性は非常に低い．治療としては，質の高いCPRと原因治療である．

3 心静止か細かい心室細動（fine VF）かの鑑別

　VFの動き（振幅）が小さくなったものを**fine VF**といい，その状態になると**asystoleとの鑑別**が難しくなる．モニター上フラットライン（平坦波）を認めた場合はリード線がつながっていることを確認した後で感度を上げてみる．これでVFが認められればVF（fine VF）と診断する．fine VFの治療は除細動であるが，あまり結果は期待できない．モニター上のフラットラインの鑑別方法は**表3**のとおりである．

　ところで，ガイドライン2000（G-2000）では，モニター上フラットラインを認めた場合，フラットラインプロトコールという概念を提唱し，asystoleとfine VFの区別を明確にしてきた．しかし，ガイドライン2005（G-2005）以後はその区別の意義は疑問で，フラットラインプロトコールという概念も言葉もなくなった．また，フラットラインプロトコールで行っていた誘導の確認もその意義が認められないため，誘導の確認はasystoleとfine VFの鑑別からなくなった．

4 心肺停止と救命率，VF/pulseless VTの治療の考え方

1．除細動と救命率

　心肺停止の中で，VFとpulseless VTは同じ扱いである．成人の急変時の心肺停止はほ

とんどがVF/pulseless VTであり，それが，時間が経つにつれPEAやasystoleになっていくことを前述した．よって，救命率の高い心肺停止がVF/pulseless VTであり，PEAやasystoleになるにつれ救命率も極端に下がってくる．

VF/pulseless VTを治療できるのは**電気的除細動**のみであり，迅速な除細動こそが多くを救命するのに卓越した治療法である．VF/pulseless VTでは，除細動までの時間と救命率（生存退院率）は図3-1のグラフのとおりで，除細動までの時間が1分遅れる毎に**7～10%ずつ救命率が下がっていく**．そのためできるだけ早い除細動が必要となる．しかし，急変したVF/pulseless VTの患者に，心肺停止後ただちに質の高いCPRを行えば，前述した除細動までの時間が1分遅れる毎に7～10%の**救命率の低下は，3～4%の低下**にとどまり，結局救命率は2～3倍高くなる（図3-2）．つまり，**迅速な除細動**と**質の高いCPR**の両方を効果的に行うことにより救命率を上昇させることができる[1]．

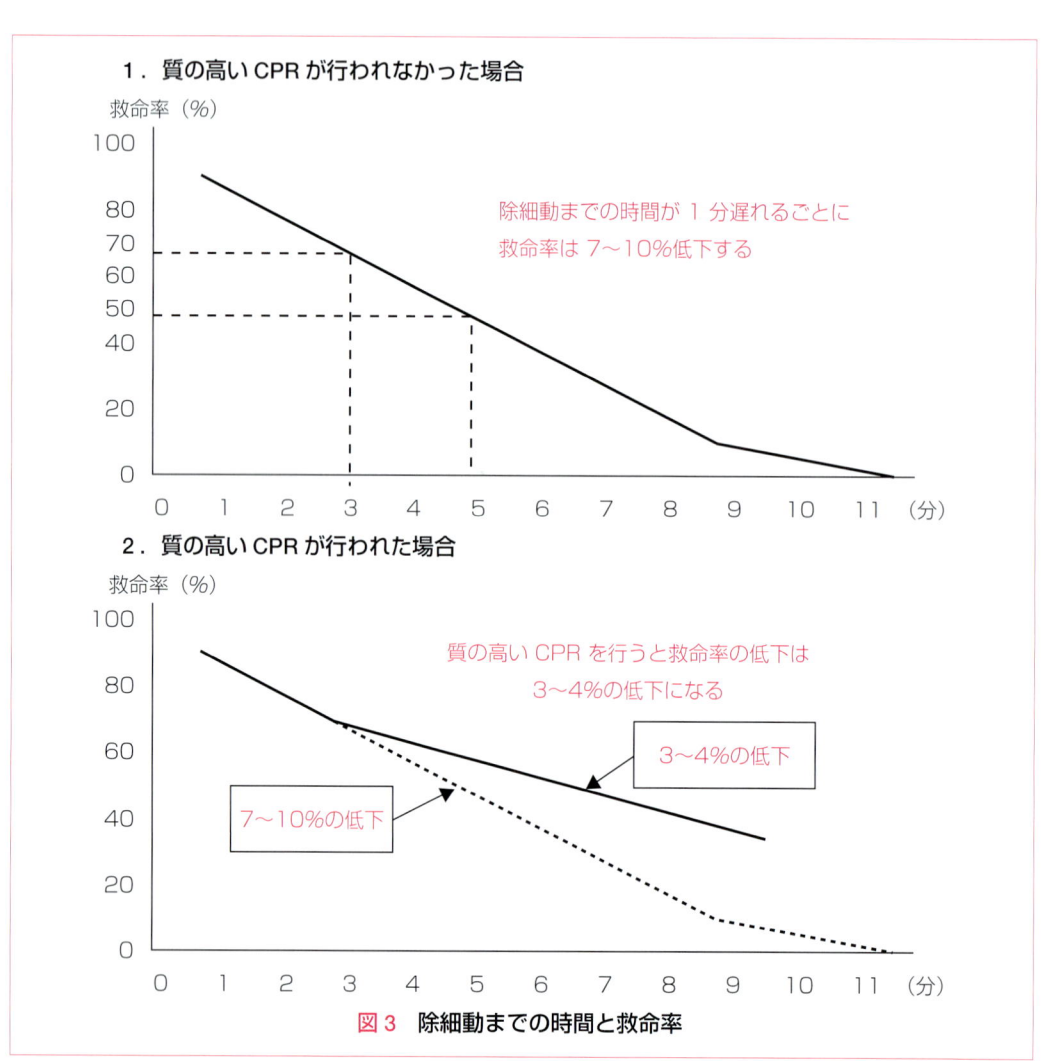

図3　除細動までの時間と救命率

表4　VFの発症後の時間と治療優先順位

心肺停止後の時間	VF/pulseless VT への治療
4〜5分まで	除細動がCPRより優先される.
4〜5分以後	1.5〜3分間の質の高いCPRを行った後で除細動を行う. CPRが除細動より優先される.

2．除細動優先かCPR優先か

　心肺停止後治療開始までの時間により，除細動と質の高いCPRのどちらを優先するべきかについても明らかになってきた．心肺停止後VF/pulseless VTが発症して**最初の4〜5分まで**は**除細動が優先**され，**4〜5分を越えた場合**は質の高い**CPRが優先**される．つまり，心肺停止が目撃され，VF/pulseless VTの最初の4〜5分間は早急に除細動を行うべきであるが，心肺停止時刻が確認できていない場合やVF/pulseless VT発症後4〜5分以上経過している場合は，まず1.5〜3分間のCPRを行ったあとで除細動を行うべきである（**表4**）[2]．

3．救命率を上げるためのエビデンス

　このように，心肺停止の治療は，**質の高いCPR**と**迅速な除細動**（除細動の適応がある場合）を行うことにつきる．これらなくして救命率の上昇はありえない．**高度な気道確保**（気管挿管，ラリンゲルマスク，コンビチューブ）や**薬剤投与**（血管収縮薬，抗不整脈薬など）で救命率を上げるというエビデンスはない[3]．

5　PEA/asystole の治療の考え方

　PEA/asystoleに対して質の高いCPRを行うことは当然として，基本的治療の考え方は原因に対する治療である．つまり，PEA/asystoleの治療は**質の高いCPR**と**原因治療**である．これらの波形では，心肺蘇生のアルゴリズムに限定するのではなく，潜在的な原因の治療をしなければならない．逆に言えば，治療可能な原因がみつかれば，救命の可能性が出てくるということになる．しかし現実的にはなかなか難しく救命率は低く，特にasystoleが良い結果に結びつくことはめったにない．asystoleの患者が社会復帰する可能性があるのは原因が判明し，即座に対処された場合のみである．

　PEAやasystoleに対する原因疾患は**表5**[4]のとおりである．この中でも早期の対応により救命率が期待される場合として，**循環血液量減少**や**低酸素血症**がある．また，心タンポナーデには心嚢穿刺，緊張性気胸には胸腔ドレーンの挿入が必要である．

表5　PEA, asystoleの原因（文献[4]より引用・一部改変）

	鑑別診断	覚え方
1	アシドーシス	A：acidosis
2	循環血液量低下（出血・脱水）	B：bleeding
3	心タンポナーデ	C：cardiac tamponade
4	薬物中毒	D：drug
5	肺塞栓症	E：embolism
6	低体温	F：freezing
7	低酸素血症	G：gas
8	高/低カリウム血症	H：hyper/hypokalemia
9	心筋梗塞	I：infarction
10	緊張性気胸	J：jam（空気が詰まっている）
11	重症外傷	K：怪我
12	高/低血糖	K：血糖

6　心肺停止周辺状態（急変時・重篤な状態）でのアプローチ

1．アプローチの全体像

　心肺停止周辺病態の全体像を前述したが，ここではそのような状態でのアプローチの全体像について説明する．アプローチの全体像は**図4**のとおりである．まず，急変時・重篤な状態と判断した場合は意識（反応）の確認を行い，**1）意識（反応）がない，2）意識（反応）がある**，のどちらであるかを瞬時に判断する．

2．意識（反応）がない場合（心肺停止・呼吸停止）

　意識（反応）の確認において，意識（反応）がない場合は心肺停止か呼吸停止であり，**BLS survey**を行う．BLS surveyとは**意識（反応）がない場合に行うアルゴリズム**で，具体的には，意識・呼吸・循環を確認して，心肺停止か呼吸停止のどちらであるかを診断し，その後，その診断に応じた蘇生行為を行うアルゴリズムである（**図5**）．心肺停止であれば**心肺蘇生（CPR：cardio-pulmonary resuscitation）**を，呼吸停止であれば**人工呼吸（補助呼吸）**を行う．心肺蘇生及び人工呼吸の詳細は後述する．

　BLS surveyで心肺停止または呼吸停止を蘇生できない場合は速やかに**ACLS survey**に移行しなければならない．ACLS surveyとは，**1）BLS surveyに引き続いて行うアルゴリズム，2）意識（反応）がある場合に行うアルゴリズム**，の2つがある．ACLS surveyのアルゴリズムの基本的順序は**ABCD**，つまり，A（airway）：気道確保，B（breathing）：呼吸，C（circulation）：循環，D（differential diagnosis）：鑑別診断，の順である．

6 心肺停止周辺状態（急変時・重篤な状態）でのアプローチ

図4 急変時・重篤な状態（心肺停止周辺の状態）でのアプローチの全体像

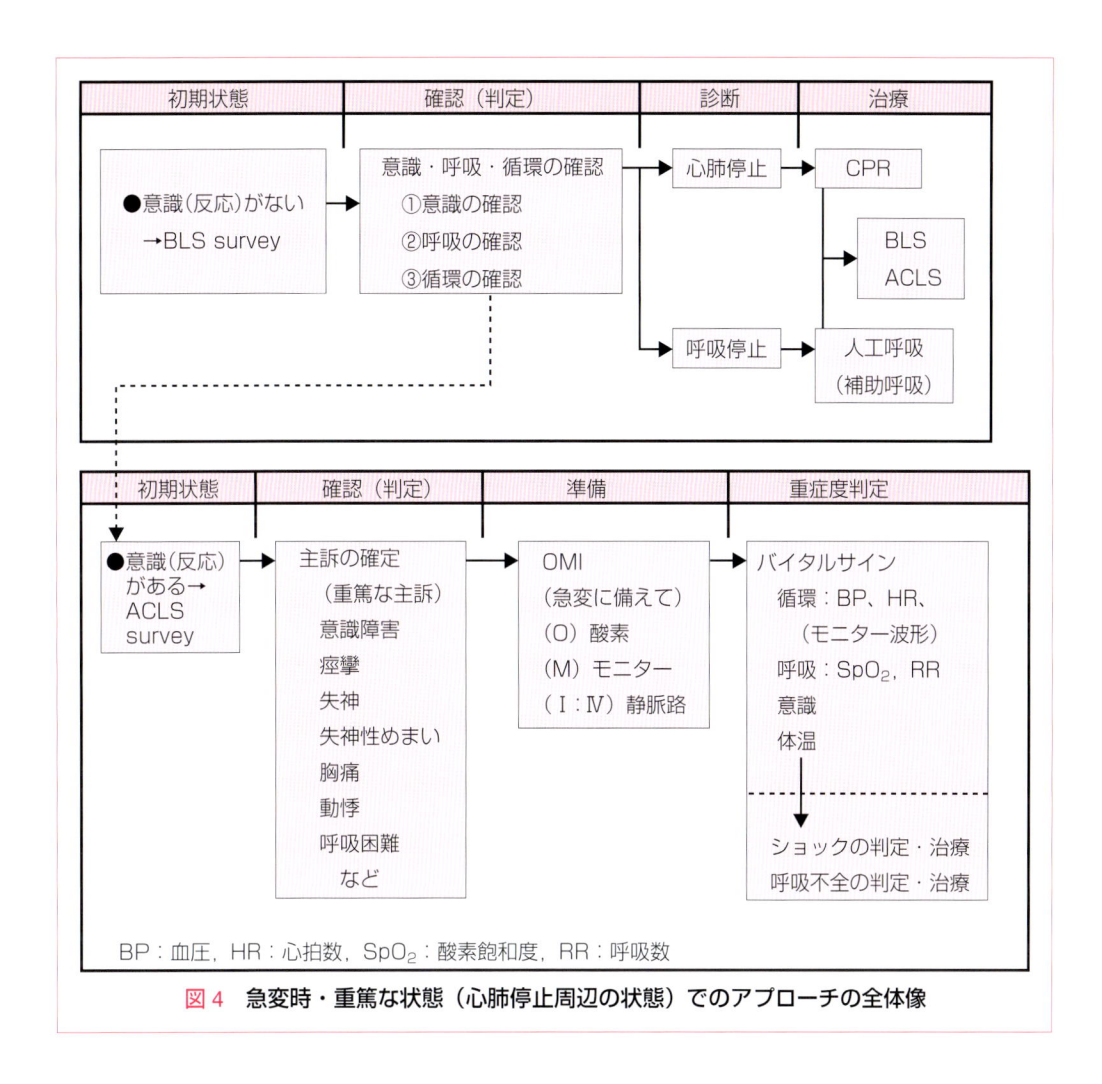

BLS survey に引き続いて行われる ACLS survey は図5のとおりである．まず，A（気道確保）→ B（呼吸）であるが，バッグマスクでの人工呼吸が問題なく施行されていればそのまま継続し，もし高度な気道確保が必要であればそれを行う．次の C（循環）では，輸液路（静脈路または骨髄路）を確保して薬剤の投与を行う．最後の D（鑑別診断）は原因診断とその治療で，特に，PEA/asystole では早急な原因検索と原因治療が必要である．

3．意識（反応）がある場合

意識（反応）の確認において，意識（反応）がある場合は，心肺停止・呼吸停止ではないので，**ACLS survey** を開始する．意識（反応）がある場合の ACLS survey は図4，図5のとおりである．まず，**主訴・主症候の確認**と同時に，A（気道確保）→ B（呼吸）→ C（循環）の順でアルゴリズムを進行させる．具体的には急変に備えて（心肺停止・呼吸停止に備えて），**急変時に必要な物品の準備**，つまり，酸素（O_2）・モニター（M）・静脈路（IV）

15

I　心肺停止, 呼吸停止

Ⅰ. BLS survey：意識（反応）がない場合に行うアルゴリズム
　1. 確認（①意識→②呼吸→③循環の確認）
　　1）意識の確認（反応がないことを確認）
　　2）呼吸の確認（呼吸がないことを確認, その時, 気道確保の必要はなし,
　　　　　　呼吸がないとは, 無呼吸または死戦期呼吸であることをいう）
　　　　―意識と呼吸の確認を合わせて5秒以上10秒以内―
　　　　→緊急対応システムへの通報（助けとAED）
　　3）循環の確認（頸動脈が触れるか触れないかの確認）
　　　　―頸動脈触知は5秒以上10秒以内, 明確でない場合は循環なしと判断―
　2. 診断と治療
　　1）呼吸停止（意識なし, 呼吸なし, 循環あり）
　　　人工呼吸（1回/5〜6秒）
　　2）心肺停止（意識なし, 呼吸なし, 循環なし）
　　　○質の高いCPR（C→A→B）
　　　　C（chest compression）：胸骨圧迫
　　　　A（airway）：気道確保
　　　　B（breathing）：呼吸
　　　○迅速な除細動（AED）
　　　　D（defibrillation）：除細動

Ⅱ. ACLS survey（ABCD）
　1. BLS surveyに引き続いて行うアルゴリズム
　　A（airway）気道確保：適切な気道確保の維持（必要であれば高度な気道確保）
　　B（breathing）呼吸：適切な酸素化と換気の確認
　　C（circulation）循環：輸液路（静脈路または骨髄路）を確保して薬剤の投与
　　D（differential diagnosis）鑑別診断：原因検索と原因治療
　　　　　　特に, PEA/asystoleでは早急な原因検索と原因治療が必要である
　2. 意識（反応）がある場合に行うアルゴリズム
　　A（airway）気道確保：適切な気道確保の維持（必要であれば高度な気道確保）
　　B（breathing）呼吸：酸素投与（適切な酸素化と換気の確認）
　　C（circulation）循環：モニター装着と静脈路の確保
　　D（differential diagnosis）鑑別診断：バイタルサインによる重症度判定
　　　　　　　　　　　ショック・呼吸不全の診断と治療

図5　BLS surveyとACLS survey

の準備（**OMIの準備**）である. もし, 呼吸状態が悪くて高度な気道確保が必要であれば早急に対応しなければならない. そして, 最後のD（鑑別診断）は**バイタルサインによる重症度判定**を主にした原因診断である. つまり, **ショック（全身循環不全）または呼吸不全の診断**である. ショック（全身循環不全）や呼吸不全がある場合は心肺停止・呼吸停止に移行する可能性が高いので迅速かつ適切な対応が必要である. それらへの対応についての詳細は各項を参照していただきたい.

7 心肺蘇生（CPR：cardio-pulmonary resuscitation）

心肺蘇生には広義の意味として使われる場合と狭義の意味として使われる場合の2通りがある．**広義の心肺蘇生**とは，心肺停止または呼吸停止患者に対して，心拍・自発呼吸の再開を行い，脳の蘇生を行うことをいい，**1）1次救命処置（BLS：basic life support）**と**2）2次救命処置（ACLS：advanced cardiovascular life support）**，から成り立つ．BLSとACLSの根本的な違いは**AED（automated external defibrillator：自動体外式除細動器）**以外の器具を使って行う心肺蘇生法かそうでないかである（AED以外の器具を使うことができる環境であるかどうかである）．BLSはAED以外の特別な器具（モニター，点滴セット，薬剤，挿管セットなど）を使わないで行う心肺蘇生法で，急変時直ちに行う対処法である．ACLSは心肺蘇生に必要な器具（除細動器，点滴セット，薬剤，挿管セットなど）を使って行う心肺蘇生法で，BLSに引き続いて行う対処法である．これらの説明は**表6**のとおりである．また，**狭義の心肺蘇生**とは，胸骨圧迫と人工呼吸から成り立つ一連の流れをさす．BLSまたはACLSの中で使われているCPRという言葉は狭義の心肺蘇生のことである．

心肺蘇生については**American Heart Association（AHA）**が提言しているエビデンスのクラス分類がある（**表7**）[5]．これは，治療内容についてのエビデンスの信頼性レベルで，

表6 広義のCPRの分類

1次救命処置（BLS：basic life support）
心肺停止・呼吸停止患者に対して，AED以外の特別な器具（モニター点滴セット，薬剤，挿管セットなど）を使わないで行う心肺蘇生法で，急変した傷病者に対して，すぐに行う対処法である．
具体的には，院外で行うCPRの場合と院内ではACLSに必要な器具が届くまでに行うCPRの場合である．

2次救命処置（ACLS：advanced cardiovascular life support）
心肺停止・呼吸停止患者に対して，心肺蘇生に必要な器具（除細動器，点滴セット，薬剤，挿管セットなど）を使って行う心肺蘇生法で，1次救命処置に続いて行う対処法である．
具体的には院内でACLSに必要な器具がある場合に行うCPRである．

表7 エビデンスのクラス分類 （文献[5]より引用・一部改変）

エビデンスのクラス分類	内容
クラスⅠ（利益＞＞＞危険）	手技・治療，診断法・評価法は実施すべきである．
クラスⅡa（利益＞＞危険）	手技・治療，診断法・評価法を行うことは妥当である．
クラスⅡb（利益≧危険）	手技・治療，診断法・評価法を考慮してもよい．
クラスⅢ（利益≦危険）（禁忌）	手技・治療，診断法・評価法は実施すべきではない．有用性はなく，有害となるおそれもある．

利益と危険を比較して利益が危険をどれぐらい上回っているかで分類したものである．数が大きくなるほど信頼性が下がり，クラスⅢは禁忌となる．

8 救命の連鎖（the chain of survival）

1．救命の連鎖総論

　心肺停止・呼吸停止患者の救命率を上げるために**救命の連鎖**という概念が提唱されている．救命の連鎖には，**1）成人の救命の連鎖**（図6），**2）小児・乳児の救命の連鎖**（図7），の2つがある．成人の急変は大部分が**心停止先行型心肺停止**であるため，成人の救命の連鎖は心停止先行型心肺停止に対するアプローチとなる．それに対して，小児・乳児の急変は大部分が**呼吸停止先行型心肺停止**であるため，小児・乳児の救命の連鎖は呼吸停止先行型心肺停止に対するアプローチとなる．

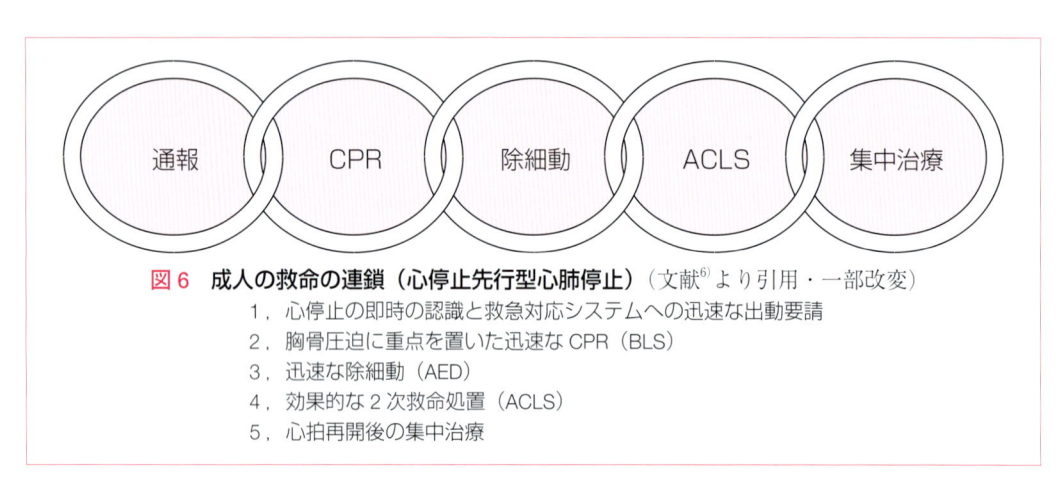

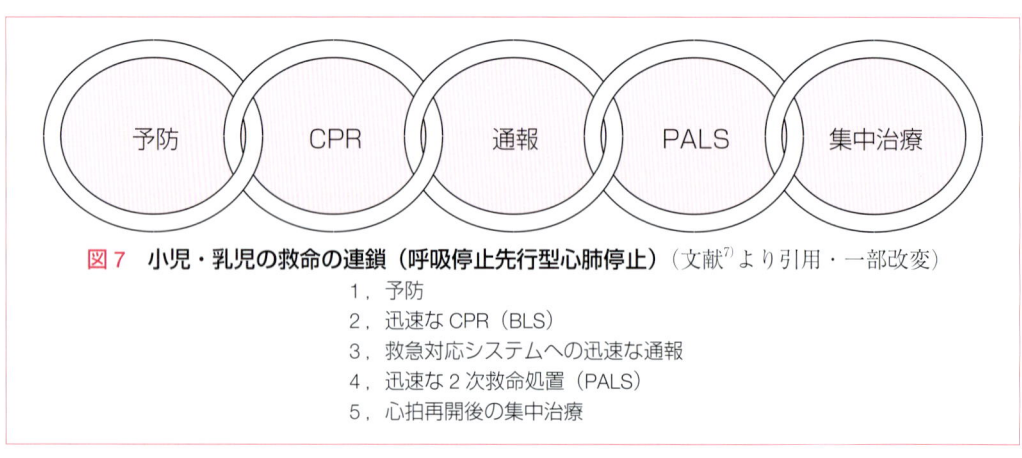

図6　成人の救命の連鎖（心停止先行型心肺停止）（文献[6]より引用・一部改変）

通報 → CPR → 除細動 → ACLS → 集中治療

1．心停止の即時の認識と救急対応システムへの迅速な出動要請
2．胸骨圧迫に重点を置いた迅速なCPR（BLS）
3．迅速な除細動（AED）
4．効果的な2次救命処置（ACLS）
5．心拍再開後の集中治療

図7　小児・乳児の救命の連鎖（呼吸停止先行型心肺停止）（文献[7]より引用・一部改変）

予防 → CPR → 通報 → PALS → 集中治療

1．予防
2．迅速なCPR（BLS）
3．救急対応システムへの迅速な通報
4．迅速な2次救命処置（PALS）
5．心拍再開後の集中治療

2．成人の救命の連鎖

成人の救命の連鎖は，まず心停止の認識と迅速な通報（人を呼び，AEDを持ってきてもらう）で，除細動が必要である可能性があるため最初に**通報**が絶対条件となる．その後，**CPR，除細動，2次救命処置，心拍再開後の集中治療**，の順序となる．AHAのガイドライン2010（G-2010）から成人の救命の連鎖に5番目の**心拍再開後の集中治療**が追加された[6]．なお，小児・乳児の急変でも心停止先行型心肺停止と考えられた場合はこのアプローチを行わなければならない．

3．小児・乳児の救命の連鎖

小児・乳児の救命の連鎖は，呼吸停止の原因が大部分は予防可能であるため，まずは原因に対する**予防**を行う．しかし，不幸にも心肺停止になれば，CPRを行い，そのあとで**通報**して，**2次救命処置，心拍再開後の集中治療**となる．G-2010から小児・乳児の救命の連鎖に5番目の心拍再開後の集中治療が追加された[7]．なお，成人の急変でも，原因が窒息・溺水などで呼吸停止先行型心肺停止と考えられる場合はこのアプローチを行わなければならない．

[2] 心肺停止・呼吸停止の治療

1 心肺停止に対するBLS

1．BLSとは

BLSとは，前述したとおり，**心肺停止または呼吸停止に対して，AED以外の特別な器具（モニター，点滴セット，薬剤，挿管セットなど）を用いないで行う心肺蘇生法**である．急変した傷病者に対してただちに行う対応法といえる．心肺停止患者の救命率はBLSの質に依存しており，BLSの実行なくして心肺停止患者の救命率を上げることは不可能である．

まず，心肺蘇生（BLS/ACLS）における傷病者の年齢分類は**表8**のとおりである．ちなみに，**思春期**とは，男性は胸や腋窩の発毛，女性は乳房の発達が始まった時期をさす．思春期が年齢分類の指標として使われる意味は形態的な変化で年齢分類を行うことがCPRを行う上で現実的であるということだ．

BLSの要点は，**質の高いCPR**と**迅速な除細動（AED）**である．質の高いCPRの目的は，心肺停止に陥った場合，重要臓器（心臓と脳）に最低限の血流を維持するために必要な圧を確保することである．質の高いCPRの具体的な方法は**表9**のとおりである．**胸骨圧迫**の適切な速さと深さが必要で，圧迫はきちんと戻し，胸骨圧迫の中断は最小限（10秒以内）

表8 心肺蘇生における患者（傷病者）の年齢分類

分類	判定基準
成人	思春期以上 （思春期：男性は胸や腋窩の発毛，女性は乳房の発達が始まった時点）
小児	1歳以上思春期まで
乳児	1歳未満

表9 質の高いCPR

1. 胸骨圧迫を100回以上/分の速さ，5cm以上の深さで行う
   （小児・乳児での深さは胸郭の厚さの1/3以上）
2. 圧迫した胸骨を毎回100%戻し，戻したことを確認する．
3. 胸骨圧迫の中断は10秒以内とする．
4. 過換気を避ける．

表10 人工呼吸の要点

1. 人工呼吸はどのような場合でもすべて1回1秒である．
   どのような年代でも（成人，小児，乳児の別にかかわらず），どのような方法でも（フェイスシールド，ポケットマスク，バッグマスク，高度な気道確保の別にかかわらず），酸素供給の有無にかかわらず（救助者の呼気による17%酸素からリザーバー付きマスクによる100%酸素の別にかかわらず），人工呼吸はすべて1回1秒である．
2. 人工呼吸の確認は胸郭の挙上があるかどうかで判定する
3. 多量の吹き込みを避けなければならない．
   多量の吹き込みを行うと，胃膨満や胸腔内圧の上昇を招く．
   胃膨満は，嘔吐およびそれに伴う誤嚥性肺炎の原因となる．
   胸腔内圧の上昇は静脈還流を悪くし，冠灌流圧を下げる．
4. 過換気は避けなければならない．
   過換気は胸腔内圧の上昇を招き，静脈還流を悪くし，冠灌流圧を下げる．

にし，**過換気**を避けることである．また，**人工呼吸**の要点は表10のとおりである．人工呼吸はどのような場合でも1回1秒で行い，その確認は胸郭の挙上があるかどうかで判定する．そして，多量の吹き込みや過換気は避けなければならない．

2．BLSアルゴリズム[8]

BLSアルゴリズムとは，前述した**BLS survey**の実践であり，意識（反応）がない場合のアルゴリズムである．また，これは急変時に行うアルゴリズムともいえる．予想しない急変時に遭遇すると人はパニックに陥り頭が回らなくなる場合が多い．そのときにも落ち着いてこのアルゴリズムに従うと抜けがなく急変に対応できるはずである．心肺停止におけるBLSアルゴリズムの全体的な流れは図8のとおりである．このBLSアルゴリズムは大きく分けて2つのステップから成り立っている．**1）ステップ1**が，意識・呼吸・循環の確

ステップ1：意識・呼吸・循環の確認
1．意識・呼吸の確認（5秒以上10秒以内）
　　意識がないことを確認（意識がないとは反応がないこと）
　　呼吸がないことを確認（呼吸がないとは無呼吸または死戦期呼吸であること）
2．救急対応システムへの通報
　　院外：「119番通報とAEDをお願いします．」
　　院内：「ハリーコールと救急カート・AED（または除細動器）をお願いします．」
3．循環の確認（5秒以上10秒以内）
　　頸動脈触知により5秒以上10秒以内で確認
　　疑わしい場合は循環なしと判断して，この確認に10秒を超えてはいけない
　　循環がなければ質の高いCPRを開始

ステップ2：質の高いCPRと迅速な除細動
4．質の高いCPRの開始（胸骨圧迫→気道確保→呼吸：C→A→B）
　　胸骨圧迫：人工呼吸を30：2で同期して行う（胸骨圧迫→人工呼吸の順）
　　質の高いCPRの要件を満たすこと，1人法でも2人法でも30：2
　　2人法でのCPRでは5サイクルまたは2分以内毎に交代，交代は5秒以内
5．迅速な除細動（AED）
　　除細動の適応を解析して，適応があれば除細動を行う．除細動の後は，ただちにCPR
　　除細動の適応がなければ，ただちにCPR 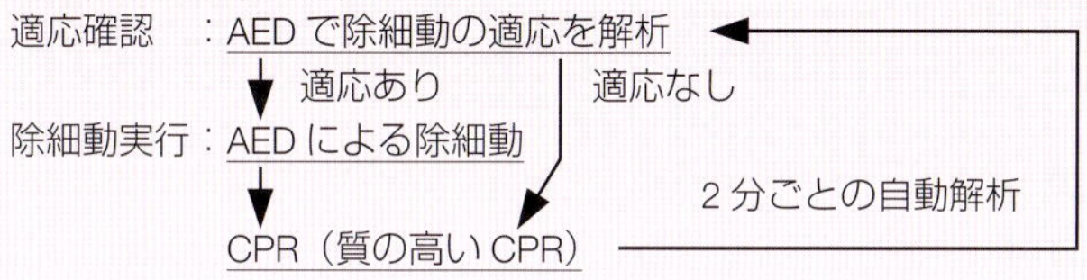
　　　　適応確認　　：AEDで除細動の適応を解析　←
　　　　　　　　　　　↓適応あり　　適応なし
　　　　除細動実行　：AEDによる除細動
　　　　　　　　　　　　　　　　　　2分ごとの自動解析
　　　　　　　　　　　CPR（質の高いCPR）
6．心肺蘇生の中止時期
　　一度CPRが始まると，傷病者に体動が出現するまでCPRを中止してはいけない
　　体動が出現すれば，①循環→②呼吸→③意識の順で最終確認を行う

図8　BLSアルゴリズム

表11　BLSアルゴリズムにおける診断とその対応

評価	診断	対応
意識なし，呼吸なし，循環なし	心肺停止	CPR
意識なし，呼吸なし，循環あり	呼吸停止	人工呼吸（1回/5〜6秒）

認．2）ステップ2が，心肺停止の場合の対応（具体的には質の高いCPRと迅速な除細動），である．

　ステップ1の意義は，意識・呼吸・循環の確認を行うことにより，**心肺停止**（意識なし，呼吸なし，循環なし）と**呼吸停止**（意識なし，呼吸なし，循環あり）のどちらであるかを診断することである．それによりおのおのの方針が即座に決定される．心肺停止の場合はCPR，呼吸停止の場合は人工呼吸（補助呼吸）である（**表11**）．

I 心肺停止，呼吸停止

ステップ2は心肺停止時の治療アルゴリズムであり，**質の高いCPR**と**迅速な除細動（AED）**である．CPRは30回の胸骨圧迫と2回の人工呼吸を質の高いCPRの基準にのっとり絶え間なく実践することである．また，AEDによる除細動は，除細動の適応をAEDが自動的に判定するので，その指示に従えば良い．一度CPRが始まると，傷病者に体動が出現するまでCPRを中止してはいけない．体動が出現した場合は，**①循環→②呼吸→③意識**の順で最終確認を行う．この確認順番は，最初，**①意識→②呼吸→③循環**の順で心肺停止を確認したアルゴリズムを逆に戻ったアルゴリズムである．個々の手技についてはここでは省略する．

2　非医療従事者が行うCPR（BLS）

非医療従事者が行うCPRは，前述した医療従事者が行うCPRと次の2点で違う．**1）循環の確認をしない（全ての年齢の傷病者に対して）**[9]，**2）訓練を受けていない非医療従事者の場合は，傷病者が成人のときのみHands Only CPR（胸骨圧迫のみで人工呼吸をしないCPR）を許容する**[8]，の2点である．非医療従事者のBLSアルゴリズムは図9のとおりである．

非医療従事者が循環確認を行うと循環の有無を間違う可能性が高いため非医療従事者には循環確認をさせてはいけない．まず，意識（反応）の確認を行い，意識（反応）がなければ通報である．その後呼吸の確認を行い，正常な呼吸をしていなければ循環確認をせず

ステップ1：意識・呼吸の確認
1. 意識の確認
   意識がないことを確認（意識がないとは反応がないこと）
2. 救急対応システムへの通報
   「119番通報とAEDをお願いします．」
3. 呼吸の確認
   呼吸がないことを確認（呼吸がないとは無呼吸または死戦期呼吸であること）
   呼吸がなければ心肺停止と診断して質の高いCPRを開始

ステップ2：質の高いCPRと迅速な除細動
4. 質の高いCPRの開始（胸骨圧迫→気道確保→呼吸：C→A→B）
   1）訓練を受けている非医療従事者：
      医療従事者と同じ30：2（胸骨圧迫と人工呼吸）のCPR
   2）訓練を受けていない非医療従事者：
      Hands Only CPR（胸骨圧迫のみで人工呼吸をしないCPR）を許容する
5. AEDによる迅速な除細動：医療従事者と同じ

図9　非医療従事者のBLSアルゴリズム

にCPRを開始する．CPRの方法は，訓練を受けている救助者は医療従事者と同じ30：2（胸骨圧迫と人工呼吸）のCPR，訓練を受けていない救助者は**Hands Only CPR（胸骨圧迫のみで人工呼吸をしないCPR）**が許容されている．ただし，Hands Only CPRは傷病者が成人のときのみで，傷病者が小児・乳児の場合は適用されない．

3　心肺停止に対するACLS

1．ACLSとは

　ACLSとは，前述したとおり，**心肺停止・呼吸停止患者に対して，心肺蘇生に必要な器具（除細動器，点滴セット，薬剤，挿管セットなど）を使って行う心肺蘇生法**で，1次救命処置に続いて行う対処法である．院内で行われる心肺蘇生はこのACLSになる．

　心肺停止の波形は大別すると除細動の適応があるVF/pulseless VTと除細動の適応がないPEA/asystoleに分けられ，それぞれで治療法が異なることを前述した．それぞれの治療の要点を再度**表12**にまとめる．

2．VF/pulseless VTに対する治療[10]

　VF/pulseless VTに対する治療の原則は，**迅速な除細動と質の高いCPR（ショック→CPR2分）**で，アルゴリズムの詳細は**図10**のとおりである．VF/pulseless VTと診断されれば，除細動の後，質の高い2分間のCPR（ショック→CPR2分）を行う．初回の除細動の後には**血管収縮薬（アドレナリンなど）**を投与してはいけない．VF/pulseless VTの傷病者が蘇生されると仮定すると，初回の除細動で大部分が蘇生される．もし，初回の除細動後に血管収縮薬を投与すると，最初の除細動で蘇生された傷病者に血管収縮薬が投与されることとなり，それが原因で再度VF/pulseless VTを起こす危険があるからだ．

　初回のショック→CPR2分後のリズムチェックでVF/pulseless VTが継続していれば，次は血管収縮薬の投与である．血管収縮薬はアドレナリンが使われ，アドレナリンはその後3～5分毎に投与される．また，初回または2回目のアドレナリン投与の代わりにバゾプレシンを使っても良い．

　アドレナリン投与後のリズムチェックの後もVF/pulseless VTが継続していれば**抗不整脈薬（アミオダロンなど）**の投与を行う．ちなみに，除細動・CPR・血管収縮薬（アドレナリン）投与でもVF/pulseless VTが改善しない場合を**難治性VF/pulseless VT**といい，その場合に抗不整脈薬（アミオダロンなど）が投与される．抗不整脈薬は基本的にアミオダロンを使うが，アミオダロンがない場合はリドカインを，明らかな**torsades de pointes**の場合はマグネシウムを使う．

Ⅰ 心肺停止，呼吸停止

表 12　心肺停止に対する波形別治療の原則

心停止波形	治療の原則
VF/pulseless VT	1．迅速な除細動 2．質の高い CPR
PEA/asystole	1．質の高い CPR 2．原因治療

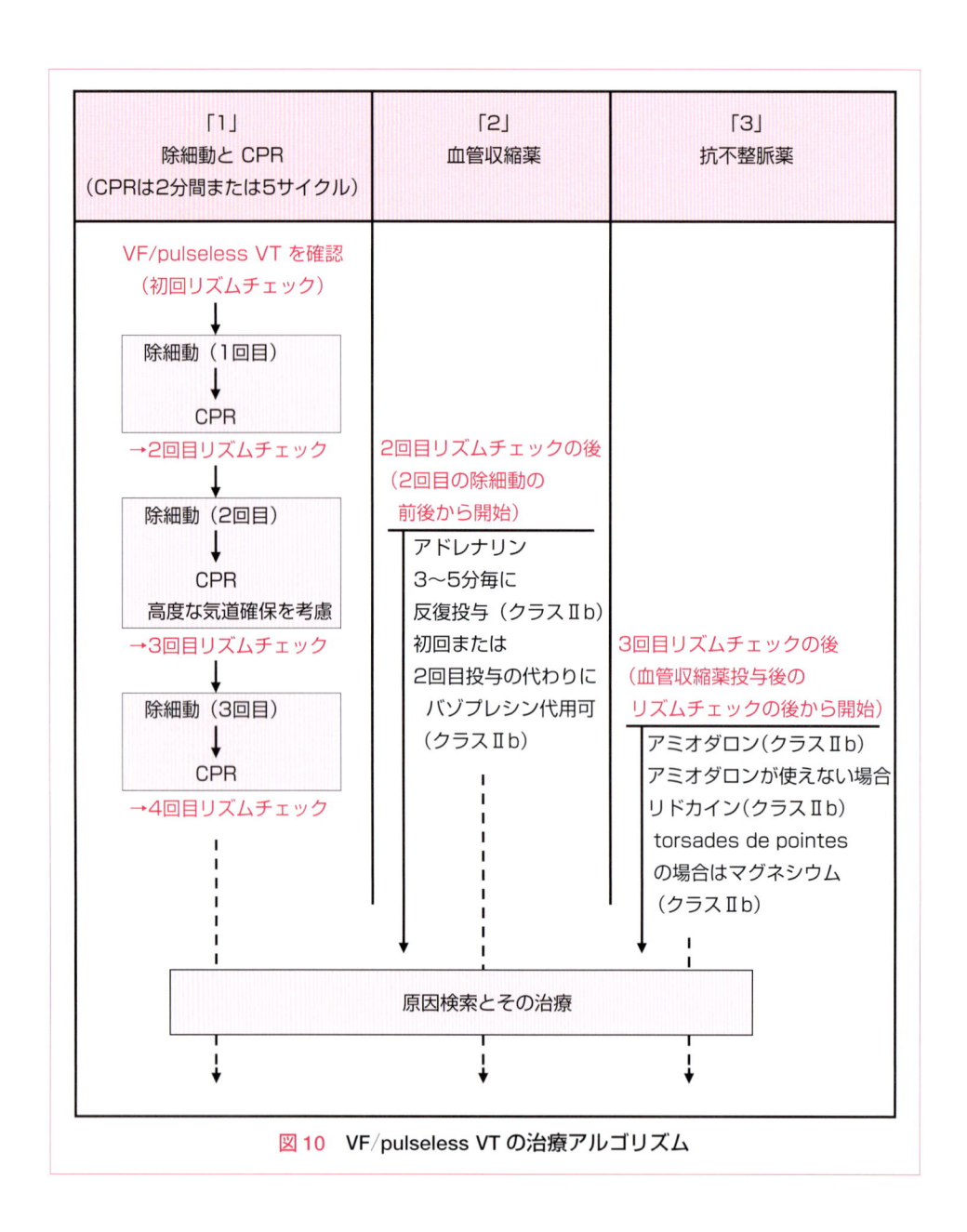

「1」 除細動と CPR （CPRは2分間または5サイクル）	「2」 血管収縮薬	「3」 抗不整脈薬

VF/pulseless VT を確認
（初回リズムチェック）
↓
除細動（1回目）
↓
CPR
→2回目リズムチェック

除細動（2回目）
↓
CPR
高度な気道確保を考慮
→3回目リズムチェック

除細動（3回目）
↓
CPR
→4回目リズムチェック

2回目リズムチェックの後
（2回目の除細動の
前後から開始）

アドレナリン
3～5分毎に
反復投与（クラスⅡb）
初回または
2回目投与の代わりに
バゾプレシン代用可
（クラスⅡb）

3回目リズムチェックの後
（血管収縮薬投与後の
リズムチェックの後から開始）

アミオダロン（クラスⅡb）
アミオダロンが使えない場合
リドカイン（クラスⅡb）
torsades de pointes
の場合はマグネシウム
（クラスⅡb）

原因検索とその治療

図 10　VF/pulseless VT の治療アルゴリズム

3　心肺停止に対するACLS

「1」CPR（2分間または5サイクル）	「2」血管収縮薬	「3」原因治療
PEA/asystole を確認（初回リズムチェック） ↓ CPR 高度な気道確保を考慮 →2回目リズムチェック ↓ CPR →3回目リズムチェック ↓ CPR →4回目リズムチェック ↓	輸液路が確保できた時点から開始 アドレナリン 3～5分毎に反復投与（クラスⅡb）初回または2回目投与の代わりにバゾプレシン代用可（クラスⅡb）	原因検索とその治療 1. アシドーシス 2. 循環血液量減少 3. 心タンポナーデ 4. 薬物中毒 5. 肺塞栓症 6. 低体温 7. 低酸素血症 8. 高・低K血症 9. 心筋梗塞 10. 緊張性気胸 11. 高・低血糖 12. 重症外傷

図11　PEA/asystole の治療アルゴリズム

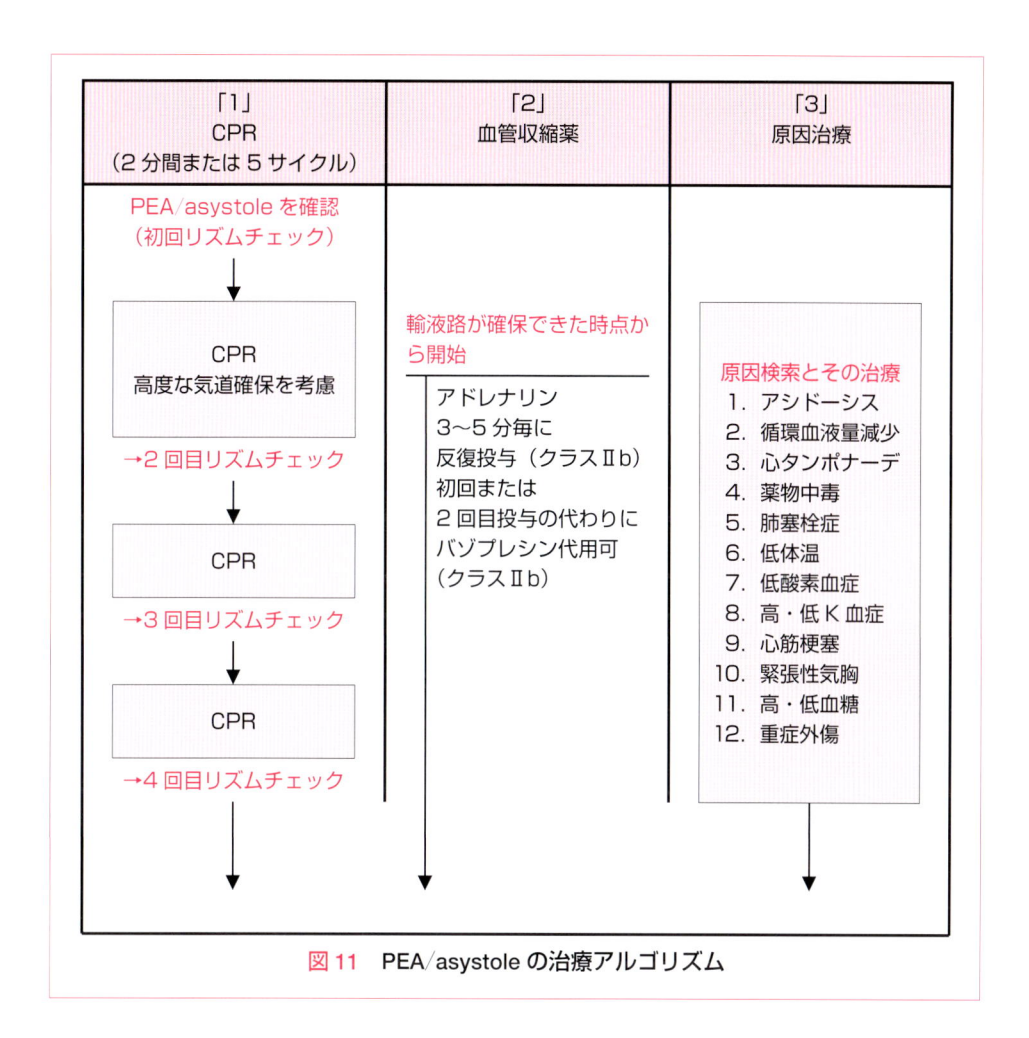

3．PEA/asystole に対する治療[10]

PEA/asystole に対する治療の原則は，**質の高いCPR**と**原因治療**で，アルゴリズムの詳細は図11のとおりである．PEA/asystole を診断後，質の高いCPR，血管収縮薬投与，原因検索・治療が同時並行で行われる．血管収縮薬の投与はPEA/asystole の診断直後から開始される．**血管収縮薬**はアドレナリンが使われ，アドレナリンはその後3～5分毎に投与される．また，初回または2回目のアドレナリン投与の代わりにバゾプレシンを使っても良い．なおPEA/asystole に対する原因診断は**表5**のとおりである．

4．メガコードアルゴリズム

救急現場では，最初に診断した波形がずっと続くとは限らない．CPRの途中でVF/pulseless VT がPEA/asystole になることは珍しくない．このように波形が変化していく場合のアルゴリズムがメガコードアルゴリズムである（図12）．2分毎のリズムチェックで，VF/pulseless VT なら除細動からCPR（ショック→CPR2分），PEA/asystole なら

I 心肺停止，呼吸停止

「1」 A：除細動→CPR または B：CPR	「2」 血管収縮薬 アドレナリン （バソプレシン）	「3」 A：抗不整脈薬 または B：原因治療
最初の波形（初回リズムチェック） VF/pulselessVT なら A PEA/asystole なら B ↓ A：除細動→CPR または B：CPR （高度な気道確保を考慮） →2回目リズムチェック A：除細動→CPR （高度な気道確保を考慮） または B：CPR →3回目リズムチェック A：除細動→CPR または B：CPR →4回目リズムチェック	B 以後波形に 関係なく 3～5分ごと A 以後波形に 関係なく 3～5分ごと	B：PEA/asystole を診断した時点から 早急に原因診断・ 原因治療 A：難治性 VF/pulseless VT の場合に抗不整脈薬を 投与

図12　心停止メガコードのアルゴリズム

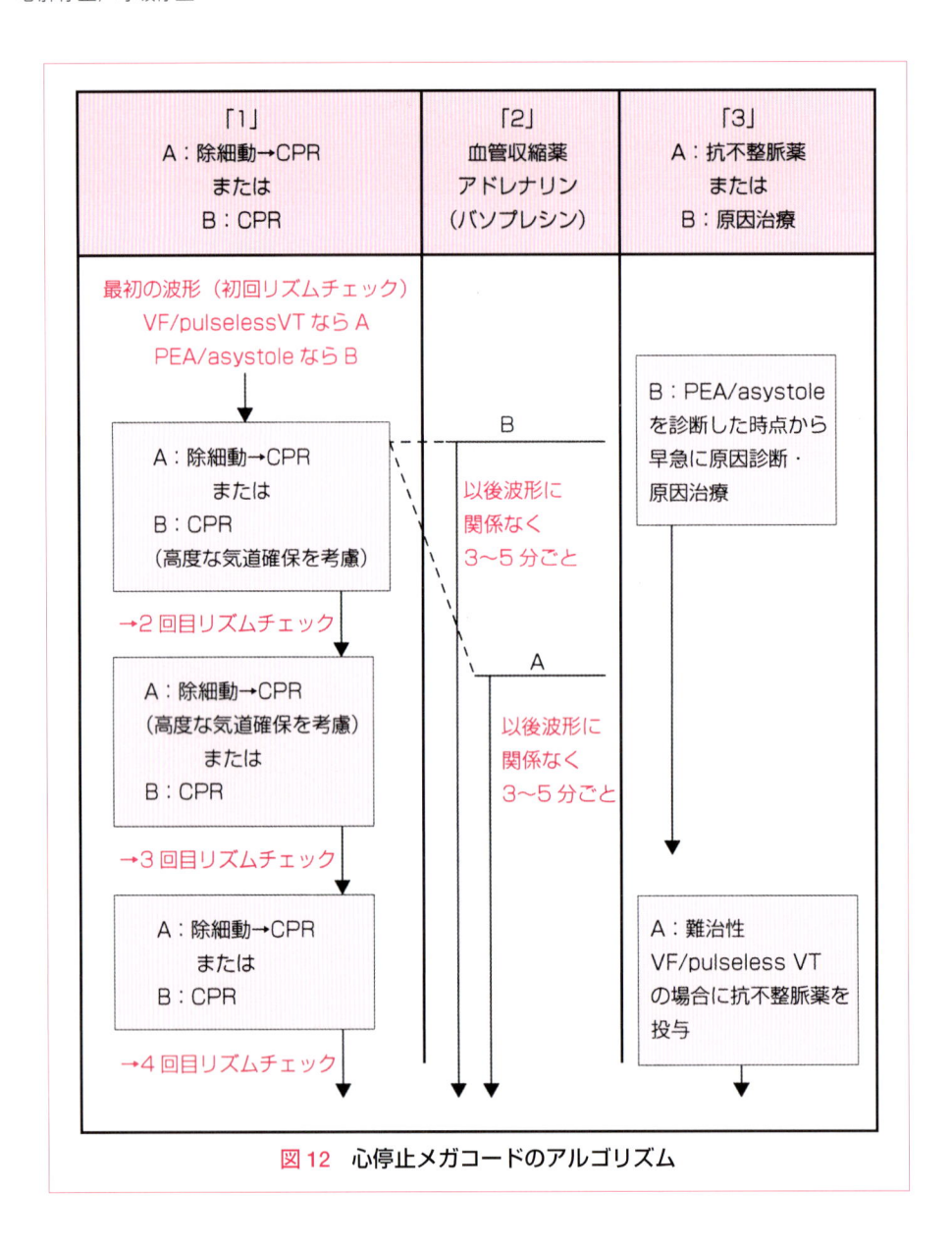

CPR（CPR2分）である．

　血管収縮薬（アドレナリン）は，最初にどの時点で投与するかの決定が必要で，最初の波形（初回のリズムチェック）がVF/pulseless VT なら2回目のリズムチェック後（2回目の除細動の前後）から，PEA/asystole なら初回のリズムチェック（診断時）の後で投与する．一度投与されれば，波形に関係なく心肺停止が続いている間は3～5分間隔で投与する．抗不整脈薬は難治性VF/pulseless VT に対して投与し，またPEA/asystole に対しては診断時に原因検索・治療を開始する．

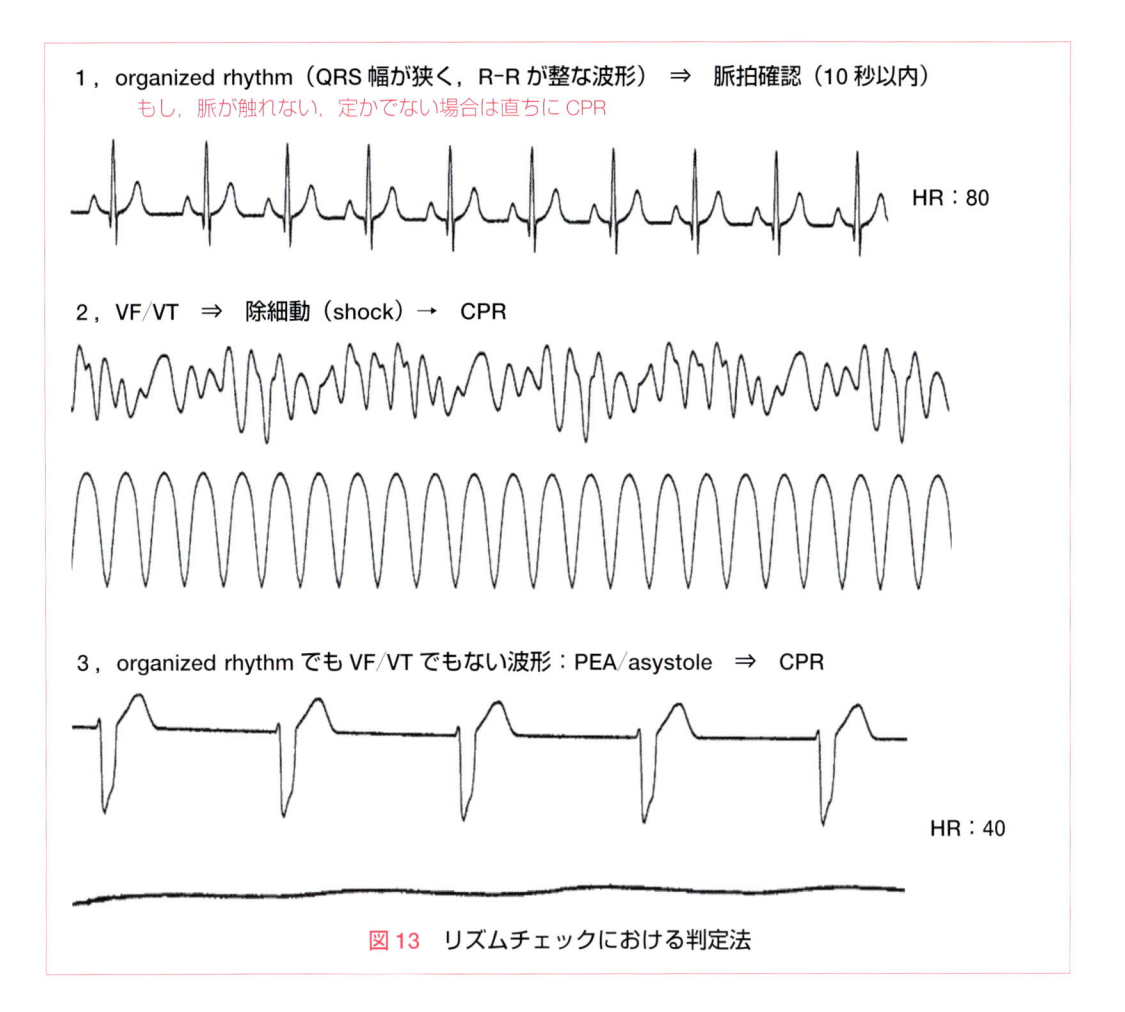

1，organized rhythm（QRS 幅が狭く，R-R が整な波形） ⇒ 脈拍確認（10 秒以内）
もし，脈が触れない，定かでない場合は直ちに CPR

HR：80

2，VF/VT ⇒ 除細動（shock）→ CPR

3，organized rhythm でも VF/VT でもない波形：PEA/asystole ⇒ CPR

HR：40

図13 リズムチェックにおける判定法

5．リズムチェック[11]

　ACLS アルゴリズム上，**リズムチェック**という概念が G-2005 で初めて提唱された．これは**脈拍確認（チェックパルス）**とは別で，両者の違いを理解していなければならない．リズムチェックとは 2 分毎にモニター波形診断して次の行為を決める判定法であり，脈拍確認（チェックパルス）とは，脈の触知を行い，触知するかどうかを判定することである（脈が触れるか触れないかの判定）．

　リズムチェックにおける判定法は**図 13** のとおりである．この方法は，モニター上の波形をみて瞬時に **1）organized rhythm，2）VF/VT，3）organized rhythm でも VF/VT でもない波形，つまり PEA/asystole**，の 3 つに分けることである．organized rhythm とは，QRS 幅が狭くて R-R が整である波形をいう．また，PEA/asystole は波形診断上 organized rhythm でも VF/VT でもない波形と理解するとわかりやすい．モニター上で上記 3 つのどれかを判定できれば次の行為は自ずと決まってくる．organized rhythm（QRS 幅が狭くて R-R が整）であれば 10 秒以内で脈拍確認を行う．脈が確認できれば，呼吸確認→

意識確認と進み，もし脈が触れないまたは定かでない場合は直ちに CPR を行う．VF/VT の場合は除細動から CPR（ショック→CPR2分）である．そして，organized rhythm でも VF/VT でもない波形は，結局 PEA/asystole なので CPR（CPR2分）となる．

　ここで重要なことは，脈拍確認を行うのは organized rhythm のときだけで，他の場合は脈拍確認を行うべきではない．その理由は，心拍再開の可能性があるのは organized rhythm のときだけで，その他の場合は心拍再開の可能性がなく，心拍再開の可能性がないのに脈拍確認を行い不必要な時間を費やすことは心肺蘇生上有益なことは何もないためである．

　G-2000 までは心拍がある傷病者に胸骨圧迫を行うと VF を誘発する危険があるため必ず心拍があるかないかを判定してから胸骨圧迫を行わなければならない，と言われていた．しかし，G-2005 以後，胸骨圧迫を行って VF を誘発することはないことが判明し，それよりも心拍がない傷病者に胸骨圧迫を行わないこと（胸骨圧迫が遅れること）が問題となった．そのため，心拍再開の可能性があるときのみ脈拍確認を行うべきである，と考え方が変わった．

6．ACLS での使われる薬剤[12]

　心肺蘇生で使われる薬剤は**血管収縮薬**と**抗不整脈薬**の 2 種類である．血管収縮薬とは**アドレナリンとバゾプレシン**であり，抗不整脈薬とは**アミオダロンとリドカインとマグネシウム**である．血管収縮薬は全ての心肺停止に使われ，抗不整脈薬は**難治性 VF/pulseless VT** に使われる．一覧にしたものが**表 13** である．

　アドレナリンは 1 回 1 mg を投与，3～5 分毎に反復投与する（クラスⅡb）．初回または 2 回目のアドレナリン投与の変わりにバゾプレシン 40 単位を 1 回のみ代用してもよい（クラスⅡb）．アミオダロンは初回 300 mg 投与，初回投与 3～5 分後に 150 mg を 1 回のみ追加投与可（クラスⅡb）である．もしアミオダロンがなければ，リドカインを初回 1～1.5 mg/kg 投与，その後 0.5～0.75 mg/kg を 5～10 分毎に最大 3 回または総投与量 3 mg/kg まで反復投与してもよい（クラスⅡb）．マグネシウムは **torsades de pointes** による pulseless VT が確定している場合に 1～2 g を 10 ml の 5%ブドウ糖に溶かして投与する（クラスⅡb）．

7．心拍再開後のアルゴリズム

　前述したとおり，**心拍再開（ROSC：return of spontaneous circulation）**後の集中治療が，AHA の G-2010 で 5 番目の救命の連鎖として新たに提唱され，心肺停止患者の救命率を上げるための必要条件と位置づけられた．

　心拍再開後のアルゴリズムは**図 14**[13]のとおりである．心拍再開後にまず行うことは BLS のときと同様に**呼吸→意識の確認**で，その次に**バイタルサインの確認（血圧，心拍数，SpO$_2$，呼吸数）**となる．その後は，**呼吸管理，循環管理，12 誘導心電図・原因検索**を行い，

表 13　心肺停止に用いられる薬物一覧（文献[12]より引用）

\multicolumn{2}{l	}{アドレナリン（エピネフリン）：血管収縮薬}
製品名	ボスミン（1 A＝1 mg/1 m*l*）
適応	すべての心停止（VF，pulseless VT，PEA，asystole） VF/pulseless VT に対しては，初回の除細動に反応しない場合，PEA/asystole に対しては，診断後（IV/IO がとれた時点で）
投与量	1 回 1 A を IV/IO，以後 3〜5 分毎に反復投与
評価	Class IIb
\multicolumn{2}{l	}{バソプレシン：血管収縮薬}
製品名	ピトレシン（1 A＝20 単位）
適応	心停止に対してアドレナリンの初回もしくは 2 回目の投与の代わり
投与量	1 回のみ投与，40 単位 IV/IO
評価	Class IIb
\multicolumn{2}{l	}{アミオダロン：抗不整脈薬}
製品名	アンカロン（1 A＝150 mg/3 m*l*）
適応	難治性 VF/pulseless VT
投与量	初回 300 mg IV/IO，初回投与後 3〜5 分後に 150 mg を 1 回のみ追加投与可
評価	Class IIb
\multicolumn{2}{l	}{リドカイン：抗不整脈薬}
製品名	2％キシロカイン（1 A＝100 mg/5 m*l*）
適応	難治性 VF/pulseless VT で，アミオダロンが使用できない場合
投与量	初回は 1〜1.5 mg/kg IV/IO，その後 0.5〜0.75 mg/kg を 5〜10 分毎に最大 3 回または総投与量 3 mg/kg まで反復投与
評価	Class IIb
\multicolumn{2}{l	}{マグネシウム：抗不整脈薬}
製品名	マグネゾール（1 A＝2 g/20 m*l*）
適応	torsades de pointes による難治性 pulseless VT
投与量	1〜2 g を 10 m*l* の 5％ブドウ糖に溶かして IV/IO
評価	Class IIb

最終的に，適応があれば**低体温療法**と，急性心筋梗塞またはそれが非常に疑われる場合は**経皮的冠インターベンション**（PCI：percutaneous coronary intervention）を行うこととなる．

I 心肺停止，呼吸停止

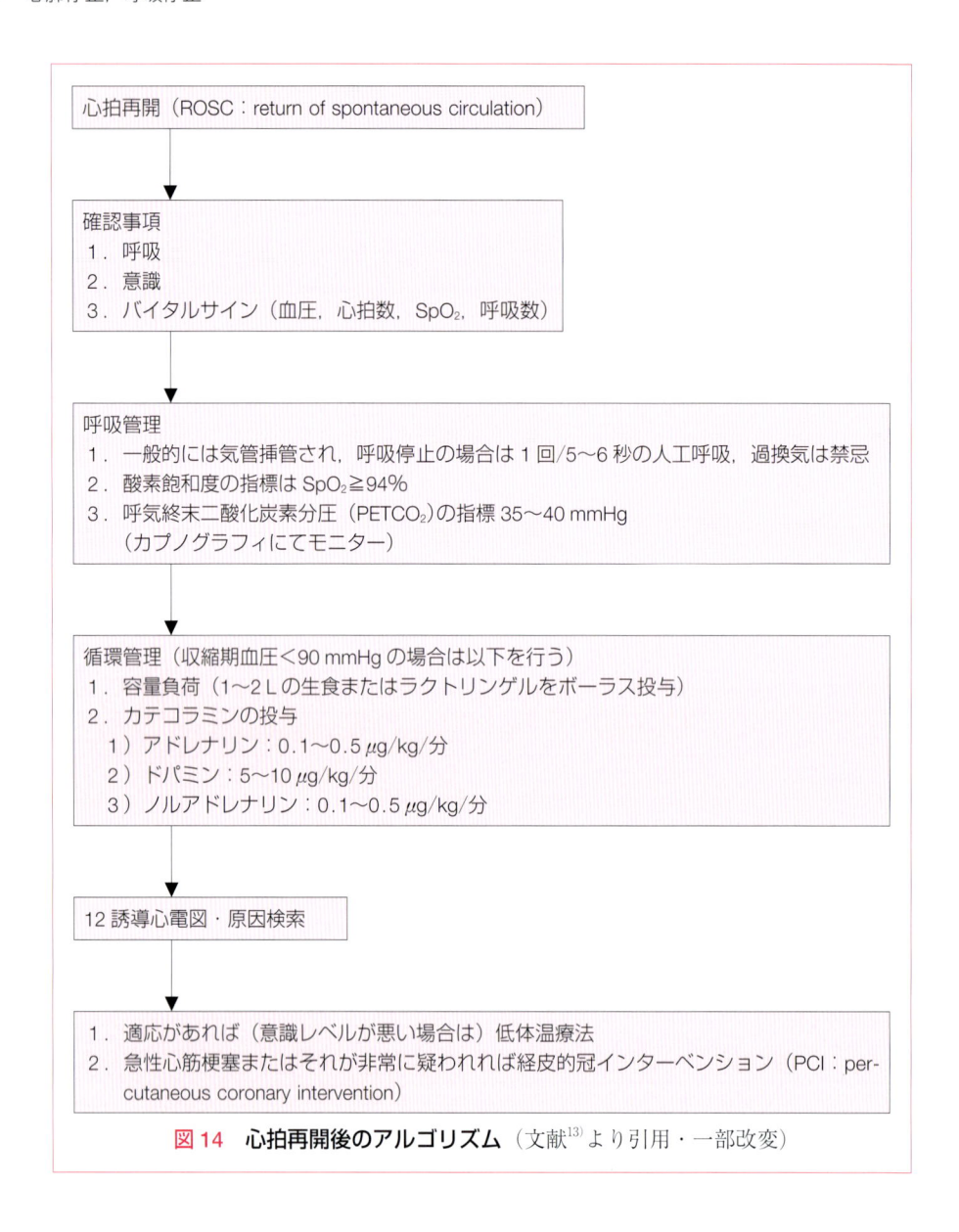

```
┌─────────────────────────────────────────────────────────┐
│ 心拍再開（ROSC：return of spontaneous circulation）       │
└─────────────────────────────────────────────────────────┘
                          ↓
┌─────────────────────────────────────────────────────────┐
│ 確認事項                                                  │
│  1．呼吸                                                  │
│  2．意識                                                  │
│  3．バイタルサイン（血圧，心拍数，SpO₂，呼吸数）           │
└─────────────────────────────────────────────────────────┘
                          ↓
┌─────────────────────────────────────────────────────────┐
│ 呼吸管理                                                  │
│  1．一般的には気管挿管され，呼吸停止の場合は1回/5～6秒の人工呼吸，過換気は禁忌 │
│  2．酸素飽和度の指標はSpO₂≧94%                           │
│  3．呼気終末二酸化炭素分圧（PETCO₂）の指標 35～40 mmHg   │
│    （カプノグラフィにてモニター）                          │
└─────────────────────────────────────────────────────────┘
                          ↓
┌─────────────────────────────────────────────────────────┐
│ 循環管理（収縮期血圧＜90 mmHgの場合は以下を行う）          │
│  1．容量負荷（1～2Lの生食またはラクトリンゲルをボーラス投与）│
│  2．カテコラミンの投与                                    │
│    1）アドレナリン：0.1～0.5 μg/kg/分                     │
│    2）ドパミン：5～10 μg/kg/分                            │
│    3）ノルアドレナリン：0.1～0.5 μg/kg/分                 │
└─────────────────────────────────────────────────────────┘
                          ↓
┌─────────────────────────────────────┐
│ 12誘導心電図・原因検索              │
└─────────────────────────────────────┘
                          ↓
┌─────────────────────────────────────────────────────────┐
│  1．適応があれば（意識レベルが悪い場合は）低体温療法       │
│  2．急性心筋梗塞またはそれが非常に疑われれば経皮的冠インターベンション（PCI：per-│
│    cutaneous coronary intervention）                     │
└─────────────────────────────────────────────────────────┘
```

図14　心拍再開後のアルゴリズム（文献[13]より引用・一部改変）

4　ACLSにおける人工呼吸

　ACLSにおける人工呼吸は1) バッグマスク（BM）を用いて行うか，2) 気管挿管（高度な気道確保）で行うかにより人工呼吸の方法が違う．その違いを**表14**にまとめた．

　呼吸停止に対して行う人工呼吸はBM換気であろうが気管挿管であろうが同じで，**5～6秒に1回の人工呼吸**である．呼吸停止に対して行う人工呼吸を，特に**補助呼吸**という．ちなみに，呼吸停止の場合は未だ循環が保たれているが非常に不安定な状況なので必ず2分毎には循環確認が必要となる．

表14　心肺停止・呼吸停止のときの人工呼吸方法

	呼吸停止	心肺停止
対応方法	補助呼吸	心肺蘇生（CPR）
バッグマスク換気 （頭部後屈あご先挙上）	5〜6秒に1回	30：2，同期CPR 人工呼吸は10秒以内に2回
高度な気道確保 （気管挿管）	5〜6秒に1回	非同期CPR 人工呼吸は6〜8秒に1回

※呼吸停止の場合は2分ごとに循環確認が必要

　それに対して，心肺停止に対して行う人工呼吸は，BMで行う場合は胸骨圧迫と人工呼吸比が**30：2の同期CPR**で**10秒以内に2回**の人工呼吸，気管挿管すると**非同期CPR**で**6〜8秒に1回**の人工呼吸となる．ちなみに，ここでいう**同期**とは，胸骨圧迫しているときは人工呼吸を行わない，人工呼吸をしているときは胸骨圧迫を行わない，ということである．同期を行うことにより，胃への空気の流入を防ぐことができる．

5　呼吸停止とその対応法

　急変による呼吸停止は，ほとんどの原因が**窒息**であり，その原因の大部分は**気道異物**による気道閉塞である．気道閉塞は重篤度により2つに分類される．軽度は**不完全閉塞**，高度は**完全閉塞**を意味する．それぞれの場合の徴候と対応法を**表15**[14]にまとめる．また気道異物による窒息への対応法には，**1）意識（反応）がある場合**，**2）意識（反応）がない場合**，でその方法が大きく異なる．

　意識（反応）がある場合は，意識（反応）がなくなるか異物が出るまで**ハイムリッヒ法（腹部突き上げ法）**を行う．ただし，妊婦および太った人では胸部突き上げ法を行う．

　意識（反応）がない場合は，循環確認なしに**胸骨圧迫からCPR（胸骨圧迫→人工呼吸）**を行う．そして，毎回の人工呼吸のときに口の中の異物を確認し，異物が見えれば指で取り除き，見えなければCPRを続ける．その方法は**表16**のとおりである．個々の手技についてはここでは省略する．

6　呼吸管理の考え方

　呼吸管理の原則は，患者の自発呼吸で十分管理できる場合は酸素濃度を調整することで対応し，自発呼吸での管理ができない場合（低酸素血症，呼吸不全，呼吸停止）は**BM換気**を行い，BM換気でも呼吸状態が改善しない，またはBM換気が長引く場合は**気管挿管**

I　心肺停止，呼吸停止

表15　気道閉塞の分類（文献[14]より引用・改変）

	軽度気道閉塞（不完全閉塞）	高度気道閉塞（完全閉塞）
徴候	換気良好 意識があり，力強く咳き込める． 吸気性喘鳴が聞こえる場合がある	換気不良，呼吸不能 弱く力のない咳 呼吸困難の増強，チアノーゼ Universal Choking Sign
対応法	換気良好の間は自分の咳や呼吸で異物を出すように励ます． 患者が自分で異物を出そうとしているのを妨げず様子をみる． それでも解除できなければ救急通報する．	呼吸不能，会話不能を確認すればすぐに救急通報する． その後，窒息への対応法を行う（表16）．

表16　気道異物による窒息への対応法

意識（反応）がある場合	ハイムリッヒ法（腹部突き上げ法） 妊婦および太った人には胸部突き上げ法 意識がなくなるか，異物が出るまで行う．
意識（反応）がなくなった場合	循環の確認なしに胸骨圧迫を行い，以後CPR（胸骨圧迫→人工呼吸）を続ける．なお，毎回の人工呼吸のときに口の中の異物を確認する． 異物が見えれば指で取り除き，見えなければCPRを続ける．

となる．もし，気管挿管ができない場合は**輪状甲状間膜切開**という方法があるが，これが施行されるのは特別な場合のみである．

　この一般論には2つの例外がある．1つは，喉頭蓋炎やアナフィラキシーによる喉頭浮腫が疑われる場合は気道閉塞による窒息の危険があるため直ぐに気管挿管を行う．もう1つは，気管支喘息などで**非侵襲的陽圧換気（NPPV：noninvasive assisted positive-pressure ventilation）**の適応がある場合は，これを行い，それでもだめな場合に気管挿管を行う．これらのまとめは表17のとおりである．

7　酸素の投与法と酸素濃度

　自発呼吸が十分な場合の酸素投与法別酸素流量と酸素濃度との関係は表18[15]のとおりである．大気中の酸素濃度は約20％で，この濃度で問題なければ酸素は必要ないが，救急患者の中には，それでは不十分な場合が多い．酸素濃度が，約20〜40％を必要とする場合は**経鼻カニューラ**（図15-1）を，約40〜60％を必要とする場合は**フェイスマスク（リザーバーなし）**（図15-2）を，約60〜100％を必要とする場合は**リザーバー付きフェイスマスク**（図15-3）を使用する．また，**ベンチュリーマスク**（図15-4）は，**慢性閉塞性肺疾患（COPD：chronic obstructive pulmonary disease）**などの比較的正確な吸入酸素濃度が必要な場合

表17　呼吸管理の全体像

1. 自発呼吸で十分　→　以下の方法で酸素濃度を調整することにより対応（図15）
    1）経鼻カニューラ（21〜44％の酸素濃度）
    2）フェイスマスク（35〜60％の酸素濃度）
    3）リザーバー付きフェイスマスク（60〜100％の酸素濃度）
    4）ベンチュリーマスク（24〜50％の酸素濃度，CO_2が蓄積している患者に使用）
2. 自発呼吸では不十分　→　バッグマスク（BM）換気
3. BM換気では不十分　→　気管挿管
　（4．気管挿管ができない場合　→　輪状甲状間膜切開）

例外：1．喉頭浮腫による窒息が疑われる場合は
　　　　「2．BM換気」を飛ばして「3．気管挿管」を行う．
　　　2．非侵襲的陽圧換気（NPPV）の適応がある場合は
　　　　「2．BM換気」→「3．NPPV」→「4．気管挿管」となる．

表18　酸素投与法別酸素流量と酸素濃度 （文献[15]より引用）

投与法	酸素流量（L/分）	酸素濃度（％）
経鼻カニューラ	1	21〜24
	2	25〜28
	3	29〜32
	4	33〜36
	5	37〜40
	6	41〜44
フェイスマスク	6〜10	35〜60
リザーバー付きフェイスマスク	6	60
	7	70
	8	80
	9	90
	10〜15	95〜100
ベンチュリーマスク	4〜8	24〜40
	9〜12	40〜50

に用い，高い吸入酸素濃度は期待できない．

　自発呼吸での管理が無理な場合はBM換気を行う．BMは通常リザーバーが付いているため一般的には60％以上の酸素が確保できる．心肺停止・呼吸停止の場合は**100％濃度の酸素**を投与するべきであり，リザーバー付きマスクで15 L/分の酸素が必要である．ちなみに，BLSの場合のCPRで行う人間の呼気による人工呼吸では17％酸素投与となる．

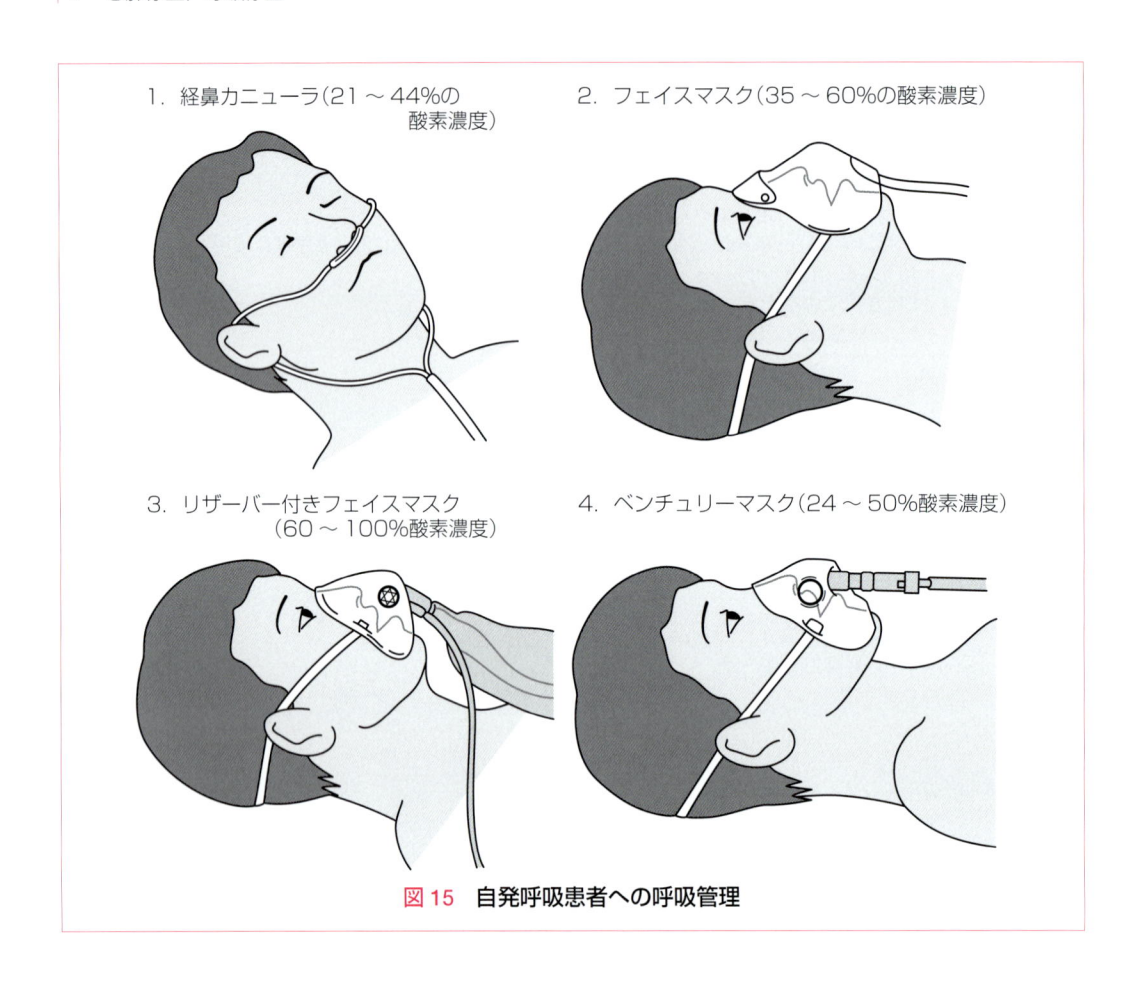

1. 経鼻カニューラ(21〜44%の酸素濃度)
2. フェイスマスク(35〜60%の酸素濃度)
3. リザーバー付きフェイスマスク(60〜100%酸素濃度)
4. ベンチュリーマスク(24〜50%酸素濃度)

図15　自発呼吸患者への呼吸管理

[3] 電気的治療

1 電気的治療の概念と分類

　電気的治療とは，除細動の適応がある**心停止（VF/pulseless VT）**や循環動態が不良な頻拍（**不安定な頻拍**）・徐脈（**症候性徐脈**）に対して行われる電気を使った治療で，VF/pulseless VT には除細動，不安定な頻拍にはカルディオバージョン，症候性徐脈には TCP という，下記3つの方法がある．ちなみに，除細動とカルディオバージョンは電気的治療の行為を，ともにショックを行う，という．

1）除細動（defibrillation）
　　―非同期下ショック（unsynchronized shocks）を含む―
2）（同期下または同期）カルディオバージョン（synchronized cardioversion）

図16 電気的治療の全体像

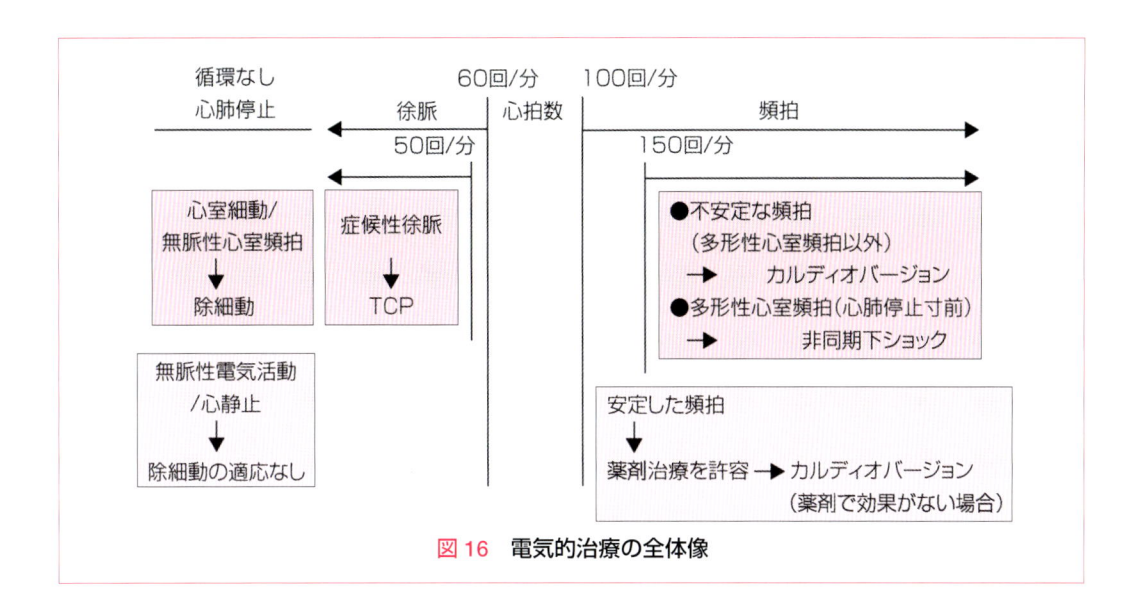

表19 電気的治療の分類

分類	適応疾患	状態（心肺停止/頻拍/徐脈）
除細動	心室細動（VF） 無脈性心室頻拍（pulseless VT）	心肺停止 心肺停止
非同期下ショック	多形性心室頻拍（心肺停止寸前）	頻拍（心肺停止直前）
カルディオバージョン （同期下）	不安定な頻拍（多形性心室頻拍以外） 薬剤治療が無効であった安定した頻拍	頻拍 頻拍
経皮的ペーシング	症候性徐脈	徐脈

3）経皮的ペーシング（TCP：trans-cutaneous pacing）

電気的治療の全体像は**図16**，その適応は**表19**のとおりである．不安定な頻拍および症候性徐脈についての詳細は**不整脈**の項を参照していただきたい．

　電気的治療の対象となる病態は心停止周辺の病態で，薬剤ではもはや改善しない，または改善が期待されないと考えられる病態に行う治療であると理解するとわかりやすい．ちなみに，除細動の適応がない心停止であるPEA/asystoleには電気的治療の適応さえない．除細動，カルディオバージョン，TCPの手技についてはここでは省略する．

2　除細動とカルディオバージョンの違い

1．除細動とカルディオバージョンの違い総論

　除細動とは，前述したとおり，除細動の適応がある心肺停止（VF/pulseless VT）に対す

表20　除細動とカルディオバージョンの手技の違い

	除細動	カルディオバージョン
同期の有無	同期はかけない（非同期）	同期をかける
エネルギー量	2相性 初回，120〜200 J 日本では一般的に 150 J 2回目以降も通常 150 J 2回目以降の 200 J も許容	2相性 発作性上室性頻拍，心房粗動 　50〜100 J から（50→100→150 J） 心室頻拍 　100 J から（100→150） 心房細動，偽性心室頻拍 　120〜200 J（150→200 J）
	1相性 初回 360 J 2回目以降も 360 J	1相性 発作性上室性頻拍，心房粗動 　50〜100 J から 心室頻拍 　100 J から 心房細動，偽性心室頻拍 　200 J から
放電後の手技	ただちに CPR 非同期下ショックの場合は， 　チェックパルス（脈拍確認）	チェックパルス（脈拍確認）

　る電気的治療であり，カルディオバージョンとは，基本的には不安定な頻拍（心拍あり）に対する電気的治療である．カルディオバージョンは別名，同期下カルディオバージョン（または，同期カルディオバージョン）と言われ，必ず**同期**をかけなければならない．

　除細動とカルディオバージョンは基本的手技が良く似ているが，両者の手技には3つの違いがある．それは，1）**同期の有無**，2）**エネルギー量**，3）**放電後の手技**，である．その違いは**表20**のとおりである．ちなみに，カルディオバージョンの場合は意識がある患者に行う場合があり，その場合は可能な限り鎮静を行う．

2．同期

　同期とは，QRS を認識して R 波の直後に放電を行うことである．同期させずに放電を行なうと，T 波の上に放電して **shock on T** となる危険性があり，その場合は VF を誘発する危険がある．

3．エネルギー量[16]

　エネルギー量は，除細動では波形に関わらず一定であるが，カルディオバージョンでは波形により異なってくる（**表20**）．現在は 2 相性の除細動器が使われることが一般的であり，波形診断からみた 2 相性除細動器のカルディオバージョンエネルギー量のまとめは**図17**のとおりである．

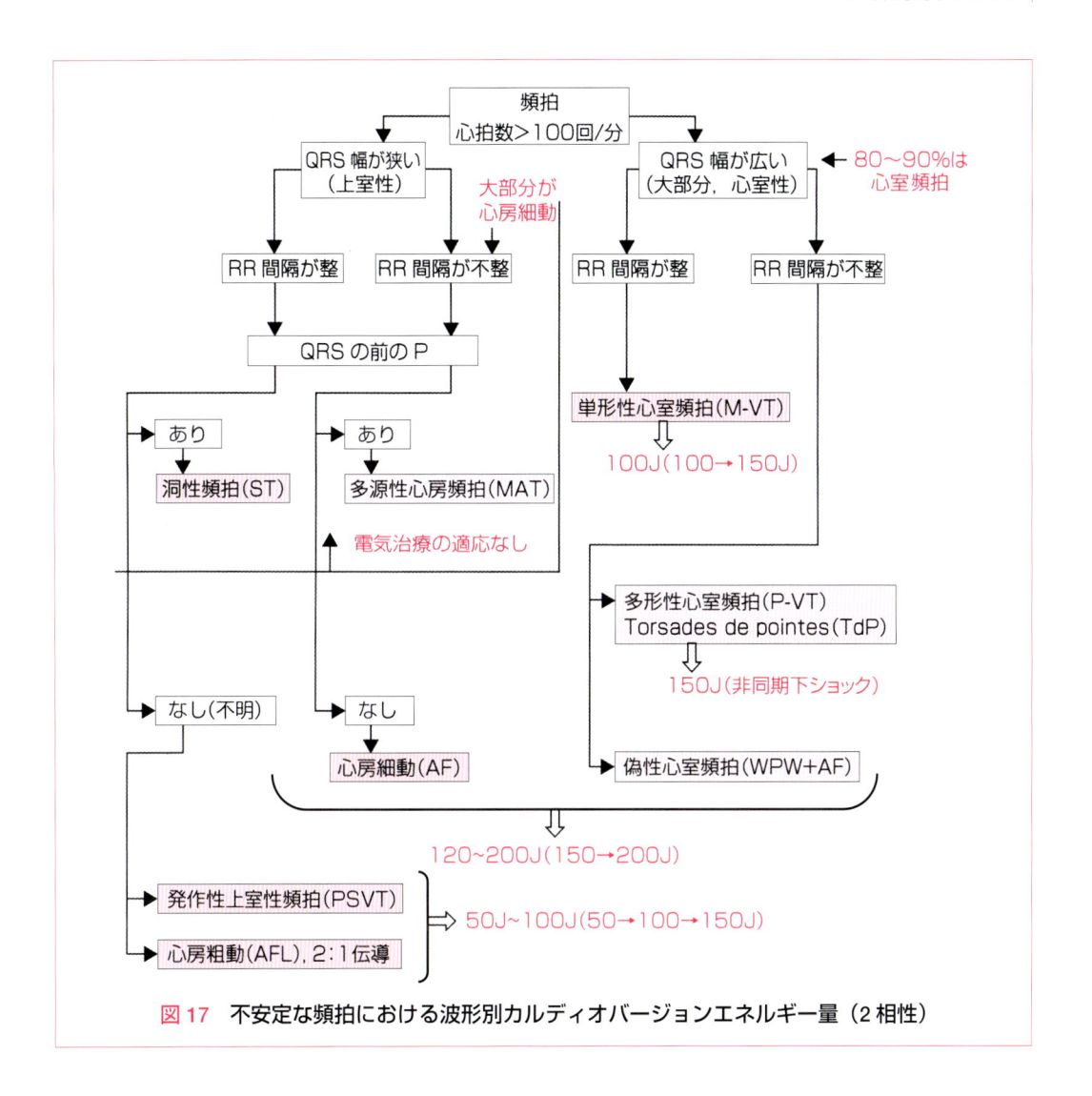

図17 不安定な頻拍における波形別カルディオバージョンエネルギー量（2相性）

4．放電後の手技

　放電後の手技の考え方は，心拍がない（心肺停止）場合に電気治療（ショック）を行った場合は放電後CPR，心拍がある場合（不安定な頻拍）に電気治療（ショック）を行った場合は放電後脈拍確認である．除細動は心肺停止に行う電気治療のため放電後はCPRとなり，カルディオバージョンは心拍がある場合に行う電気治療のため放電後は脈拍確認となる．

3　非同期下ショック

　非同期下ショックというやや曖昧な概念があるので説明を加える．これは未だ脈が触れ

表21　除細動，非同期下ショック，カルディオバージョンの違い

手技名称	除細動	非同期下ショック	カルディオバージョン
適応波形	心室細動/無脈性心室頻拍	多形性心室頻拍	不安定な頻拍（多形性心室頻拍以外）
適応状態	心肺停止	心肺停止直前	心拍あり（頻拍）
定義	細動を除去する	リエントリ回路を切る	
電気的治療後	CPR	チェックパルス（脈拍確認）	
手技内容	非同期下ショック		同期下ショック
エネルギー	1相性：360 J 2相性：150 J		1相性：50〜200 Jから 2相性：50〜200 Jから

　る多形性心室頻拍に行う電気的治療である．放電するまでの手技自体は除細動と同じであるが，放電を行った後は脈拍確認となる．電気的治療の分類としては一応，除細動の中にいれている．**多形性心室頻拍**は通常ほとんどの場合脈が触れない pulseless VT であるが，時に心肺停止寸前の状態で，かろうじて脈が触れる場合がある．しかし，この状態でも数十秒以内に心肺停止になるのが普通である．このような心肺停止寸前（脈が触れる状態）の状態のときに行う電気的治療が非同期下ショックである．一応，心肺停止ではないので除細動とは別な言葉を使って区別している．

　除細動と非同期下ショックとカルディオバージョンの概念の違いは**表21**のとおりである．除細動は心停止であるVF/pulseless VTに，非同期下ショックは脈が触れる多形性心室頻拍に，カルディオバージョンは多形性心室頻拍以外の不安定な頻拍に行う電気的治療（ショック）である．除細動と非同期下ショックは同期をかけずに，カルディオバージョンは同期をかけてショック（電気的治療）を行う．また，ショック（電気的治療）後の手技は，除細動の後はCPRであるが，非同期下ショックとカルディオバージョンの後は脈拍確認である．

　心拍がある多形性心室頻拍に対しては非同期下ショックを行うことを前述したが，心拍がある多形性心室頻拍に対して同期をかけない理由は2つある．第1は，非常に切迫した状態であるにも関わらず，同期をかけることによりQRSを感知できずショックがかからない危険があること，第2は，除細動と同じエネルギー（高エネルギー）の場合は，VFを誘発する危険が非常に低い，という理由である．

文　献

1) 2005 American Heart Association guidelines for CPR & ECC：19-20, 2005
American Heart Association：Advanced Cardiovascular Life Support：35-36, 2006
2) 2010 American Heart Association guidelines for CPR & ECC：694, 2010
3) 2005 American Heart Association guidelines for CPR & ECC：52-53, 62-63, 2005
4) 青木重憲：ACLSマニュアル．85, 医学書院, 2000

5) 2010 American Heart Association guidelines for CPR & ECC：660-661, 2010
6) 2010 American Heart Association guidelines for CPR & ECC：676-684, 2010
7) 2010 American Heart Association guidelines for CPR & ECC：862-875, 2010
8) 2010 American Heart Association guidelines for CPR & ECC：685-694, 2010
9) 田中拓：EBM ジャーナル，7(6)：26-30，中山書店，2006
10) 2010 American Heart Association guidelines for CPR & ECC：735-739, 2010
11) American Heart Association：Advanced Cardiovascular Life Support. 64, 2011
12) 2010 American Heart Association guidelines for CPR & ECC：743-745, 2010
13) American Heart Association：Advanced Cardiovascular Life Support. 72-77, 2011
14) American Heart Association：BLS for Healthcare Providers. 54, 2011
15) American Heart Association：ACLS プロバイダーマニュアル日本語版．136，シナジー，2007
16) 2010 American Heart Association guidelines for CPR & ECC：752, 2010

II ショック

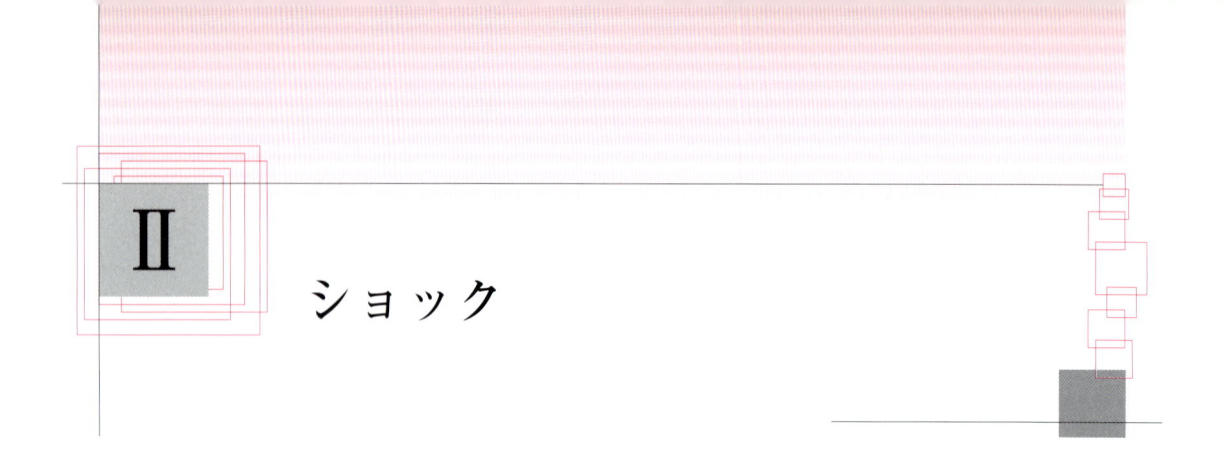

[1] ショックの全体像

この項の記載は原則，**内因性疾患**が原因の病態についての解説である．

1 ショックの概念（ショックとは）

ショック（shock）とは，急性全身性循環不全によって起こる症候群であり，病態的には**全身循環不全**である．重要臓器や細胞の機能を維持するに十分な血液循環が得られない状態であり，多臓器不全や心肺停止へ移行する進行性の状態である．ショックは**多臓器不全**や**心肺停止**の前段階と考えられ，放置するとこれらの状態に至る可能性が高いので正確で迅速な原因診断と初期治療が必要である．

2 ショックの診断

ショックの診断は，原因により徴候が異なってくるため一定の診断基準を定めることは難しい．しかし，臨床的には，**循環所見，呼吸所見，意識所見，全身所見**について表 1 のような徴候があればショックを考えなければならない．その中でも最も重要かつ分かりやすい指標が**血圧低下（通常，収縮期血圧 90 mmHg 以下）**である．現時点では日本救急医学会の**ショックの診断基準**（表 2）が参考になる．これは，大項目である血圧低下と小項目を含めて総合的にショックの診断基準をつくったものである．また，**ショックの 5 徴候（5P's）**（表 3）があればショックを考えなければならない．

3 ショックの重症度判定

ショックは多臓器不全や心肺停止の前段階であるため，ショックと診断した後にショッ

表1　ショックの徴候

1. 循環所見1（血圧）：血圧低下（収縮期血圧 90 mmHg 以下）
   平時の血圧が高い場合はそれを考慮する必要がある．
   具体的には，日本救急医学会の「ショックの診断基準」を参照のこと．
2. 循環所見2（心拍数）：通常は頻拍
   しかし，神経原性ショックや症候性徐脈による心原性ショックでは徐脈になる．
3. 呼吸所見：低酸素血症，頻呼吸（呼吸数 20 回/分を超える），努力呼吸
   呼吸不全を合併すると，通常は低酸素血症，頻呼吸や努力呼吸がみられる．
   しかし，呼吸不全が進行したときなどは徐呼吸となる場合がある．
4. 意識所見：意識障害
   意識障害が出現するのはショックが進行してからであるが，明らかな意識障害を呈する前に，落ち着きがない，活気がないなどの軽度の意識障害（微妙な変化）がみられることがある．
5. 全身所見：通常は末梢冷感，蒼白，湿潤，冷汗，毛細血管 refilling 遅延
   感染性ショックの warm shock（hyperdynamic state）の場合は発熱が見られることが多く，その場合は温感，乾燥となる．
   しかし，cold shock（hypodynamic state）の場合は上記一般的所見になる．

表2　ショックの診断基準（日本救急医学会）

血圧低下と小項目の3項目以上がある場合をショックとする．

1. 血圧低下
   収縮期血圧 90 mmHg 以下
   平時の収縮期血圧が 160 mmHg 以上の場合は，平時より 60 mmHg 以上の血圧降下
   平時の収縮期血圧が 110 mmHg 以下の場合は，平時より 20 mmHg 以上の血圧降下
2. 小項目
   1) 心拍数 100 回/分以上
   2) 微弱な脈拍
   3) 爪床の毛細血管の refilling 遅延（圧迫解除後2秒以上）
   4) 意識障害（JCS 2 桁以上，または GCS 10 点以下），または不穏・興奮状態
   5) 乏尿・無尿（0.5 ml/kg/時以下）
   6) 皮膚蒼白の冷汗，または 39℃以上の発熱（感染性ショックの場合）

表3　ショックの5徴候（5P's）

1. 蒼白（pallor）
2. 拍動の減弱（pulselessness）
3. 発汗（perspiration）
4. 虚脱（prostration）
5. 呼吸不全（pulmonary insufficiency）

クの重症度判定が必要となる．ショックの重症度判定には**ショックスコア**（表4）[1]が使われる．スコアの指標は**収縮期血圧**，**脈拍数**，**過剰塩基**，**時間尿量**，**意識状態**の5つの指標の合計点で評価され，ショックではない，中等度ショック，重症ショックに分けられる．

また，脈拍を触知する動脈と収縮期圧の目安の関係を表5に示す．**頸動脈**が触れれば脈があり（心肺停止ではない），収縮期血圧が **60 mmHg** は確保されていると考えてよい．そして，**大腿動脈**が触れれば **70 mmHg** が，**橈骨動脈**が触れれば **80 mmHg** の収縮期血圧が

Ⅱ ショック

表4 ショックスコアとその評価（文献[1]より引用）

1．ショックではない：合計点が4点以下
2．中等度ショック　：合計点が5～10点
3．重症ショック　　：合計点が11～15点

	0	1	2	3
収縮期血圧（BP）(mmHg)	100≦BP	80≦BP<100	60≦BP<80	BP<60
脈拍数（PR）(回/分)	PR≦100	100<PR≦120	120<PR≦140	140<PR
過剰塩基（BE）(mEq/L)	−5≦BE≦+5	±5<BE≦±10	±10<BE≦±15	±15<BE
時間尿量（UV）(m*l*/時)	50≦UV	25≦UV<50	0<UV<25	0
意識状態	清明	興奮 軽度の応答遅延	著明な応答遅延	昏睡

表5 触知動脈と血圧の目安

	収縮期血圧の目安
橈骨動脈	80 mmHg 以上
大腿動脈	70 mmHg 以上
頸動脈	60 mmHg 以上

確保されていると考えてよい．

4　ショックの病態と原因分類

1．ショックの原因要素

　ショックは，循環の構成要素であるA）心臓，B）血液，C）血管，のいずれかの異常によって起こる．それぞれの異常とはA）心臓の異常→心拍出量低下，B）血液の異常→血液減少（容量減少），C）血管の異常→血管拡張（末梢血管抵抗低下）→容量減少，であり，これらの異常により全身性循環不全となる．更に原因の違いにより，A）心臓の異常→心拍出量低下の病態はA-1）心拍数の異常とA-2）心収縮力の低下に，B）血液の異常→血液減少（容量減少）の病態はB-1）心肺循環不全とB-2）循環血液量減少に分けられる（図1）．これらをショックの機序および病態生理からまとめたものが図2である．

2．心臓の異常（心拍出量低下）

　心臓の異常（心拍出量低下）が原因で起こるショックが**心原性ショック**で，その内，心拍数の異常が原因で起こるショックが**重症不整脈性心原性ショック**，心収縮力の低下が原

4　ショックの病態と原因分類

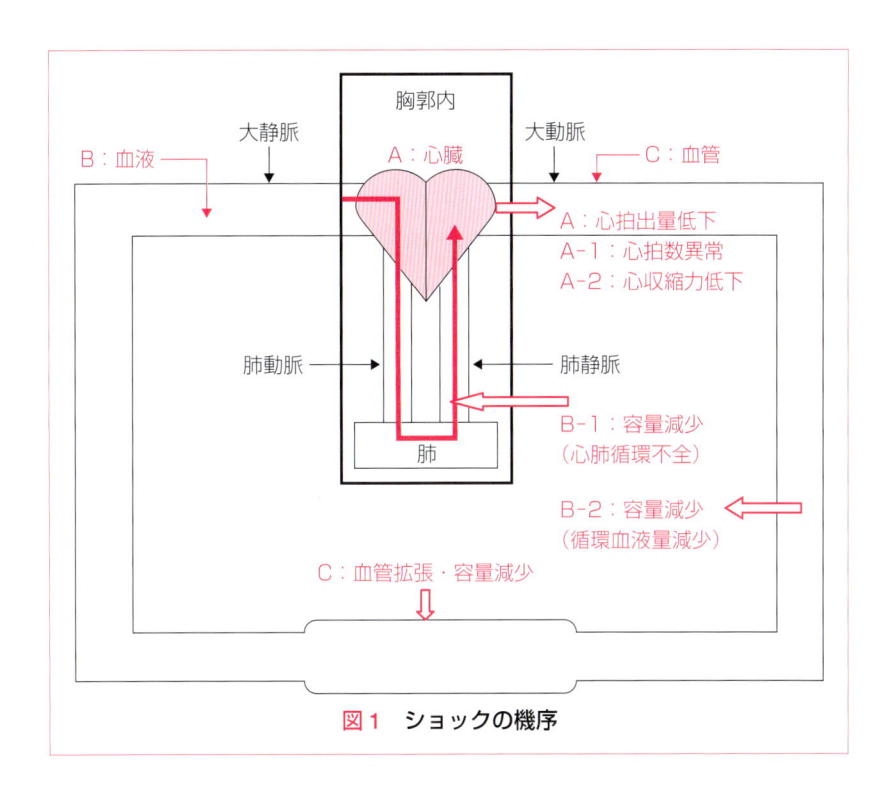

図1　ショックの機序

因で起こるショックが**左心不全性心原性ショック**である．重症不整脈性ショックには，**頻拍性（不安定な頻拍）**と**徐脈性（症候性徐脈）**がある．

3．血液の異常（容量減少）

　心肺循環不全が原因で起こるショックが**閉塞性ショック**で，循環血液量減少が原因で起こるショックが**循環血液量減少性ショック**である．循環血液量減少性ショックの原因には出血と脱水があり，出血が原因で起こるショックを**出血性ショック**，脱水が原因で起こるショックを**体液喪失性ショック**という．

4．血管の異常（血管拡張）

　血管の異常（血管拡張）が原因で起こるショックは**血液分布異常性ショック**といい，その原因により，**アナフィラキシーショック**，**感染性ショック**，**神経原性ショック**に分けられる．

5．ショックの原因分類

　臨床的には原因分類による原因疾患が重要で**表6**のとおりである．前述したショックの病態から大別して，ショックは大きく，**1）心原性ショック**，**2）閉塞性ショック**，**3）循環血液量減少性ショック**，**4）血液分布異常性ショック**，の4つに分けられる．詳細はそれぞれのショック別に後述する．

43

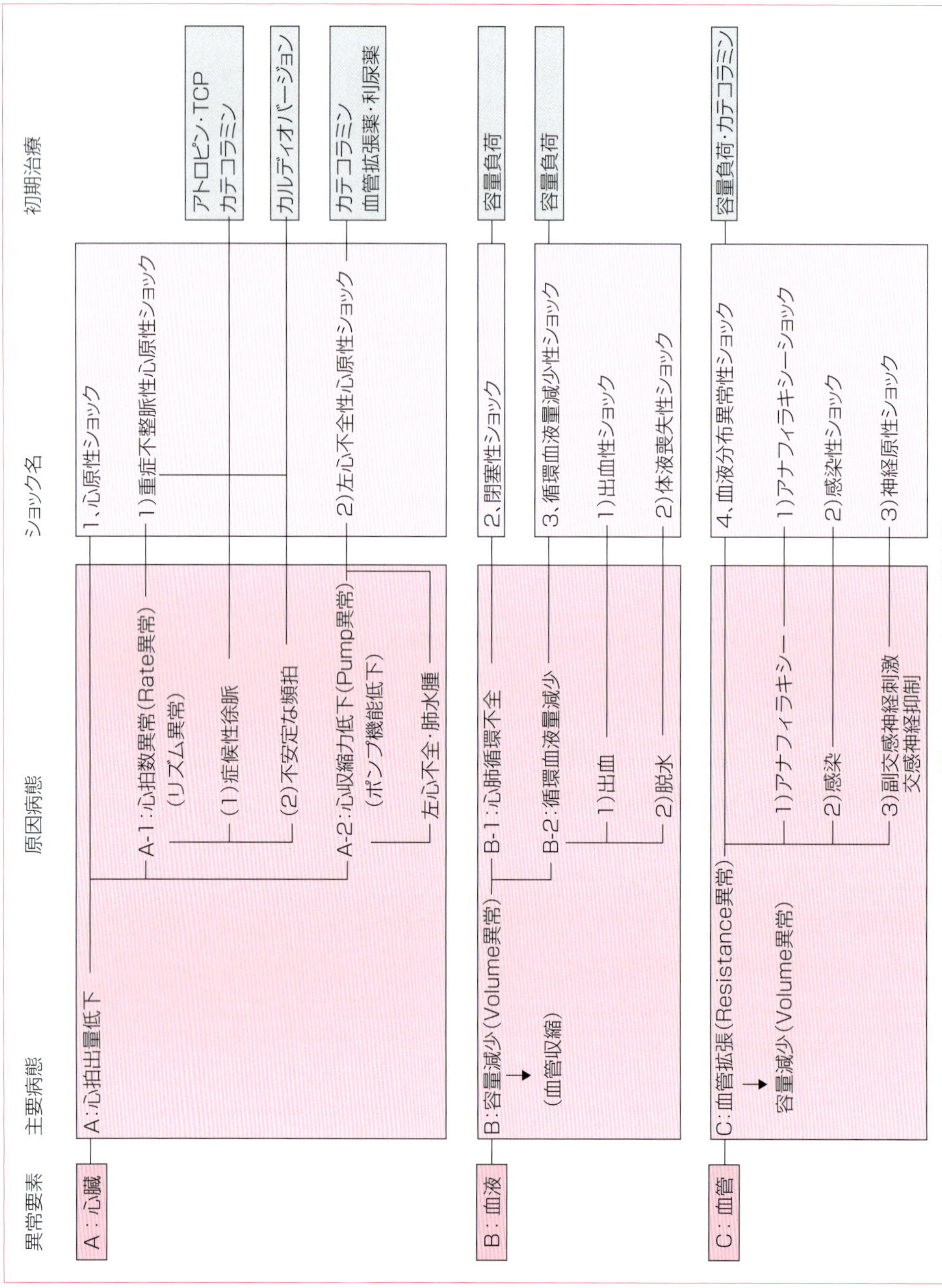

Ⅱ　ショック

図2　ショックの病態生理

5　ショックに対する初期治療の考え方

　ショックの基本病態は初期治療の違いにより **1）心拍数異常（Rate異常），2）ポンプ機能低下（Pump異常），3）容量減少（Volume異常），4）血管拡張（末梢血管抵抗低下）**

44

5　ショックに対する初期治療の考え方

表6　ショックの原因分類と原因疾患

1．心原性ショック（cardiogenic shock）
　1）重症不整脈性心原性ショック
　　（1）症候性徐脈：洞性徐脈，2度Ⅱ型房室ブロック，3度房室ブロックなど
　　（2）不安定な頻拍：心室頻拍など
　2）左心不全性心原性ショック
　　心筋梗塞（右室梗塞以外），心筋症，心筋炎など

2．閉塞性ショック（obstructive shock）
　心タンポナーデ，緊張性気胸，肺塞栓症，右室梗塞（心筋梗塞），胸部大動脈解離（スタンフォードA型）

3．循環血液量減少性ショック（hypovolemic shock）
　1）出血性ショック（hemorrhagic shock）：出血
　　消化管出血，胸部・腹部大動脈瘤破裂，肝破裂，卵巣出血，子宮外妊娠破裂
　　（外傷性としては，大血管損傷，肝損傷，脾損傷，骨盤骨折など）
　2）体液喪失性ショック（fluid depletion shock）：脱水
　　熱中症，絞扼性イレウス，急性膵炎，腸間膜動脈閉塞症
　　（内因性以外としては広範囲熱傷）

4．血液分布異常性ショック（distributive shock）
　1）アナフィラキシーショック（anaphylactic shock）
　　薬剤（解熱鎮痛薬，抗菌薬など），食物，虫刺傷，ラテックスなど
　2）感染性ショック（septic shock）
　　敗血症，髄膜炎・脳炎，肺炎，腎盂腎炎，胆嚢炎・胆管炎，腸管穿孔・破裂など
　3）神経原性ショック（neurogenic shock）
　　血管迷走神経反射（迷走神経ショック：vagal shock）
　　状況失神症候群，頸動脈洞症候群，起立性低血圧
　　薬剤（降圧薬，硝酸薬，抗不整脈薬など）
　　（内因性以外として，脊髄損傷，高位脊椎麻酔など）

表7　基本病態に対する緊急治療の原則

基本病態	緊急治療の原則
心拍数異常（Rate異常）	電気的治療（頻拍：カルディオバージョン，徐脈：経皮的ペーシング）
ポンプ機能低下（Pump異常）	カテコラミン投与
容量減少（Volume異常）	容量負荷（輸液，輸血）
血管拡張（Resistance異常）	カテコラミン投与

（Resistance異常），の4つに分けられ（図2），これらの病態に対する緊急治療（主に昇圧療法）の原則は表7のとおりである．

　心拍数異常（Rate異常）に対しては電気的治療で，頻拍（不安定な頻拍）にはカルディオバージョン，徐脈（症候性徐脈）にはTCPである．また，ポンプ機能低下（Pump異常）にはカテコラミン投与，容量減少（Volume異常）には容量負荷，血管拡張（末梢血管抵抗低下，Resistance異常）にはカテコラミン投与となる．

［2］心原性ショック，閉塞性ショック

1　心原性ショックと閉塞性ショックの違い

心原性ショックとは，心臓に心拍出量低下を起こす原因（心筋梗塞など）が生じ，心拍出量低下によって起こるショックである（figure 1・A）．大別すると，心拍数の異常で起こる**重症不整脈性心原性ショック**と心臓のポンプ機能低下で起こる**左心不全性心原性ショック**の2つに分けられる．

これに対して，**閉塞性ショック**とは，胸郭内の心臓・大血管・肺で構成される**心肺循環回路**で循環不全が起こり，左室への流入血液が減少し，その結果として心拍出量が減少して（空打ち状態），**全身の脱水**が起こることにより生じるショックである（figure 1・B-1）．

この2つのショックは，心・大血管の異常が原因で起こることから，以前は心原性ショックとして1つにまとめられていたが，ショックの機序が明らかに違うため現在ではこの2つは明確に区別されている．ただ，この2つのショックとも心・大血管の異常で起こるため，緊急度および重篤度が高い．

2　重症不整脈性心原性ショック

重症不整脈性心原性ショックとは重症徐脈・頻拍による心拍数の異常が原因で心拍出量が低下して生じる心原性ショックである．徐脈性と頻拍性があり，徐脈性は**症候性徐脈**[2]，頻拍性は**不安定な頻拍**[3]の範疇に入るものである．これらの診断基準はそれぞれ表8，表9のとおりで，通常，症候性徐脈では**心拍数が50回/分未満**，不安定な頻拍では**心拍数が150回/分を超える**．重症徐脈（症候性徐脈）・頻拍（不安定な頻拍）が原因でショックになっている場合は非常に危険な状態で，短時間で心肺停止へ移行する危険性が高いので要注意である．具体的に症候性徐脈や不安定な頻拍になる典型的な波形は図3に示したとおりで，**症候性徐脈では洞性徐脈，2度Ⅱ型房室ブロック，3度房室ブロック，不安定な頻拍**

表8　症候性徐脈の診断基準

以下の1～4を満たしたものを症候性徐脈という．
1．心拍数は通常50回/分未満である．
2．重篤な自覚症状がある． 　胸痛，呼吸困難，意識障害，失神・失神性めまいなど
3．重篤な他覚所見がある． 　血圧低下（ショック），心不全・肺水腫，急性冠症候群，心室性期外収縮（PVC）など
4．上記2・3は，徐脈が原因で起こっている．

表 9　不安定な頻拍の診断基準

以下の 1～4 を満たすものを不安定な頻拍という．

1．心拍数は通常 150 回/分を超える．
2．重篤な自覚症状がある．
　　動悸，胸痛，呼吸困難，意識障害，失神・失神性めまいなど
3．重篤な他覚所見がある．
　　血圧低下（ショック），左心不全・肺水腫，急性心筋梗塞，など
4．上記 2・3 は，頻拍が原因で起こっている．

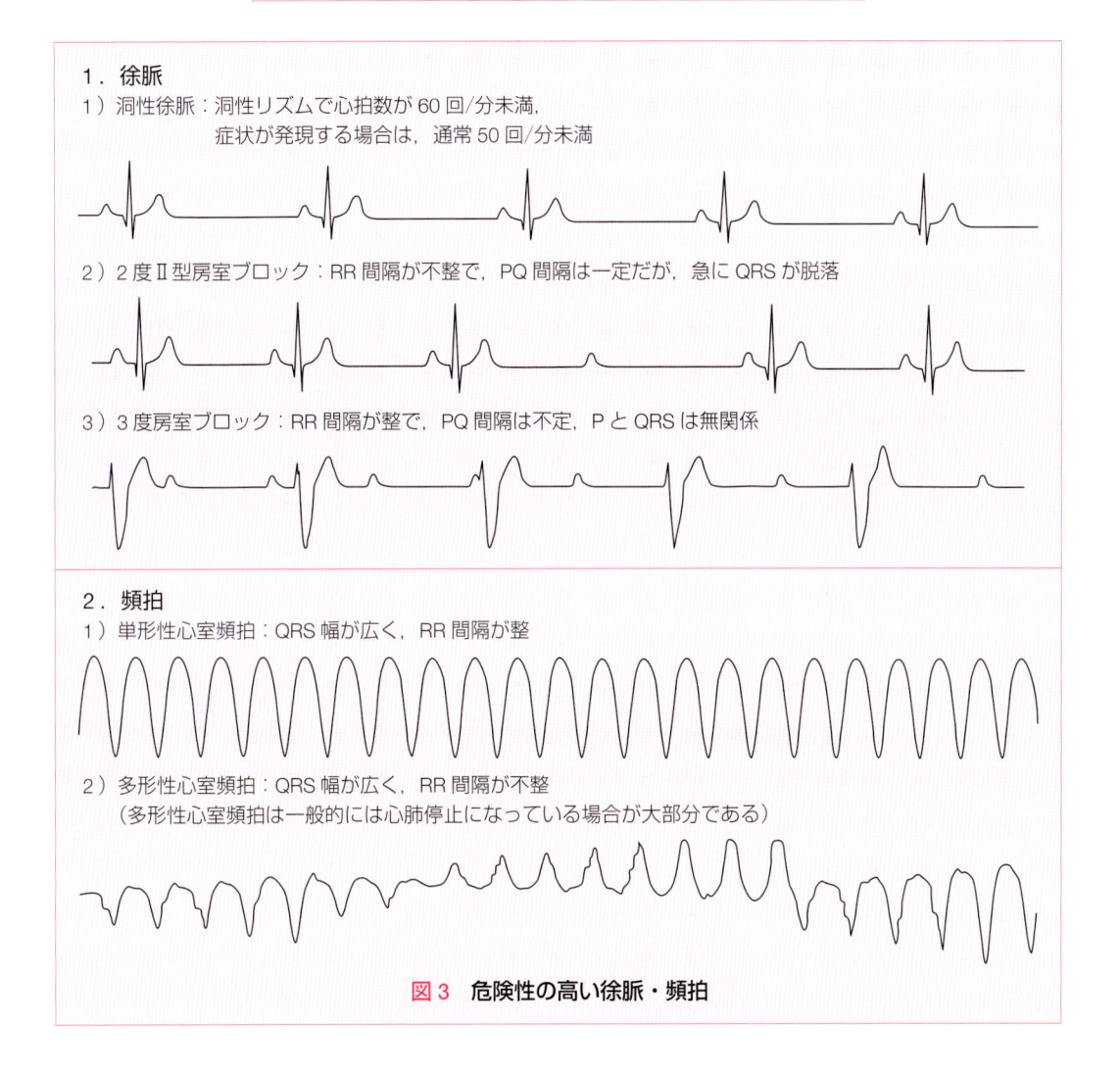

1．徐脈
1）洞性徐脈：洞性リズムで心拍数が 60 回/分未満，
　　　　　　症状が発現する場合は，通常 50 回/分未満

2）2 度 II 型房室ブロック：RR 間隔が不整で，PQ 間隔は一定だが，急に QRS が脱落

3）3 度房室ブロック：RR 間隔が整で，PQ 間隔は不定，P と QRS は無関係

2．頻拍
1）単形性心室頻拍：QRS 幅が広く，RR 間隔が整

2）多形性心室頻拍：QRS 幅が広く，RR 間隔が不整
　　（多形性心室頻拍は一般的には心肺停止になっている場合が大部分である）

図 3　危険性の高い徐脈・頻拍

では**心室頻拍**である．

　診断は心電図から行うことができ，緊急治療の原則は電気的治療で，頻拍（不安定な頻拍）には**カルディオバージョン**，徐脈（症候性徐脈徐脈）には **TCP** である．また，症候性徐脈でショックになっている場合はカテコラミンの投与が必要な場合が多い．徐脈・頻拍の診断・治療の詳細については**不整脈**の項を参照していただきたい．

3 左心不全性心原性ショック

1．左心不全性心原性ショック総論

左心不全性心原性ショックとは左室のポンプ機能（心収縮力）が低下することにより心拍出量が減少して生じる心原性ショックである．つまり，**左心不全**が原因で起こる心原性ショックである．左不全性心原性ショックの原因として臨床的に頻度も多くかつ重要なものは**心筋梗塞**（右室梗塞以外）である．心筋梗塞以外の原因としては，心筋症，心筋炎などがある．右室梗塞も含めて心筋梗塞の詳細については**急性冠症候群**の章を参照していただきたい．また，左心不全は肺静脈の停滞（肺うっ血）を起こし，**心原性肺水腫（左心不全・肺水腫）** を合併することもよくある（図4）．

2．フォレスター分類と左心不全の治療

左心不全性心原性ショックと**肺水腫**の重症度を相互に判定する方法として**フォレスター分類**（図5）[4]がある．これは，心係数と肺動脈楔入圧を指標にⅠ～Ⅳ群まで4つに分けたもので，心係数は左心不全性心原性ショックの指標に，肺動脈楔入圧は肺水腫の指標となる．心係数は 2.2 L/分/m^2（正常値は 2.5 L/分/m^{2}以上）を境界にして分け，肺動脈楔入圧は 18 mmHg（正常値は 11 mmHg 以下）を境界にして分けている．心係数は 2.2 L/分/m^2 を境にこの値以下がショックと判定され，肺動脈楔入圧は 18 mmHg を境にこの値を超えると肺水腫と判定される．この分類は病態と治療を理解する上でわかりやすい．

左心不全性心原性ショックの血圧低下に対する治療は**カテコラミン**投与である．また，肺水腫に対する治療は**血管拡張薬（ニトログリセリン，モルヒネ）** や**利尿薬**の投与である．

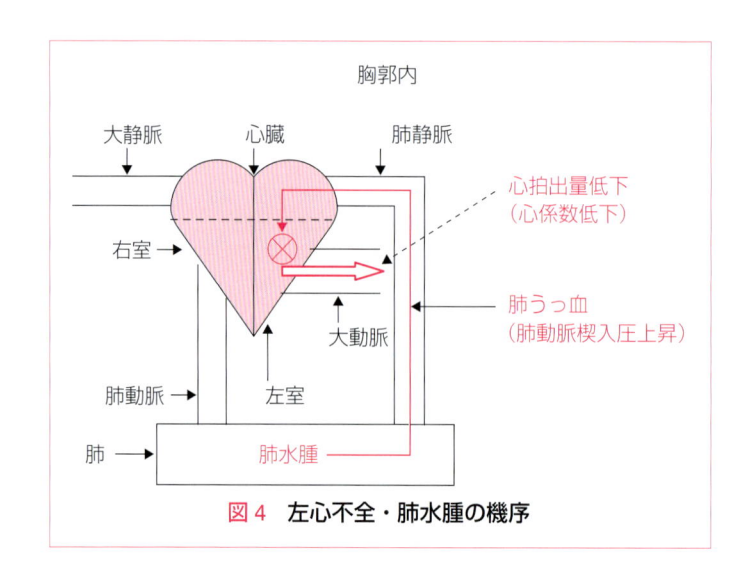

図4　左心不全・肺水腫の機序

心係数 (L/分/m²)	I群 正常血行動態 (正常)	II群 軽度〜中等度左心不全 (ショックなし，肺水腫あり)
2.2	III群 低心拍出量群 (ショックあり，肺水腫なし)	IV群 重症左心不全〜心原性ショック (ショックあり，肺水腫あり)
	18 肺動脈楔入圧 (mmHg)	

図5　フォレスター分類

3．急性心不全症候群

　最近新しく，**急性心不全症候群（acute heart failure syndromes）**という概念が提唱されている．これは，心不全が心臓のみの原因で起こる病態ではなく，全身病態であるという考え方に基づいたものである．急性心不全症候群をクリニカル・シナリオとしてまとめたものが図6[5]である．これは，急性心不全症候群を5つに分類し，その病態と治療をわかりやすくまとめたものである．その内訳は，急性冠症候群以外が原因の左心不全・肺水腫を**クリニカル・シナリオ（CS：clinical scenario）1〜3**の3つに分類し，それに，**急性冠症候群による心不全（CS4）**，および**右心不全（CS5）**の2つを追加した計5つの分類である．CS1〜3に入る病態は，**初回収縮期血圧**によって分類され，その分類によって治療法が決定される．つまり，ERでの初期診療にそのまま直結する．ここでは，急性心不全症候群の中でもCS1〜3の説明を行う．

　CS1[5]は**高血圧群**の病態で，この病態は，**体血管抵抗（後負荷）の上昇（vascular failure）**が主体で，左室収縮機能は保たれている場合が多い．臨床所見としては，一般的に急激な発症，びまん性肺水腫が主体で全身浮腫は軽度である．治療は，非侵襲的陽圧呼吸による酸素投与と硝酸薬を中心とした血管拡張薬の投与である．利尿薬は水分貯留が明確でない限り適応はない．

　CS2[5]は**正常血圧群**の病態で，この病態の特徴は，**徐々に進行した全身うっ血**である．臨床所見としては，緩徐な発症で体重増加を伴うことが多く，肺水腫は軽度で慢性的な左室充満圧と静脈圧の上昇で，腎機能障害や肝機能障害などの他臓器障害の合併が多い．治療は，非侵襲的陽圧呼吸による酸素投与，硝酸薬を中心とした血管拡張薬の投与，慢性的な水分貯留を認めた場合は利尿薬投与である．

　CS3[5]は**低血圧群**の病態で，この病態の特徴は，**緩徐に発症した低心拍出症と急激に発症した心原性ショックの2つが存在するが，大部分が低心拍出症**である．臨床所見としては，低拍出症状が主体で，著明な組織低灌流兆候，軽度な肺水腫，全身浮腫を認めることが多い．治療は，低心拍出症が主体である場合は容量負荷，心原性ショックが主体である場合

クリニカル・シナリオ1（CS1）	クリニカル・シナリオ2（CS2）	クリニカル・シナリオ3（CS3）
収縮期血圧＞140 mmHg	収縮期血圧：100〜140 mmHg	収縮期血圧＜100 mmHg
急激に発症した体血管抵抗の上昇（vascular failure）	徐々に進行した全身うっ血	緩徐に発症した低心拍出症/急激に発症した心原性ショック
急激な発症 びまん性肺水腫（軽度全身浮腫）	緩徐な発症 軽度肺水腫 他臓器障害（腎・肝機能障害）	低拍出症状が主体 組織低灌流兆候 軽度肺水腫 全身浮腫 または心原性ショック
非侵襲的陽圧呼吸 血管拡張薬（硝酸薬など） 利尿薬は水分貯留がない限り適応はほとんどない	非侵襲的陽圧呼吸 血管拡張薬（硝酸薬など） 利尿薬は慢性的な水分貯留を認める場合に適応	低心拍出症に対して容量負荷 心原性ショックに対してカテコラミン

クリニカル・シナリオ4（CS4）	クリニカル・シナリオ5（CS5）
急性冠症候群	右心不全

図6 急性心不全症候群におけるクリニカル・シナリオ（文献[5]より引用・一部改変）

表10 肺水腫の原因分類

分類	原因病態・疾患	備考
心原性	左心不全	大部分
肺性	急性呼吸窮迫症候群（ARDS）/急性肺損傷（ALI）	非心原性で最も多い
腎性	急性・慢性腎不全	
肝性	肝硬変	
神経原性（中枢性）	くも膜下出血	

はカテコラミンの投与である．

4．心原性肺水腫

　肺水腫の原因は心原性が大部分であるため，肺水腫というと一般的には**心原性肺水腫**のことをさす．しかし，必ずしも全てが心原性ではないため肺水腫の原因分類を**表10**に示す．そして，心原性肺水腫の要点を**表11**にまとめる．

表11　心原性肺水腫の要点

概念	左心不全が原因で肺うっ血が起こり，肺毛細血管から水分が血管外に漏出して間質や肺胞に異常に貯留している状態
症状	呼吸困難（夜間呼吸困難，労作時呼吸困難，起座呼吸が特徴的）
所見	低酸素血症（PaO_2低下），湿性ラ音，喘鳴，重症になるとピンク色の泡沫状喀痰
胸部 X-P	心陰影の拡大，蝶形陰影（butterfly shadow），Kerley's B line，vanishing tumor（消える腫瘤），上肺野血管陰影の増強，胸水
治療	酸素，血管拡張薬（硝酸薬，モルヒネ），利尿薬，カテコラミン

4　閉塞性ショック

　閉塞性ショックとは，胸郭内の心臓・大血管・肺で構成される**心肺循環回路で循環不全**が起こり，左室への流入血液が減少し，その結果として心拍出量が減少して（空打ち状態），全身の脱水が起こることにより生じるショックである．このショックの特徴は心原性肺水腫を伴わない低心拍出量性ショックであり，**右心不全徴候**（後述）を呈する．原因としては，**心タンポナーデ，緊張性気胸，肺塞栓症，右室梗塞（心筋梗塞）**がある．この４つ以外に**胸部大動脈解離**も原因に含まれる場合があるが，その理由は，胸部大動脈解離により，心タンポナーデや右室梗塞を合併するためである．大動脈解離，肺塞栓症，心タンポナーデの詳細については**胸痛**の項を，また，気胸（緊張性気胸）についての詳細は**呼吸不全**の項を，右室梗塞の詳細については**急性冠症候群**の項を参照していただきたい．

　心タンポナーデと緊張性気胸は心臓全体への圧迫が原因で（図7・①），肺塞栓症は肺動脈の血管抵抗の増加が原因で（図7・②），右室梗塞は右室からの心拍出量低下が原因で（図7・③），左室への循環血液量が不足することによりショックが起こる．

　閉塞性ショックに対する治療の原則は，脱水補正のための**容量負荷**と原因治療である．特に原因治療として，**心タンポナーデ**では**心嚢穿刺**を，**緊張性気胸**では**胸腔ドレナージ**を緊急に行うことが重要である．原因治療および十分な容量負荷後もショックが続く場合はカテコラミン投与を考慮する．

5　左心不全と右心不全の病態

1．左心不全

　左心不全とは，心筋梗塞など何らかの原因により左室のポンプ機能（心収縮力）が低下して，必要な心拍出量を維持できなくなった病態である．これにより**左心不全性心原性ショック**や**肺水腫（心原性肺水腫）**を起こす（図4）．肺水腫を併発すると，**呼吸困難（特に夜間呼吸困難），喘鳴**などが生じる．この場合の喘鳴は心不全が原因で起こるため，**気管**

図7　閉塞性ショックの機序

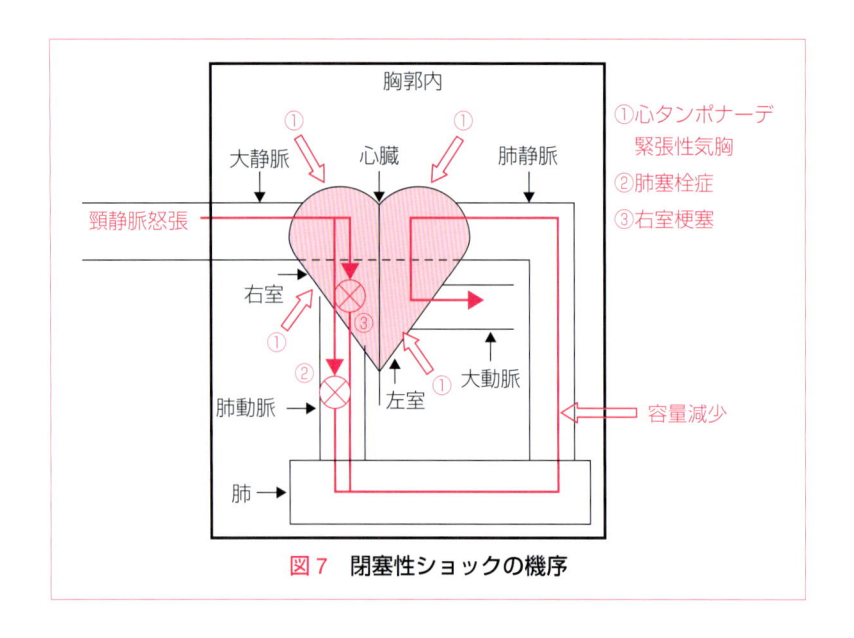

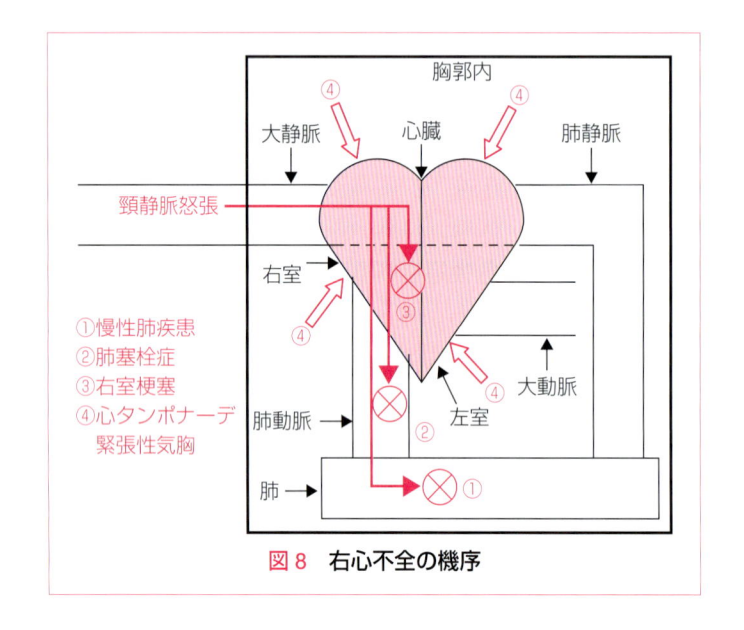

図8　右心不全の機序

支喘息に対比して**心臓喘息**ともいわれる．

2．右心不全

右心不全とは，何らかの原因により右心負荷がかかり，左室へ必要な心拍出量を維持できなくなった病態である．原因は**慢性肺疾患（COPDなど）**と閉塞性ショックの原因疾患で，そのシェーマを図8に示す．右心不全を起こすと，右室への血流がうっ滞し，その結果心臓への静脈還流のうっ滞を生じ，**頸静脈怒張**が起こる．また，右心不全が進行すると**下肢の浮腫**，**肝腫大**，**腹水**などがみられる．左心不全と右心不全の徴候は表12のとおりで

表12　左心不全と右心不全の徴候

左心不全徴候	呼吸困難（夜間呼吸困難），起座呼吸，喘鳴，湿性ラ音，肺水腫，ピンク色の泡沫状の痰
右心不全徴候	頸静脈怒張，下肢の浮腫，腹水，肝腫大

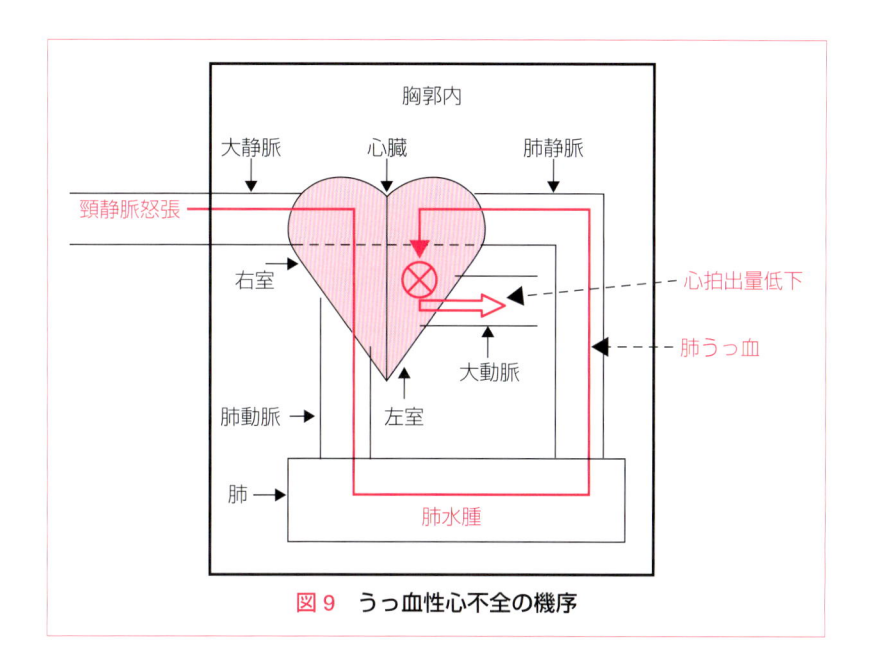

図9　うっ血性心不全の機序

ある．

　ところで，COPDなどの慢性肺疾患や肺動脈疾患（肺塞栓症）が原因で起こる右心不全を特に**肺性心**という．肺性心は臨床経過から慢性肺性心と急性肺性心に分けられるが，慢性肺疾患が原因で起こる肺性心を**慢性肺性心**，**肺塞栓症**が原因で起こる肺性心を**急性肺性心**という．肺性心という場合，一般的には慢性肺性心のことをいう．

3．うっ血性心不全

　うっ血性心不全とは，左心不全が肺水腫にとどまらず，右心系にも影響を及ぼして**両心不全**となった状態をいう（図9）．この場合は，左心不全徴候と右心不全徴候の両方の症状・所見がみられる．

6　心原性ショックの緊急治療（電気的治療とカテコラミン）

　心原性ショックの緊急治療の原則は，重症不整脈性心原性ショックでは**電気的治療**，左心不全性心原性ショックでは**カテコラミン**投与である．頻拍性重症不整脈性心原性ショッ

Ⅱ　ショック

表13　カテコラミンの作用

作用名	作用内容
α作用	血管収縮（血管抵抗の上昇），血圧の上昇
β作用	心収縮力の増強，心拍数の増加
作用分類	作用薬
α作用薬	ノルアドレナリン
β作用薬	ドブタミン，イソプロテレノール
α＋β作用薬	ドパミン，アドレナリン

ク（不安定な頻拍）ではカルディオバージョンを，徐脈性重症不整脈性心原性ショック（症候性徐脈）では経皮的ペーシング（TCP）を行うことを前述した．電気的治療の詳細については**心肺停止・呼吸停止の電気的治療**の項を参照していただきたい．ここではカテコラミンについて説明を行う．

　カテコラミンとは，血管収縮（血管抵抗の上昇）・血圧上昇や心収縮力の増強・心拍数の増加をもたらす薬剤である．その作用は大別して**α作用**と**β作用**の2つがあり，α作用とは血管収縮（血管抵抗の上昇）・血圧上昇作用，β作用とは心収縮力の増強・心拍数の増加作用である（**表13**）．カテコラミンを相対的に弱い作用を無視して単純化すると**α作用薬**，**β作用薬**，**α＋β作用薬**の3つに大別され，それぞれの薬品名は**表13**のとおりである．

7　急性心筋梗塞の合併症

　急性心筋梗塞は，心原性ショックや閉塞性ショックに関わる最も重要な原因疾患である．ここでは，**急性心筋梗塞**の合併症という視点で心肺停止，心原性ショック，閉塞性ショックとの関係を再度整理してみる．その全体像は**図10**のとおりである．ステージⅠからⅢに行くに従い重篤度が高くなる．最も重篤な合併症が**ステージⅢの心肺停止**で，**ステージⅡの重症不整脈**はその前段階である．ステージⅡの状態ではステージⅢにならないようにしなければならない．**ステージⅠの心不全**は，ステージⅢやⅡほど切羽つまってはいないが，決して予断を許さない状況に変わりはない．

　ステージⅠの心不全には右室梗塞以外で起こる**左心不全**と右室梗塞で起こる**右心不全**があり，重症化すると左心不全は**左心不全性心原性ショック**や**肺水腫**，右心不全は**閉塞性ショック**となる．ステージⅡの重症不整脈には徐脈性と頻拍性があり，重症化すると**重症不整脈性心原性ショック**になる．徐脈性は症候性徐脈であり，頻拍性は不安定な頻拍である．ステージⅢの心肺停止は**VF/pulseless VT（除細動の適応あり）**と**PEA/asystole（除細動の適応なし）**に分けられ，除細動の適当の有無により治療法が異なってくる．これら

病態	治療
ステージⅠ：心不全	
1．左心不全 ── 左心不全性心原性ショック	カテコラミン
└ 肺水腫	血管拡張薬，利尿薬
2．右心不全（右室梗塞）── 閉塞性ショック	容量負荷
ステージⅡ：重症不整脈 ── 重症不整脈性心原性ショック	
1．症候性徐脈（心拍数＜50回/分）	アトロピン
洞性徐脈，3度房室ブロック，2度Ⅱ型房室ブロック	経皮的ペーシング（TCP）
	カテコラミン
2．不安定な頻拍（心拍数＞150回/分）	カルディオバージョン
心室頻拍（VT）	
ステージⅢ：心肺停止	
1．除細動の適応あり	迅速な除細動
1）心室細動（VF）	質の高いCPR
2）無脈性心室頻拍（pulseless VT）	
2．除細動の適応なし	質の高いCPR
3）無脈性電気活動（PEA）	原因治療
4）心静止（asystole）	

図10　急性心筋梗塞の合併症

の診断・治療の詳細は，心肺停止については**心肺停止**の項で，重症不整脈と心不全についてはこの項で前述したとおりである．

［3］循環血液量減少性ショック

1　循環血液量減少性ショックの概要

　循環血液量減少性ショックとは，出血または脱水が原因で循環血液量が減少することによって起こるショックである（図1・B-2）．出血が原因で起こるショックを**出血性ショック（hemorrhagic shock）**，脱水つまり体液喪失が原因で起こるショックを**体液喪失性ショック（fluid depletion shock）**という．脱水の原因には体液喪失と水分摂取不能があるが，水分摂取不能は内因性疾患としては現実的でないためここでは取り扱わない．

　循環血液量減少性ショックに対する治療は，**容量負荷（輸液，輸血）**と原因治療である．また，循環血液量減少性ショックでは容量低下のためその結果として血管収縮（血管抵抗の上昇）が起こっている．そのためカテコラミン投与は基本的に禁忌である．

55

表14　内因性疾患が原因の出血性ショックにおける出血部位と原因疾患

出血部位	原因疾患名	主訴	疫学
消化管	消化性潰瘍	吐血・下血，失神・失神性めまい	
胸腔内	胸部大動脈瘤破裂・切迫破裂	胸痛・背部痛	中高年
後腹膜腔	腹部大動脈瘤破裂・切迫破裂	腰痛	中高年
腹腔内	肝破裂（肝癌） 卵巣出血 子宮外妊娠破裂	腹痛 下腹部痛 下腹部痛	中高年 若い女性 若い女性

2　出血性ショック

1．出血性ショックの原因

　内因性疾患が原因で起こる出血性ショックの出血部位および原因疾患は決まっている．出血部位は，1）消化管，2）腹腔，3）胸腔，4）後腹膜腔，の4つであり，出血部位と出血原因疾患の関係，原因疾患と主訴の関係は表14，図11のとおりである．

　救急現場で内因性疾患が原因で起こる出血性ショックの原因として最も頻度が高いものは**消化管出血**で，その原因の大部分は**消化性潰瘍（胃潰瘍・十二指腸潰瘍）**である．主訴は吐血・下血が最も多いが，失神・失神性めまいの場合も少なくない．**腹腔内出血**の原因疾患としては，若い女性にみられる**卵巣出血**や**子宮外妊娠**が重要であり，主訴は下腹部痛である．他に**肝破裂（肝癌）**によるものがある．**後腹膜腔出血（内因性）**の原因はほとんどが**腹部大動脈瘤破裂**によるもので，特に高齢者の腰痛にはこの疾患をまず否定することが重要である．**胸腔内出血**の原因は内因性の場合ほとんどが**胸部大動脈瘤破裂**によるものだが，頻度は低く，この場合は一気に心肺停止に至ってしまう場合が多い．ちなみに，外傷が原因で起こる出血性ショックの出血部位と出血原因疾患の関係も参考のために表15に追加しておく．

2．出血性ショックの所見と出血量推定

　出血性ショックの一般的他覚所見としては，眼瞼結膜の貧血や尿量減少，血液検査所見としてBUN・Crの解離や貧血（血球成分の減少）がある．

　出血性ショックは所見から出血量の概算を推定することが重要である．臨床所見から出血量を推定する方法として**出血性ショックの重症度**（表16）[6]があり，これは，出血性ショックの出血量を重症度別に分類し，血圧，脈拍数，ヘマトクリットなどとの関係を一覧表として示したものである．また，脈拍数と収縮期血圧から出血量を推定する方法としては**ショック指数**があり，その定義は，ショック指数＝脈拍数/収縮期血圧である．出血量との関係は表17のとおりで，ショック指数1.0で中等度ショック，1.5以上が重症ショックで

図中ラベル:
A：消化管出血
B：胸部大動脈瘤破裂
C：腹部大動脈瘤破裂
D：肝破裂（肝癌）
E：卵巣出血
F：子宮外妊娠破裂

図11 出血部位と出血原因疾患の関係図

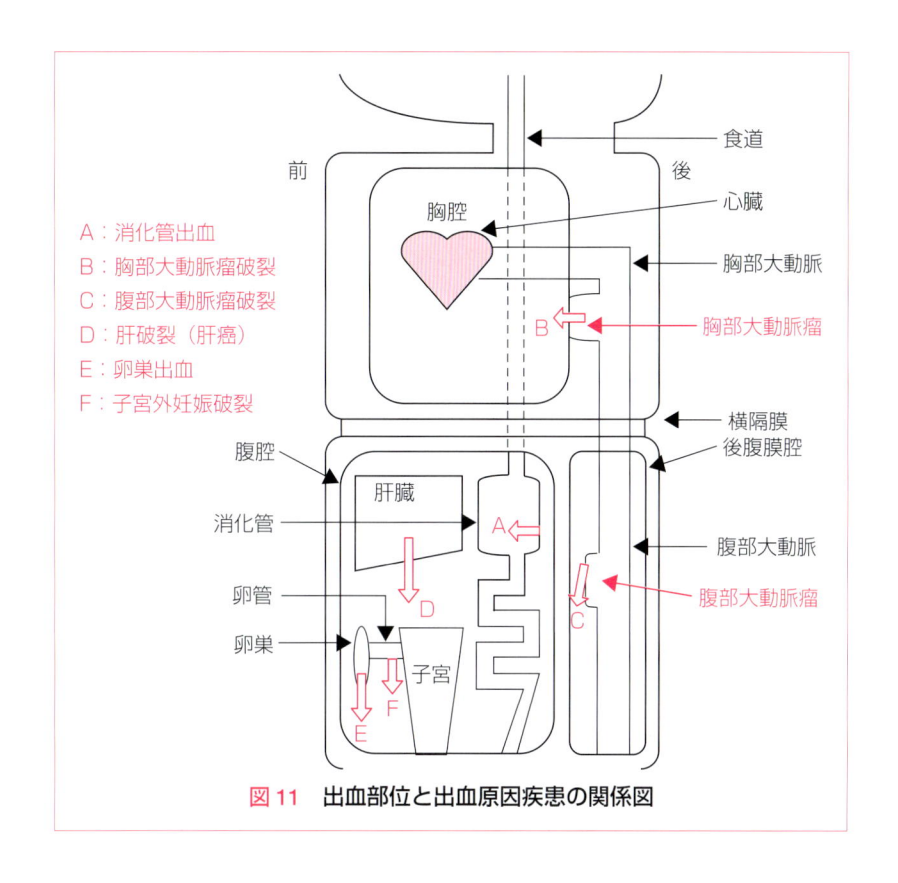

表15 外傷が原因の出血性ショックにおける出血部位と原因疾患

出血部位	原因疾患名
胸腔内	大血管（大動脈）損傷
腹腔内	脾損傷，肝損傷
後腹膜腔	骨盤骨折，腎損傷
体表	四肢断裂，頭皮裂創

ある．

3 体液喪失性ショック

1．体液喪失性ショックの原因疾患

　脱水が原因で起こる体液喪失性ショックの病態と原因疾患の関係は**表18**のとおりである．体液喪失には**体外への体液喪失**と**体内への体液喪失**に分けられるが，体外への体液喪失は，**多量の嘔吐・下痢**，**発汗過多**，**多尿**の3つの病態により起こり，体内への体液喪失は，**絞扼性イレウス**，**急性膵炎**，**上腸間膜動脈閉塞症**などの非感染性腹膜炎が原因で著し

表16　出血性ショックの出血量と重症度（文献[16]より引用）

重症度	出血量	血圧(mmHg)	脈拍数(回/分)	Ht(%)	中心静脈圧	尿量
無症状	15%まで(750 ml)	正常	110以下(正常～やや促進)	42前後	正常	正常～やや減量
軽症	15～25%(1250 ml)	90～100	100～120	38前後	低下	乏尿傾向
中等症	25～35%(1750 ml)	60～90	120以上(弱い)	34前後	著明に低下	乏尿(5～15 ml/時)
重症	35～45%(2250 ml)	40～60	120以上(触れにくい)	30以下	0に近い	無尿
危機的	45%以上(2300 ml以上)	0～40	触れない	20以下	≒0	無尿

表17　ショック指数（出血量の指標）

ショック指数	0.5	1.0	1.5	2.0
脈拍数（回/分）	60	100	120	120
収縮期血圧（mmHg）	120	100	80	60
概算出血量（ml）	0	1000	1500	2000

ショック指数＝脈拍数/収縮期血圧
ショック指数0.5～1.0：軽症（出血量1000 ml未満）
ショック指数1.0～2.0：中等症（出血量1000～2000 ml）
ショック指数2.0以上：重症（出血量2000 ml以上）

い血管透過性亢進のため体液がthird spaceへ移動して起こるものである．ちなみに，熱傷によるショックは，体内への体液喪失によって起こるショックである．

2．脱水

　脱水とは**体内の水分量が不足した状態**である．水の欠乏は同時にナトリウム（Na）の欠乏も伴い，水とNaのどちらが多く欠乏しているかで，**Na欠乏性脱水（低張性脱水）**と**水欠乏性脱水（高張性脱水）**の2つに分類される．Na欠乏性脱水は低張性脱水とも言われ，Naの欠乏が水の欠乏を上回ったもので，水欠乏性脱水は高張性脱水と言われ，水の欠乏がNaの欠乏を上回ったものである．一般的に，進行したNa欠乏性脱水は**低Na血症**を，進行した水欠乏性脱水は**高Na血症**を呈する．その分類とそれぞれの原因疾患は**表19**のとおりである．臨床現場でショックにまで至る脱水はほとんどが**Na欠乏性脱水（低張性脱水）**で，外因性疾患（熱傷・出血）を除いてその原因疾患として重要なものは，**熱中症**や**絞扼性イレウス**，**急性膵炎**，**上腸間膜動脈閉塞症**などである．

　脱水の診断は，自覚症状や他覚所見をみて判断するが，脱水の自覚症状・他覚所見は**表20**のとおりである．脱水補正治療は，Na欠乏性脱水（低張性脱水）には**等張液（生食）**の

表 18　体液喪失の原因病態と原因疾患

種類	原因病態	原因疾患	脱水の種類
体外への体液喪失	1）多量の嘔吐・下痢	嘔吐下痢症（重症）	Na 欠乏性脱水
	2）発汗過多	熱中症 持続する発熱	Na 欠乏性脱水 水欠乏性脱水
	3）多尿 　尿崩症 　浸透圧利尿（高血糖） 　利尿薬の副作用	脳腫瘍，脳疾患 糖尿病性 ケトアシドーシス 非ケトン性高浸透圧症候群 利尿薬	水欠乏性脱水 水欠乏性脱水 水欠乏性脱水 Na 欠乏性脱水
体内への体液喪失	著しい血管透過性亢進による third space への体液移動	絞扼性イレウス 急性膵炎 腸間膜動脈閉塞症	Na 欠乏性脱水

表 19　脱水の分類と原因疾患

1. Na 欠乏性脱水（低張性脱水）：ナトリウムと水の両方が失われる脱水
    1）体外喪失：熱中症（発汗過剰），嘔吐・下痢症，利尿薬
    2）体内喪失：絞扼性イレウス，急性膵炎，上腸間膜動脈閉塞症
    3）そ の 他：熱傷，出血
2. 水欠乏性脱水（高張性脱水）：ナトリウムより水分が多く失われる
    1）体外喪失：尿崩症，浸透圧利尿（高血糖），発熱（不感蒸泄の増加）
    2）そ の 他：水分摂取不能

表 20　脱水の自覚症状・他覚所見

自覚症状	口渇，倦怠感，筋攣縮
他覚所見	皮膚・粘膜の乾燥，尿量減少
検査所見	BUN・Cr の解離，血球成分の上昇

表 21　脱水の治療

1．Na 欠乏性脱水（低張性脱水）
基本的には等張液の輸液 重度脱水は循環血液量減少性ショックを起こすので大量輸液が必要 ただし，急激な Na の上昇は避ける
2．水欠乏性脱水（高張性脱水）
基本的には低張液〜等張液の輸液 循環血液量減少性ショックを伴うことは稀なので 血液 Na 値を見ながら徐々に補正

輸液，水欠乏性脱水（高張性脱水）には**低張液（1/2 生食）〜等張液**の輸液による容量負荷である．脱水治療の要点は**表 21** のとおりである．

［4］血液分布異常性ショック

1 血液分布異常性ショックの概要

　血液分布異常性ショックとは，全身の末梢血管が拡張し末梢血管抵抗の低下，血管透過性の亢進によって起こるショックである（**図1・C**）．末梢血管拡張と血管透過性亢進が起こると，相対的にも絶対的にも循環血液量は減少し全身が脱水状態となる．このショックは，アナフィラキシーが原因で起こる**アナフィラキシーショック**，各種感染が原因で起こる**感染性ショック**，副交感神経刺激・交感神経抑制が原因で起こる**神経原性ショック**の3つに大別される．

2 アナフィラキシーショック

1．アナフィラキシーショックとは[7]

　アナフィラキシーショックとは，皮膚，呼吸器系，心血管系，神経系，消化器系など複数の臓器障害を特徴とする重篤な**全身性アレルギー反応（即時型Ⅰ型アレルギー反応）**が原因で起こるショックである．発症は通常抗原暴露後30分以内に起こることが多いが，抗原が経口摂取された場合は症状発現まで数時間かかる場合もある．一般的には急激な反応ほど重篤で，通常2〜4時間持続する．アナフィラキシーの4大原因は，**薬剤（解熱鎮痛薬，抗菌薬など），食物，虫刺傷，ラテックス**である（**表22**）．原因がわかっている場合は患者指導が重要である．

2．アナフィラキシーの診断[8]

　アナフィラキシーの診断は，症状から概ね可能であるが，診断において重要なことは，アナフィラキシーとは**複数の臓器症状を呈する**ことで，アナフィラキシーのときにみられる各臓器別症状は**表23**のとおりである．それに伴い，アナフィラキシーとよく似た症状

表22　アナフィラキシーの原因

薬剤	抗菌薬，解熱鎮痛薬，造影剤，局所麻酔薬
食物	魚介類，卵，牛乳，小麦，ピーナッツなど
虫刺症	蜂，蟻など（有刺昆虫）
ラテックス	ゴムの木が分泌する乳液，生ゴム・合成ゴムの原料

表23　アナフィラキシーの自覚症状・他覚所見

臓器別	自覚症状・他覚所見
皮膚	発赤（全身紅潮），蕁麻疹，掻痒感，血管浮腫，結膜炎
呼吸器系	喉頭異物感，呼吸困難，喘鳴，嗄声，鼻炎
循環器系	胸部不快感，胸痛，動悸
消化器系	腹痛，悪心・嘔吐，下痢，下血

表24　アナフィラキシーの鑑別診断

臓器別	鑑別疾患
皮膚疾患	蕁麻疹，血管浮腫，サバ中毒
呼吸器疾患	気管支喘息，喉頭蓋炎，気道異物
循環器疾患	急性冠症候群，不整脈，肺塞栓症
その他	迷走神経反射，パニック障害，過換気症候群，てんかん

表25　アナフィラキシーの危険な合併症

1．循環器系
　1）ショック
　2）心筋虚血，不整脈
2．呼吸器系
　1）喉頭浮腫（気道閉塞）
　2）下気道浮腫（気管支喘息）

を呈する単独臓器疾患との鑑別診断が重要で，その鑑別疾患は**表24**のとおりである．

3．アナフィラキシーの合併症

　アナフィラキシーには重篤な合併症が存在する（**表25**）．重要なものは**1）ショック（アナフィラキシーショック），2）喉頭浮腫（気道閉塞），3）下気道浮腫（気管支喘息）**，の3つである．心筋虚血・不整脈の頻度は低い．これらはどれも生命予後に関与するため正確で迅速な対応が必要である．

　ショック（アナフィラキシーショック）については現在述べている途中であるが，喉頭浮腫（気道閉塞）や下気道浮腫（気管支喘息）は重篤な呼吸不全の原因疾患でもあり，特に喉頭浮腫（気道閉塞）については気管挿管，輪状甲状間膜切開などの迅速な手技が必要となる．

4．アナフィラキシーに対する治療[9]

　治療の1番は**原因除去**であるが，次は，脱水に対する**容量負荷**と血管拡張（末梢血管抵

表 26　アナフィラキシーの治療

1. 原因除去
   経静脈的な薬剤の場合は直ちに中止，経口摂取の場合は胃洗浄も考慮する．
   また，蜂刺症の場合，針が残っていればそれを除去する．
2. 容量負荷（大量輸液）
   等張液（生食，乳酸・酢酸リンゲル液）を 1～4 L 投与する．
3. アドレナリン筋肉内投与，重篤な場合は静脈内投与
   （皮下注は効果が遅くなる危険があるため望ましくない）
   筋肉内投与：0.3～0.5 mg を 15～20 分ごとに繰り返し投与する．
   静脈内投与：0.1 mg を 5 分かけてゆっくり投与，数分後ごとに繰り返す．
   　　　　　　持続投与の場合は 1～4 μg/分
   β遮断薬を服用の場合はグルカゴン投与を考慮する．
   　　1～2 mg を 5 分以上かけて静脈内投与か，5～15 μg/分で持続投与
4. 抗ヒスタミン薬（H1 ブロッカーと H2 ブロッカー）
   H1 ブロッカー：ジフェンヒドラミン 25～50 mg（レスカル 2 A）
   H2 ブロッカー：シメチジン 300 mg（タガメット 1～2 A）
5. ステロイド
   アナフィラキシーにおける気道浮腫やショックへの即効性効果はない．
   即効性のものでも効果発現まで 4～6 時間かかる．
   メチルプレドニゾロン（ソルメドロール）125 mg を 4～6 時間ごとに反復投与する．
6. 喉頭浮腫を合併した場合は気道確保
   100%酸素を投与し，必要であれば気管挿管，輪状甲状間膜切開を行う．
7. 下気道浮腫（気管支喘息）を合併した場合は β2 作動薬吸入
   サルブタモール（ベネトリン）0.5～1.0 m*l* を 15～20 分ごとに吸入する．

抗低下）に対する**カテコラミン投与**である．これはショック（アナフィラキシーショック）そのものに対する治療と同じである．カテコラミンはアドレナリンの筋注または点滴を行う（皮下注は効果が遅くなる危険があるため望ましくない）．その次は，アレルギー反応に対する治療で，**抗ヒスタミン薬（H1 遮断薬，H2 遮断薬）**，**ステロイド**の投与である．また，前述した危険な呼吸器系合併症を併発した場合は，それらに対する緊急治療も行わなければならない．治療のまとめは表 26 のとおりである．

3　感染性ショック

感染の結果として SIRS（systemic inflammatory response syndrome）[10)11)]の診断基準（表 27）を満たしたものを sepsis といい，sepsis によって生じるショックを**感染性ショック（septic shock）**という．一般の感染症とは異なり，急にショック状態に移行する．このショックが他のショックと異なる点は，初期には末梢血管抵抗の低下，心拍出量が増加する warm shock（hyperdynamic state）であるが，進行して末期になると末梢血管抵抗の上昇，心拍出量が減少する cold shock（hypodynamic state）になることである．warm

表27 SIRS（systemic inflammatory response syndrome）の定義

種々の重篤な臨床的侵襲に対する全身的炎症反応で，以下の2項目以上を満たしたもの

1. 体温 ＞38℃，または＜36℃
2. 心拍数＞90回/分
3. 呼吸数＞20回/分，または $PaCO_2$＜32 mmHg
4. 白血球＞12000/mm^3，または＜4000/mm^3，または幼若白血球＞10%

表28 感染性ショックの病期別循環動態と症状
（文献[12]より引用・一部改変）

病期	初期	後期
循環動態	hyperdynamic state	hypodynamic state
ショック病態	warm shock	cold shock
末梢血管抵抗	低下	上昇
心拍出量	増加	減少
血圧	正常〜やや低下	低下
皮膚所見	温かい，紅潮，乾燥　高温，悪寒・戦慄	冷たい，蒼白，湿潤
意識状態	正常〜やや混濁	混濁
酸塩基平衡	呼吸性アルカローシス	代謝性アシドーシス
尿量	正常〜減少	乏尿

表29 感染性ショックの原因疾患

各種感染症	敗血症，髄膜炎・脳炎，肺炎，腎盂腎炎，胆嚢炎・胆管炎，腸管穿孔・破裂など
その他	毒素性ショック症候群（TSS：toxic shock syndrome） 劇症型A群溶連菌感染症（TSLS：streptococcal toxic shock-like syndrome） Vibrio vulnificus 感染症

shock と cold shock の病期の違いによる循環動態と症状の比較を**表28**[12]に示す．

　感染性ショックの原因疾患は**表29**のとおりである．治療は，脱水に対する**容量負荷**，血管拡張に対する**カテコラミン**投与と原因治療である．ちなみに，warm shock のときのカテコラミンはノルアドレナリン，cold shock のときのカテコラミンはアドレナリンが使われる．

4 神経原性ショック

1．心血管系調節機能

通常，心血管系機能の調節は，1）**大脳皮質・視床下部からの情報**，2）**求心性迷走神経を介しての心血管系受容体（左室後壁受容体，頸動脈洞受容体など）からの情報**，3）**その他の受容体からの情報**，が最終的に延髄の循環中枢に集められ，そこで調整された指示が，遠心性迷走神経を介しての**副交感神経作用**と脊髄神経を介しての**交感神経作用**で心血管系へ伝わり血管抵抗（収縮・拡張），心収縮力，心拍数が調整されている（図12）．

ちなみに，**交感神経作用**は心血管系の活動を亢進する作用で**血管収縮（血圧上昇），心収縮力亢進（心拍数増加）**をもたらし，**副交感神経作用**は心血管系の活動を抑制する作用で**血管拡張（血圧低下），心収縮力低下（心拍数減少）**をもたらす．

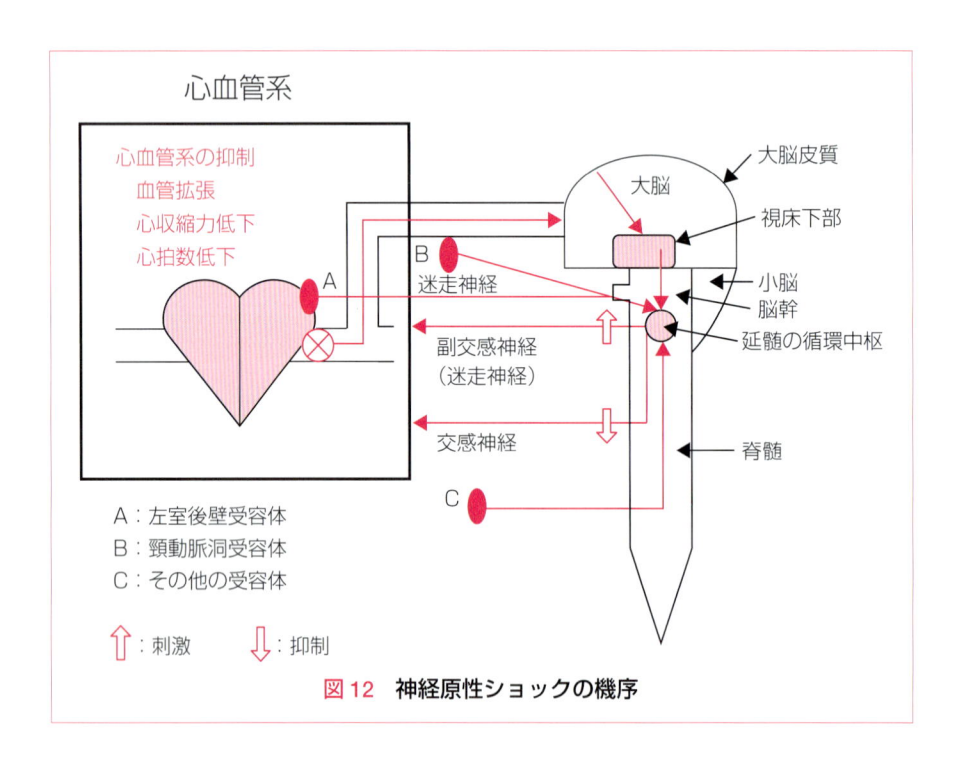

2．神経原性ショックの病態・原因・治療

神経原性ショックとは，最終的に延髄の循環中枢から心血管系への指示を送る副交感神経作用の亢進・交感神経作用の抑制が起こることにより血管拡張（血圧低下）・心収縮力低下（心拍数減少）が起こることで生じる．このショックは神経調節障害（副交感神経刺激，交感神経抑制）のため**徐脈**となり，心機能低下も生じるため一部は心原性ショックの要素も存在する．

図12　神経原性ショックの機序

表30 神経原性ショックの原因

1. 血管迷走神経反射：迷走神経ショック（vagal shock）
2. 状況失神症候群，頸動脈洞過敏症候群，起立性低血圧
3. 薬剤（降圧薬，硝酸薬，抗不整脈薬など）
   内因性以外
4. 脊髄損傷（主に頸髄損傷）：脊髄ショック（spinal shock）
5. 高位脊椎麻酔

【注意】迷走神経ショックは，臨床現場では他のショックとの鑑別が重要である（しばしば鑑別が難しい）．

表31 ショックの原因診断における重篤度・緊急度の一般的順序

1. 重症不整脈性心原性ショック
2. 左心不全性心原性ショック
3. 閉塞性ショック
4. アナフィラキシーショック
5. 循環血液量減少性ショック
6. 感染性ショック
7. 神経原性ショック

　原因は**表30**のとおりであるが，最も多い原因は**血管迷走神経反射**によって起こる**迷走神経ショック**である．血管迷走神経反射は過度の疼痛・緊張や立位・座位の同一姿勢の保持など肉体的・精神的ストレスが原因で起こる．**状況失神症候群**とは，状況失神を起こす状態，つまり，排尿・排便・咳嗽・嘔吐・息こらえなどのある特定な状況で誘発される症候群で，排尿，排便，咳嗽で誘発される場合がその代表的なものである．その機序として，胸腔内圧が上昇して静脈還流が減少することも追加要因である．**頸動脈洞過敏症候群**とは頸動脈洞性失神を起こす症候群で，頸動脈洞の刺激によって起こるものである．薬剤が原因によるものは，降圧薬，硝酸薬，抗不整脈薬などである．神経原性ショックの原因疾患の詳細説明については，失神・失神性めまいの原因疾患と重なる場合が多く，**失神・失神性めまい**の項で詳細に述べているのでそれを参照していただきたい．

　治療は脱水に対する**容量負荷**，血管拡張・徐脈に対する**カテコラミン**投与と原因治療である．ちなみに，カテコラミンはドパミンが使われる．

［5］ショックの診療

1 ショック診療のまとめ

　今まで，ショックの全体像と各ショックの病態をふまえ診断・治療の方法を述べてきた．ショックの診療で重要なことは，迅速な原因診断（原因疾患診断）と，それに対する緊急治療（主に昇圧療法），および原因治療である．ショックの原因診断の原則は重篤度・緊急度の高いものから診断・除外していくことである．その一般的な診断・除外順序は表31のとおりである．しかし，これはあくまでも一般論であり症例によっては臨機応変な対応が必要である．

　具体的にショックの原因を診断する場合，まずは重要症状から原因疾患の鑑別診断を考え，必要な病歴・詳細症状・所見をとり，必要な検査を行い，原因疾患を同定していく．ショックの原因と重要症状との関係は表32のとおりである．最後に今まで述べてきたショック診療についての全体像（ショック診療マップ）をまとめたものを図13に示す．

表32 重要症状とショックの原因

重要症状	原因ショックまたは原因疾患
意識障害	全てのショック
失神・失神性めまい	心原性ショック（特にアダムス・ストークス症候群），閉塞性ショック 循環血液量減少性ショック（特に消化管出血），神経原性ショック
動悸，胸痛，背部痛	心原性ショック，閉塞性ショック，アナフィラキシーショック
呼吸困難	心原性ショック，閉塞性ショック，アナフィラキシーショック，感染性ショック（肺炎）
蕁麻疹などの皮膚症状	アナフィラキシーショック
腹痛	出血性ショック（卵巣出血，子宮外妊娠，肝破裂） 体液喪失性ショック（絞扼性イレウス，急性膵炎，上腸間膜動脈閉塞症） 感染性ショック（胆嚢炎・胆管炎），アナフィラキシーショック
吐血・下血	出血性ショック（消化管出血）
腰痛	出血性ショック（腹部大動脈瘤破裂）
発汗過多	体液喪失性ショック（熱中症）
発熱	感染性ショック

1 ショック診療のまとめ

```
                              ショック
                                │
        ┌─────────────────────┼─────────────────────┐
   心拍出量低下(心臓)        容量減少(血液)          血管拡張(血管)
   [Rate]・[Pump]              [Volume]              [Resistance]
        │                        │                        ↓
        │               ┌────────┴────────┐         容量減少(血液)
        │          心肺循環不全        出血・脱水        [Volume]
   心原性ショック         │                │                │
        │                │                │                │
   ┌────┴────┐      閉塞性ショック  循環血液量減少性    血液分布異常性
 心拍数異常 ポンプ機能低下 心タンポナーデ   ショック        ショック
  [Rate]     [Pump]    緊張性気胸     出血性ショック   アナフィラキシー
    │         │       肺塞栓症         出血              ショック
    │         │       右室梗塞       体液喪失性          アナフィラキシー
 重症不整脈性 左心不全性 胸部大動脈解離   ショック         感染性ショック
 心原性ショック 心原性ショック               脱水              各種感染
  重症徐脈頻拍  左心不全・                                   神経原性ショック
              (肺水腫)        容量負荷       容量負荷          迷走神経反射
                 │                                           交感神経抑制薬物
              心筋梗塞など
                 │
           カテコラミン
                 │
           肺水腫に対して                  容量負荷
            血管拡張薬(ニトログリセリン,モルヒネ)  カテコラミン
            利尿薬(フロセミド)                アナフィラキシーショック：アドレナリン(筋注,静注)
                                            感染性ショック
                                              hyperdynamic state：ノルアドレナリン
                                              hypodynamic state：アドレナリン
                                            神経原性ショック：ドパミン

                                                    赤字：ショックの主要(原因)病態
                                                    青字：ショック名
                                                    オレンジ字：ショックの原因疾患
      症候性徐脈         不安定な頻拍               緑字：各ショックの緊急治療
         │                   │                         (原因治療については省略)
     アトロピン          カルディオバージョン
     TCP(経皮的ペーシング)
     カテコラミン
       アドレナリン,ドパミン
```

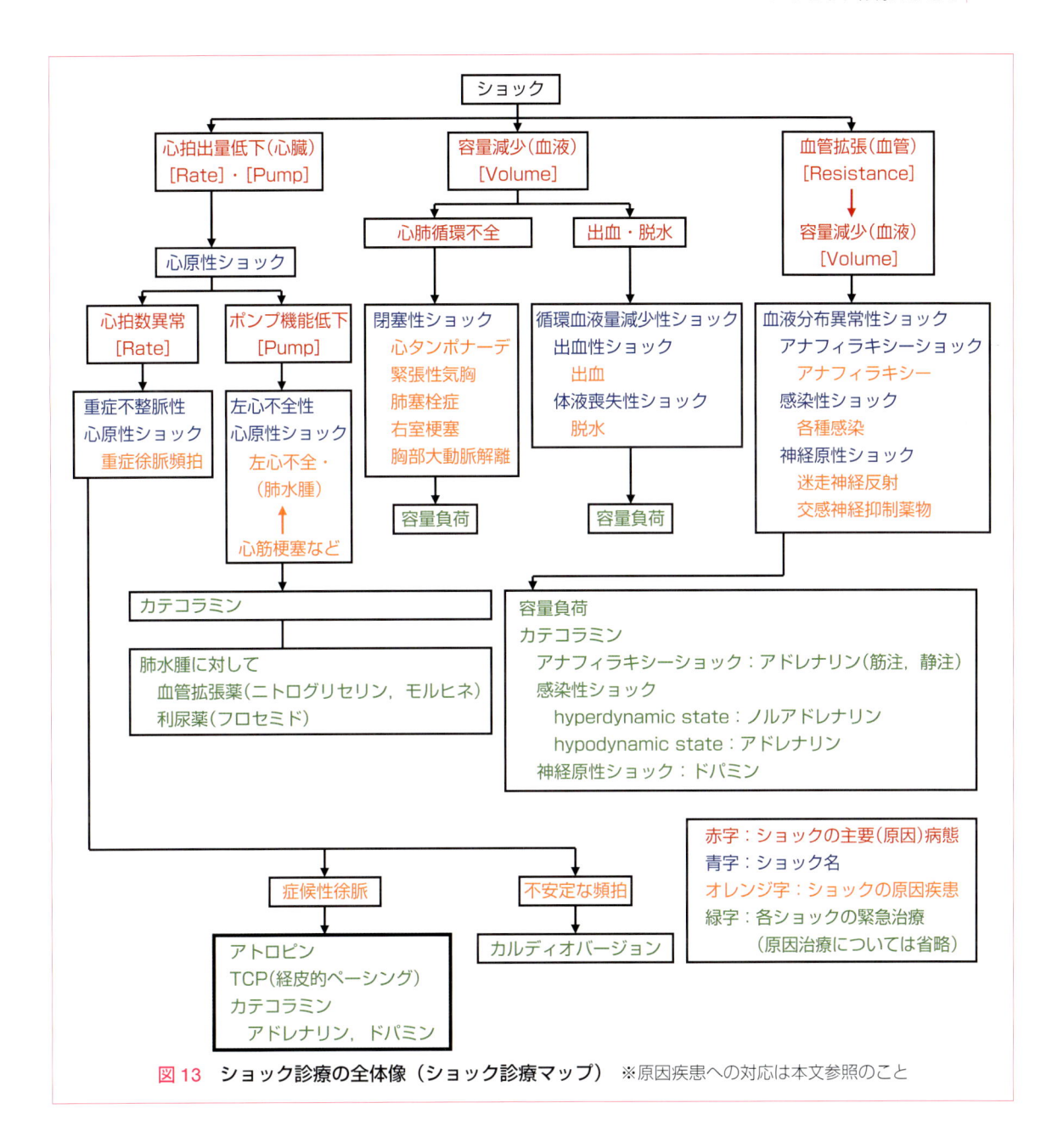

図 13 ショック診療の全体像(ショック診療マップ)　※原因疾患への対応は本文参照のこと

文 献

1) Ogawa R., Fujita T.：A scoring for a quantitative evaluation of shock. Jpn. J. Surg. 12：122-125, 1982
2) American Heart Association：Advanced Cardiovascular Life Support. 107-110, 2011
3) American Heart Association：Advanced Cardiovascular Life Support. 114-120, 2011
4) Forrester JS et al：Medical therapy of acute myocardial infarction by application of hemodynamic subsets. N Engl J Med 295：1356-1362, 1976
5) 横山広行：ICUとCCU. 35：9-15，2011
6) 杉本侃編：図説救急医学講座4，ショックと急性循環不全：20．メジカルビュー社，1990
7) American Heart Association：ACLS Resource Text. 339-340, 2005
8) American Heart Association：ACLS Resource Text. 341-342, 2005
9) American Heart Association：ACLS Resource Text. 342-344, 2005
10) ACCP/SCCM Consensus Conference Committee：Definitions for sepsis and organ failure and guidelines for the use of innovative therapies in sepsis. Crit Care Met 20：864-874, 1992
11) ACCP/SCCM Consensus Conference Committee：Definitions for sepsis and organ failure and guidelines for the use of innovative therapies in sepsis. Chest 101：1644-1655, 1992
12) 奥寺敬：ショックの臨床（編集：磯部光章）．90，医薬ジャーナル社，2002

III 呼吸不全

1 呼吸不全とは

呼吸不全とは，$PaO_2 \leqq 60$ Torr の状態を指し，PaO_2 が 60〜70 Torr の状態を**準呼吸不全**，$PaO_2 \leqq 70$ Torr を**低酸素血症**という．これらの状態と PaO_2，SpO_2 の関係を**表1**に示す．呼吸不全はさらに，$PaCO_2$ の値によって，**1）Ⅰ型呼吸不全（$PaCO_2 \leqq 45$ Torr）**と**2）Ⅱ型呼吸不全（$PaCO_2 > 45$ Torr）**，に分けられる．Ⅰ型は**肺胞レベルでのガス交換障害**，Ⅱ型は**換気障害**を呈している状態である（**表2**）．

また，**慢性呼吸不全**とは呼吸不全の状態が少なくとも1ヵ月間持続するものをいう．呼吸不全が進行すれば，ショック（全身循環不全），呼吸停止，心肺停止になる危険があるため，早急な対応が必要である．

表1 低酸素と PaO_2・SpO_2 の関係

	PaO_2（Torr）	SpO_2（%）
正常	80〜100	≧95
低酸素血症	≦70	≦92
準呼吸不全	60〜70	90〜92
呼吸不全	≦60 50 40	≦90 85 75

※正常値は一応70歳以下，それより高齢者は年齢により異なる
PaO_2：動脈内酸素分圧
SpO_2：経皮的動脈血酸素飽和度（パルスオキシメーター使用）

表2 呼吸不全の分類

型	定義	病態
Ⅰ型	$PaO_2 \leqq 60$ Torr，$PaCO_2 \leqq 45$ Torr	肺胞レベルでのガス交換障害
Ⅱ型	$PaO_2 \leqq 60$ Torr，$PaCO_2 > 45$ Torr	換気障害

2 呼吸不全の原因病態

呼吸不全の原因疾患と障害部位のまとめは**図1**のとおりである．**上気道病変**とは吸気障害によるガス交換異常，**下気道病変**とは呼気障害によるガス交換異常，**肺胞病変**とは肺胞でのガス交換異常である．また，**胸腔・胸郭病変**とは胸腔・胸郭の異常による換気異常，**呼吸調整障害**とは，末梢での神経・筋異常による換気異常，または中枢での呼吸抑制疾患による換気異常である．呼吸不全の分類と原因疾患の関係を**表3**に，原因疾患別障害部位と病態を**表4**に，原因疾患別所見を**表5**にまとめる．それぞれの原因疾患の説明は後述する．

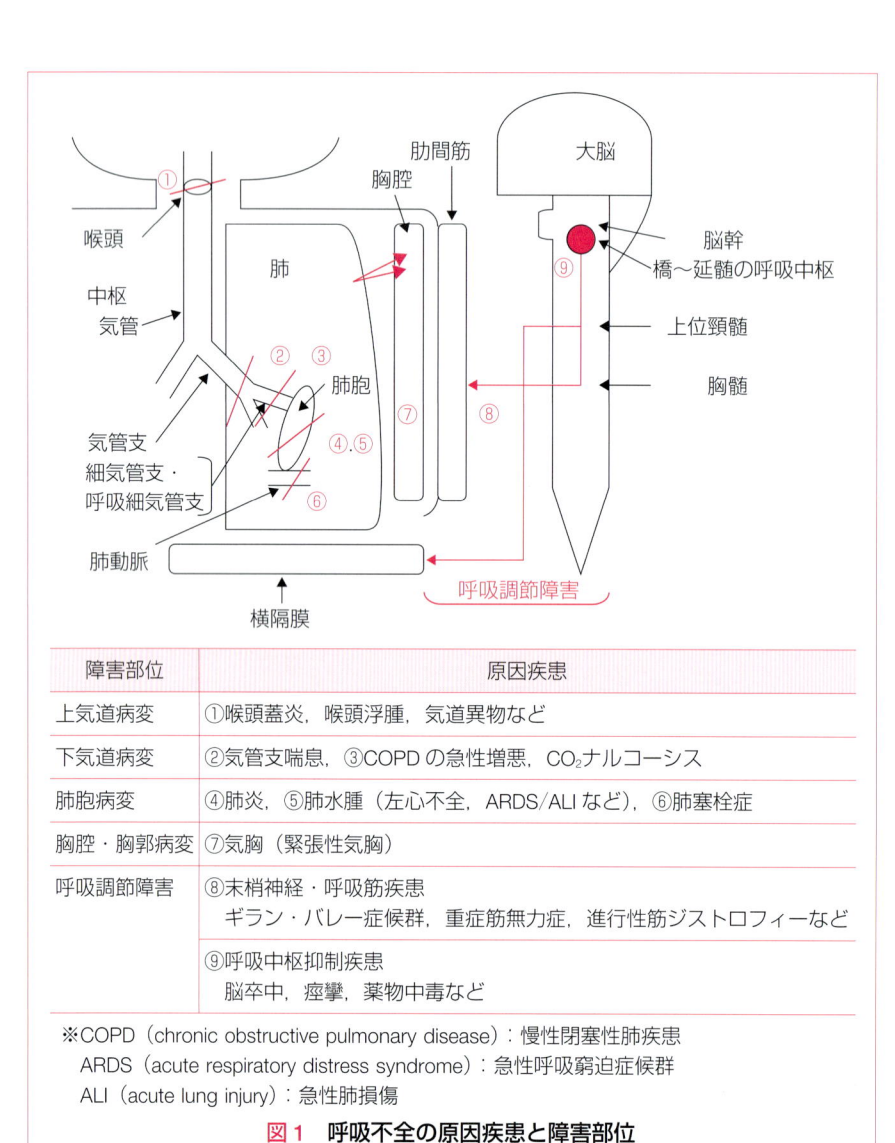

障害部位	原因疾患
上気道病変	①喉頭蓋炎，喉頭浮腫，気道異物など
下気道病変	②気管支喘息，③COPDの急性増悪，CO_2ナルコーシス
肺胞病変	④肺炎，⑤肺水腫（左心不全，ARDS/ALIなど），⑥肺塞栓症
胸腔・胸郭病変	⑦気胸（緊張性気胸）
呼吸調節障害	⑧末梢神経・呼吸筋疾患 　ギラン・バレー症候群，重症筋無力症，進行性筋ジストロフィーなど
	⑨呼吸中枢抑制疾患 　脳卒中，痙攣，薬物中毒など

※COPD（chronic obstructive pulmonary disease）：慢性閉塞性肺疾患
　ARDS（acute respiratory distress syndrome）：急性呼吸窮迫症候群
　ALI（acute lung injury）：急性肺損傷

図1　呼吸不全の原因疾患と障害部位

表3 呼吸不全の分類と原因疾患

型	定義/病態	原因疾患
Ⅰ型	定義：PaO$_2$≦60 Torr 　　　PaCO$_2$≦45 Torr 病態：肺胞レベルでの 　　　ガス交換障害	1．上気道病変 　喉頭蓋炎，喉頭浮腫，窒息（気道異物など） 2．下気道病変 　気管支喘息（中等症以下） 3．肺胞病変 　1）肺炎 　2）肺水腫 　　　心原性肺水腫（左心不全） 　　　急性呼吸窮迫症候群（ARDS）/急性肺損傷（ALI）など 　3）肺塞栓症
Ⅱ型	定義：PaO$_2$≦60 Torr 　　　PaCO$_2$＞45 Torr 病態：換気障害	1．下気道病変 　1）COPDの急性増悪，CO$_2$ナルコーシス 　2）気管支喘息（重症） 2．胸腔病変 　緊張性気胸 3．呼吸調節障害 　1）末梢神経・呼吸筋疾患 　　　ギラン・バレー症候群，重症筋無力症，進行性筋ジストロフィーなど 　2）呼吸中枢抑制疾患 　　　脳卒中，痙攣，薬物中毒など

表4 原因疾患の障害部位と病態

病変	原因疾患	障害部位	病態	呼吸不全の型
上気道	喉頭蓋炎，喉頭浮腫， 窒息（気道異物など）	喉頭	喉頭狭窄，閉塞に よる吸気障害	Ⅰ型
下気道	気管支喘息 COPDの急性増悪 CO$_2$ナルコーシス	中枢気道から末梢気道まで 気道全般 末梢気道を中心に中枢気道 から肺胞まで	下気道狭窄による 呼気障害	軽・中等症：Ⅰ型 重症：Ⅱ型 Ⅱ型 Ⅱ型
肺胞	肺炎 心原性肺水腫 ARDS/ALI 肺塞栓	肺胞 肺胞 肺胞 肺動脈	急性炎症 肺静脈うっ血 血管透過性亢進 肺動脈閉塞・狭窄	Ⅰ型 Ⅰ型 Ⅰ型 Ⅰ型
胸腔・胸郭	気胸（緊張性気胸）	胸腔	胸腔内圧上昇	Ⅱ型
呼吸調節	神経・筋疾患 呼吸中枢抑制疾患	呼吸筋に関わる神経・筋 呼吸中枢	神経・筋障害 呼吸中枢抑制	Ⅱ型 Ⅱ型

3　上気道病変

　上気道病変の病態は**喉頭の狭窄・閉塞**による**吸気障害**である．原因疾患としては**喉頭蓋炎やアナフィラキシーによる喉頭浮腫**と**気道異物による窒息**であり，これらはⅠ型呼吸不

表5　原因疾患別の所見

原因疾患	呼吸所見	呼吸音
喉頭蓋炎，喉頭浮腫，窒息（気道異物など）	吸気性喘鳴 陥没呼吸	
気管支喘息 COPDの急性増悪，CO_2ナルコーシス	呼気性喘鳴 努力呼吸時の呼気性喘鳴	乾性ラ音 （乾性ラ音）
肺炎 心原性肺水腫（左心不全） ARDS/ALI 肺塞栓		湿性ラ音 湿性ラ音 湿性ラ音
気胸（緊張性気胸）	浅い呼吸	左右差あり
末梢神経・呼吸筋疾患 呼吸中枢抑制疾患	呼吸数減少 呼吸数減少	

全を起こす．この中で内因性の疾患は喉頭蓋炎やアナフィラキシーによる喉頭浮腫である．この病態では**吸気性喘鳴，陥没呼吸**が特徴的である．

　この病態は下気道以下には問題がないため気道確保さえ行われれば問題はない．治療は**迅速な気管挿管（緊急気管挿管）**である．気管挿管を失敗させないために細めのチューブを選択することが重要である．もし，気管挿管が不可能な場合は**緊急輪状甲状間膜切開**を行う．それから，気道異物による窒息は異物の除去が重要である．

4　下気道病変

　下気道病変の病態は**下気道狭窄**による**呼気障害**である．原因疾患は，**気管支喘息，慢性閉塞性肺疾患（COPD：chronic obstructive pulmonary disease）の急性増悪，CO_2ナルコーシス**である．気管支喘息は中等症程度までは**Ⅰ型呼吸不全**であるが，重症になると呼気障害が重篤化して**Ⅱ型呼吸不全**となる．また，COPDの急性増悪，CO_2ナルコーシスは**Ⅱ型呼吸不全**である．気管支喘息についての詳細は後述する．COPDの要点，CO_2ナルコーシスの要点はそれぞれ表6，表7のとおりである．

5　肺胞病変

1．肺胞病変総論

　肺胞病変の病態は気道系には問題がなく**肺胞でのガス交換異常**である．原因疾患は**肺炎，肺水腫，肺塞栓症**であり，これらはⅠ型呼吸不全を起こす．肺炎は肺胞腔や肺胞壁・間質の炎症で，その要点は表8，表9のとおりである．肺水腫とは何らかの原因により肺胞に

表6 COPDの要点

概念	長期の喫煙などで生じた肺の炎症反応に基づく進行性の呼気障害を呈する疾患 肺気腫と慢性気管支炎が含まれる 40歳以上で長期の喫煙歴がある
症状	慢性的な咳嗽・喀痰や労作時呼吸困難
所見	ビア樽状胸郭, 胸鎖乳突筋の肥大, 口すぼめ呼吸, 呼気延長, 努力呼吸時の喘鳴, 1秒率（FEV1%）＜70%
治療	禁煙, 在宅酸素療法, 呼吸リハビリテーション（口すぼめ呼吸など）, 気管支拡張薬, 吸入ステロイドなど

表7 CO_2ナルコーシスの要点

概念	COPDなどの慢性Ⅱ型呼吸不全の患者が, 高濃度酸素を投与された後, または感染症を合併した後などに起こる重症のCO_2中毒
症状	自発呼吸の減弱, 意識障害, 頭痛, けいれん
所見	$PaCO_2$上昇, 呼吸性アシドーシス
治療	1．低流量（0.5 L/分程度）の酸素投与（低酸素血症の改善） 　　目標：PaO_2≧60 Torr, SpO_2≧90% 2．低酸素血症が改善しない場合は酸素投与＋NPPV 3．自発呼吸停止の場合は気管挿管してCO_2排出

表8 肺炎の要点

概念	肺胞腔や肺胞壁・間質の炎症
分類	Ⅰ．原因病原体別分類 　　1．細菌性肺炎：細菌感染による肺炎 　　　　肺炎球菌, インフルエンザ菌, 黄色ブドウ球菌, クレブシェラなど 　　2．非定型肺炎：細菌感染以外の肺炎 　　　　ウイルス肺炎, マイコプラズマ肺炎, クラミジア肺炎など Ⅱ．形態学的分類 　　1．肺胞性肺炎：肺胞腔の炎症, 主に細菌性肺炎, 非定型肺炎もあり 　　　　1）大葉性肺炎：感染力が強く, 肺の一葉を占める肺炎 　　　　2）気管支肺炎：気管支の支配する区域に一致して広がる肺炎 　　2．間質性肺炎：肺胞壁・間質の炎症, 非定型肺炎

表9 原因病原体別の症状・所見の比較

症状, 所見	細菌性肺炎	非定型肺炎
症状	発熱, 呼吸困難, 咳嗽, 喀痰	乾性咳嗽, 発熱（軽度）
聴診	湿性ラ音（coarse crackles）	
血液検査	炎症反応：強陽性	炎症反応：正常から軽度上昇
胸部X-P・CT	肺胞性陰影	間質性陰影, 肺胞性陰影

表10　肺水腫の原因分類

分類	原因病態・疾患	備考
心原性	左心不全	大部分
肺性	急性呼吸窮迫症候群（ARDS）/急性肺損傷（ALI）	非心原性で最も多い
腎性	急性・慢性腎不全	
肝性	肝硬変	
神経原性（中枢性）	くも膜下出血	

表11　ARDS/ALIの診断基準

下記4項目をすべて満たすとARDS
下記のうち2が200＜PaO_2/FiO_2≦300の場合がALI

1. 急性発症である
2. 呼気終末陽圧換気（PEEP）の圧にかかわらずPaO_2/FiO_2≦200
3. 胸部X-Pで両側びまん性浸潤陰影を呈する
4. 肺動脈楔入圧（PAWP）が18 mmHg以下または左房圧上昇の所見がない
  （心原性肺水腫ではないということ）

水が貯留した状態であり，肺水腫の原因は**表10**のとおりである．肺塞栓症とは，静脈血中にできた血栓（大部分は骨盤部や下肢の深部静脈血栓）が，静脈から右心をとおり肺動脈を閉塞・狭窄させて低酸素血症を起こしたものである．肺塞栓症の詳細は**胸痛**の項を参照していただきたい．

2．肺水腫の原因と治療

　肺水腫の原因疾患については，ショック（全身循環不全）の項で簡単に触れたが，ここでも再度説明を加える．大部分は左心不全が原因の**心原性肺水腫**である．心原性肺水腫の病態と治療についてはショック（全身循環不全）の項を参照していただきたい．心原性以外では**急性呼吸窮迫症候群（ARDS：acute respiratory distress syndrome）/急性肺損傷（ALI：acute lung injury）**が最も多く，血管透過性亢進により起こったものである．原因は敗血症，重症外傷，ショック，肺炎などであるが，最も多いのは敗血症である．ARDS/ALIの診断基準は**表11**のとおりである．他には腎性（腎不全に伴うもの），肝性（肝硬変に伴うもの），神経原性（くも膜下出血に伴うもの）がある．

　肺水腫に対する治療の一般的考え方は，低酸素血症の改善が基本で，必要なら**呼気終末陽圧換気（PEEP：positive end-expiratory pressure）**をかけての酸素投与，血管拡張薬・利尿薬の投与，輸液制限，原因治療である．肺塞栓症の病態については**ショック**（全身循環不全）の項を，要点整理については**胸痛**の項を参照していただきたい．

表12 気胸（自然気胸）・緊張性気胸の要点

概念	気胸とは肺胞が破れることにより空気が胸腔内に貯留したもの 緊張性気胸とは胸腔内に貯留した空気が縦隔を圧迫して循環障害を起こしたもの
分類	1．自然気胸：内因性疾患が原因で起こるもの 　1）原発性気胸：ブラ・ブレブの破裂（20歳前後やせ型男性に多い） 　2）続発性気胸：基礎疾患（COPDなど）に伴うもの（60歳以上に多い） 2．外傷性気胸：外傷によるもの 3．医原性気胸：医療行為に伴うアクシデント
症状	呼吸困難，胸痛
所見	呼吸音の左右差（患側の呼吸音低下），患側の鼓音
胸部X-P・CT	胸腔内の空気
治療	胸腔ドレナージ

6　胸腔・胸郭病変

胸腔・胸郭病変の病態は**胸腔・胸郭異常による換気障害**である．原因疾患として重要なものは**気胸**で，なかでも**緊張性気胸**である．気胸・緊張性気胸の要点は**表12**のとおりである．気胸とは肺胞が破れることにより空気が胸腔内に貯留したもので，緊張性気胸とは胸腔内に貯留した空気が縦隔を圧迫して循環障害を起こしたものである．循環障害が進行すると閉塞性ショックを起こし，放置すると心肺停止となる．診断は身体所見や胸部X-P・胸部CTから行う．

7　神経調節障害

神経調節障害の病態は，呼吸器系には問題ないが**呼吸調節を行う呼吸中枢や末梢神経・呼吸筋異常により起こる換気障害**である．呼吸中枢抑制疾患と末梢神経・呼吸筋疾患の2つに分けられる．呼吸中枢抑制疾患の代表的なものが**脳卒中**，**痙攣**，**薬物中毒**である．他に意識障害から呼吸抑制が起こる疾患が含まれる．薬物中毒で意識障害から呼吸抑制が起こる代表的なものとして麻薬やバルビツレートがある．末梢神経・呼吸筋疾患としては，**ギラン・バレー症候群**，**重症筋無力症**，**進行性筋ジストロフィー**などである．

8 気管支喘息

1．気管支喘息の病態と診断[1]

気管支喘息の病態は**表13**のとおり，1）気管支収縮，2）気道の炎症，3）粘液塞栓の3つであり，これらにより，下気道狭窄が起こり，呼気障害が起こったものである．気管支喘息の診断自体はそれほど難しくないが，気管支喘息の重篤度を診断することが最も重要である．なぜなら，気管支喘息は対応が遅れると生命予後に関与してしまうからである．

気管支喘息の重篤度の診断は臨床症状・所見から判断する場合と**最大呼気流速度（PEFR：peak expiratory flow rate）**や血液ガスの検査所見から判断する場合がある．前者は**表14**のとおりで後者は**表15**のとおりである．中等度以上は入院になる場合が多く，特に重症以上は迅速な対応が必要である．

2．気管支喘息の治療[2]

気管支喘息の治療の考え方は**表16**のとおりで，基本は，**β_2作動薬吸入（サルブタモール）**

表13　気管支喘息の病態生理

1．気管支収縮
2．気道の炎症
3．粘液塞栓

表14　症状による重症度スコア（文献[1]より引用・一部改変）

	軽症	中等症	重症	危機的
体位	歩行可	会話可	臥位	
言葉	文章	フレーズ	単語	
肩呼吸	±	＋	＋	
喘鳴	中等度	高度	高度	消失
意識	時に興奮	通常興奮	通常興奮	
呼吸数	≧20回/分	≧20〜25回/分	≧30回/分	
心拍数	＜100回/分	100〜120回/分	＞120回/分	徐脈

表15　検査による重症度（文献[1]より引用・一部改変）

	軽症	中等症	重症	切迫
PEFR	≧70％	40〜70％	＜40％	＜25％
SpO_2（room）	≧95％	90〜95％	≦90％	
$PaCO_2$	≦45 mmHg	≦45 mmHg	＞45 mmHg	

PEFR（peak expiratory flow rate）：最大呼気流速度

表 16　気管支喘息の主要治療

1．一次療法
　1）酸素
　2）β₂作動薬吸入　→　気管支拡張
　　サルブタモール（ベネトリン）2.5～5 mg（0.5～1.0 mℓ）を 15～20 分ごと
　3）ステロイド静注　→　気道炎症に対する効果（効果は 6～12 時間後）
　　メチルプレドニゾロン（ソルメドロール）125 mg（40～250 mg）

2．補完療法
　4）抗コリン薬噴射　→　気管支拡張
　　臭化イプラトロピウム（アトロベントエロゾル）1 回 20～40 μg，1 日 3～4 回
　5）硫酸マグネシウム IV　→　肺機能改善
　　1.2～2 g を 20 分
　6）アドレナリンまたはテルブタリン皮下注
　　アドレナリン：1 回 0.3 mg を 20 分ごとに 3 回投与

表 17　気管支喘息における換気療法

Ⅰ．非侵襲的陽圧換気（NPPV），2 相性陽圧換気（BiPAP）
　　→　気管挿管の必要性を遅らせたりなくしたりする
　1．NPPV の適応
　　意識清明で気道保護が可能，協力的，効果的な自発呼吸をしている
　2．NPPV の禁忌
　　1）急激な状態悪化，意識レベル低下，気道保護不能
　　2）重度の低酸素血症，ショック
　　3）虚血性心疾患，心室性不整脈
Ⅱ．気管挿管
　　→　気管支収縮，auto-PEEP，過膨張，緊張性気胸，低血圧などの合併症の危険があるため NPPV で呼吸管理ができればそれでよい．
　　しかし，NPPV で呼吸管理ができない場合は気管挿管の適応となる．
　1．気管挿管の適応
　　1）主要治療・NPPV でも改善なし
　　2）意識レベルの低下
　　3）呼吸状態の悪化
　　4）血圧低下（ショック）
　　5）アナフィラキシーの合併
　2．気管挿管の方法
　　1）気管抵抗を抑えるため太いサイズのもの（通常 8.0～9.0 mmID）を使用する．
　　2）気管支攣縮予防のためにリドカインの投与（挿管 3 分前に 1.5～2 mg/kg）
　　3）筋弛緩性鎮静薬の投与（ケタミン，サクシニルコリンなど）

と**ステロイド**の静注である．これで効果がない場合は補完療法が必要となる．これらの治療でも呼吸状態が悪化した場合，換気の方法が問題となる．気管支喘息に対しての気管挿管はいろいろな合併症が懸念されるため，できれば避けたほうが良い．そのため可能なら**非侵襲的陽圧換気（NIPPV：noninvasive intermittent positive pressure ventilation）**，特に**2 相性陽圧換気（BiPAP：bi-level positive airway pressure）**が勧められる．NPPV で呼吸管理が不可能な場合は**気管挿管**を行わなければならない．NPPV と気管挿管についての考

表18 気管挿管後の対応

1．auto-PEEP への対応
　1）少ない呼吸数（6～10 回/分），少ない1回換気量（6～8 m*l*/kg）
　2）短い吸気時間（成人吸気流速 80～100 m*l*/分）
　3）長い呼気時間（吸気相と呼気相比が1：4 または1：5）

2．気管挿管後の急性増悪の4原因（DOPE）
　1）D：displaced tube　　：チューブの逸脱
　2）O：obstructed tube　 ：チューブの閉塞
　3）P：pneumothorax　　 ：気胸
　4）E：equipment failure　：機器の故障

え方・適応・禁忌・方法については**表17**のとおりである．

　気管挿管を行った場合は**auto-PEEP**への対応が必要である．auto-PEEP とは呼気時間が十分でない場合に起こる自己発生 PEEP である．気管支喘息は呼気障害であるため，1回換気量を少なくして呼吸回数を少なくしなければならない．詳細は**表18**のとおりである．

文　献

1) American Heart Association：ACLS Resource Text．319-323, 2005
2) American Heart Association：ACLS Resource Text．323-336, 2005

Ⅳ 意識障害

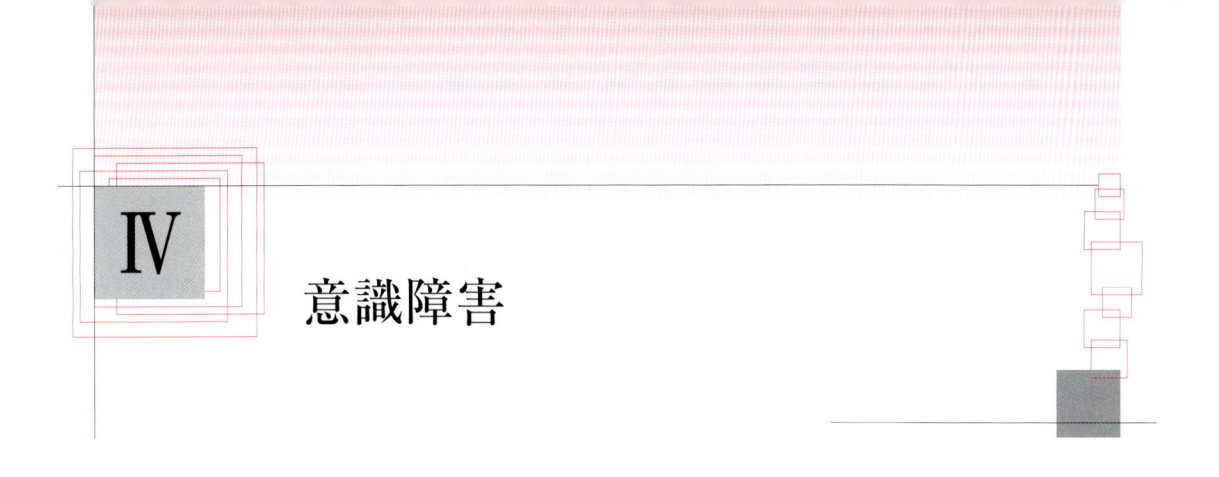

1 意識障害の概念（意識障害とは）

　意識レベルの維持は，中脳（脳幹）にある脳幹網様体から視床を経由して大脳皮質へ投射される**上行性脳幹網様体賦活系**（ascending reticular activation system：ARAS）によっ

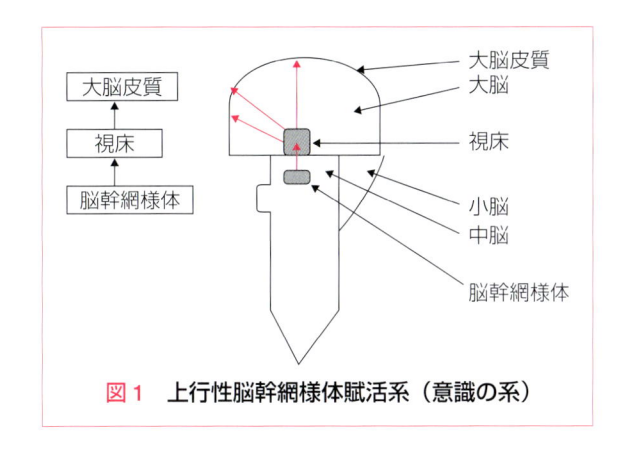

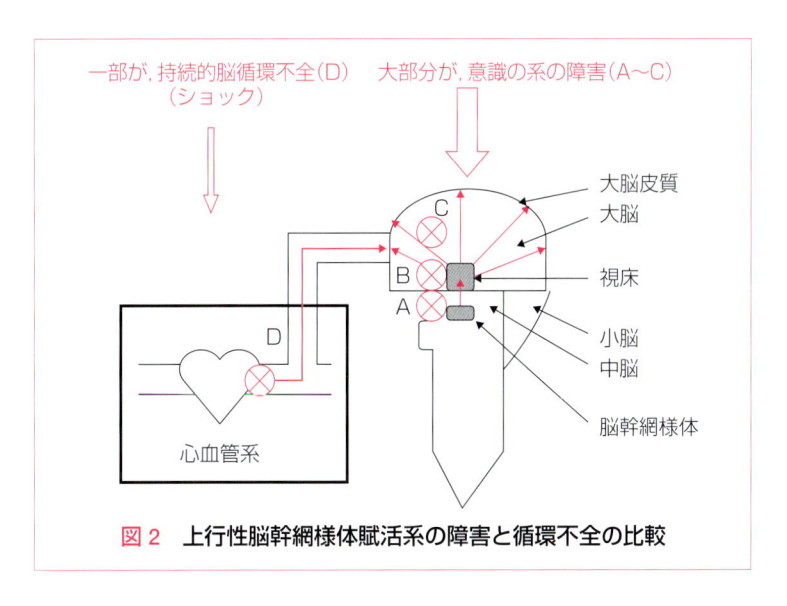

図1　上行性脳幹網様体賦活系（意識の系）

図2　上行性脳幹網様体賦活系の障害と循環不全の比較

て行われており（図1），この系は**意識の系**ともいわれる．

意識障害（disturbance of consciousness）は，1）意識の系，つまり脳幹網様体（図2・A），視床（図2・B），視床から大脳皮質への投射系（図2・C）のどこかで器質的または代謝的障害が起こった場合（意識の系の障害），2）意識の系に障害はないが持続的脳循環不全が起こった場合（持続的脳循環不全）（図2・D），に出現し，**一般的には数分以上の意識消失**が持続する．意識障害の原因疾患としては大部分が1）意識の系の障害の範疇に入るもので，一部が2）持続的脳循環不全によるものである．持続的脳循環不全が原因となる意識障害はショックが原因で起こる意識障害である．

2 意識障害と失神・失神性めまいの違い

意識障害とよく似た症候に**失神・失神性めまい**がある．意識障害，失神・失神性めまいの違いは一般的には意識消失の時間で区別されているが，意識障害と失神・失神性めまいは病態が全く異なるため，その病態の違いを理解しておかなければならない．意識障害，失神，失神性めまいを概念，意識消失時間，病態で比較したものが表1である．これらの違いは病態の違いにより結果論として意識消失時間が違ってくるものであって，意識消失時間をもってこれらの違いを定義しているものではない．

意識障害の主病態は前述したとおり**上行性脳幹網様体賦活系の障害（意識の系の障害）**（図2・A～C）であるのに対して，失神・失神性めまいの主病態は**一過性の脳循環不全**である．ただし，一部（副病態として）は，意識障害の原因が持続的脳循環不全（ショック）であったり，失神・失神性めまいの原因が一過性の意識の系の障害であったりする場合がある．意識の系の障害と脳循環不全の違いを整理したものが表2である．また，失神・失神性めまいの詳細については**失神・失神性めまい**の項を参照していただきたい．

表1　意識障害と失神・失神性めまいの違い

	概念	意識消失時間	主）主病態 副）副病態
意識障害	持続的意識消失	数分以上	主）意識の系の障害（持続的） 副）持続的脳循環不全
失神	一過性意識消失	数分以内	主）一過性の脳循環不全 副）一過性の意識の系の障害
失神性めまい	失神の前段階 （失神感，眼前暗黒感）	なし	

※意識の系：上行性脳幹網様体賦活系（脳幹網様体から大脳皮質への投射系）
※脳循環不全：脳の循環血液量が全体的に減少すること

表2　意識の系の障害と脳循環不全の違い

意識の系の障害
1. 脳循環血液量は正常であるが，脳の機能（意識の系）が脱落したもの．
2. 意識障害の場合は大部分がこの病態（主病態）で，かつ持続的である．
3. 失神・失神性めまいの場合は一部にこの病態がみられ（副病態），かつ一過性である．

脳循環不全
1. もともと，脳の機能（意識の系）は正常であったが，脳循環血液量が低下するため最終的に脳の機能（意識の系）が脱落したもの．
2. 失神・失神性めまいの場合の大部分がこの病態（主病態）で，かつ一過性である．
3. 意識障害の場合は一部にこの病態がみられ（副病態），かつ持続的である．具体的にはショックが原因による意識障害がこれにあたる．

3　意識障害の評価法

1．評価法総論

　意識障害の評価法には **Japan Coma Scale（JCS）**（表3）と **Glasgow Coma Scale（GCS）**（表4），の2つが日本では使われてきた．前者は脳血管障害に対して，後者は外傷に対して評価しやすい評価法である．最近では，両者の短所を補い，良いところをとって作られた **Emergency Coma Scale（ECS）**（表5）が使われるようになってきている．

　ところで，これらの評価表は客観的であるが意識障害レベルのイメージがとりにくいという欠点がある．それに対して意識障害レベルのイメージをしやすくする方法として，表6[1]のような意識状態を表す医学用語がある．これらは，正確な意識レベルの判定というよりは，イメージがしやすくある程度の意識状態の把握に役立つ概念である．

2．JCS

　JCSの特徴は，意識レベルが3段階（1〜3桁）に分かれ，それぞれが再度3段階に分かれており，イメージがしやすいという利点があるが，意識レベルが悪いときの詳細な反応区分については分類がないという欠点がある．しかも，この評価法の最も問題なところは，日本固有の評価法であり，世界レベルには至っていないことである．

3．GCS

　GCSは，指標を開眼，言語，運動に分けて点数化して合計点で評価する方法で，最重症が3点，正常が15点である．この評価表の利点は点数を見れば重症度がわかることであるが，逆に意識レベルのイメージはJCSよりしにくい．世界レベルでの意識障害の評価法はこのGCSが使われる．

表3 Japan Coma Scale（JCS）

Ⅰ．刺激しなくても覚醒している（1桁で表現） 　1．だいたい意識清明だが，今ひとつはっきりしない 　2．見当識障害がある 　3．自分の名前，生年月日が言えない
Ⅱ．刺激すると覚醒する，刺激をやめると眠り込む（2桁で表現） 　10．普通の呼びかけに容易に開眼する 　　　（合目的な運動をするし言葉も出るが間違いが多い） 　20．大きな声または身体をゆさぶることにより開眼する 　　　（簡単な命令に応じる） 　30．痛み刺激を加えつつ呼びかけを繰り返すとかろうじて開眼する
Ⅲ．刺激をしても覚醒しない（3桁で表現） 　100．痛み刺激に対して，払いのけるような動作をする 　200．痛み刺激で少し手足を動かしたり，顔をしかめる 　300．痛み刺激に反応しない
註　R：不穏　I：失禁　A：自発性喪失（例：100-I，20-RI）

表4 Glasgow Coma Scale（GCS）

大分類	小分類	スコア
開眼（E） eye opening	自発的に 言語により 痛み刺激により 開眼しない	E4 E3 E2 E1
言語（V） verbal response	見当識あり 錯乱状態 不適切な言葉 理解できない声 発語なし	V5 V4 V3 V2 V1
運動（M） motor response	命令に従う 痛み刺激部位に手足を持っていく 四肢の屈曲逃避 四肢の異常屈曲 四肢伸展 まったく動かない	M6 M5 M4 M3 M2 M1

表5 Emergency Coma Scale（ECS）

点数	大項目	詳細項目
1 2	覚醒している （自発的な開眼，発語）	見当識あり 見当識なし
10 20	覚醒できる （刺激による開眼，発語）	呼びかけにより 痛み刺激により
100L 100W 200F 200E 300	覚醒しない （刺激による開眼，発語なし， 運動反応のみ）	痛みの部位に四肢を持っていく，払いのける 引っ込める，顔をしかめる 屈曲する 伸展する 動きがまったくない

表6　意識障害を表す言葉

意識障害を表す言葉	内容
傾眠（somnolence）	軽度の意識障害．呼びかけなどの軽度の刺激で覚醒するが刺激を止めると眠る．
昏迷（stupor）	呼びかけには反応しないが，痛み刺激など強い刺激で自動的な運動が起こる．
半昏睡（semicoma）	強い痛み刺激で逃避反応を示す．
昏睡（coma）	すべての刺激にほとんど反応しない．
せん妄（delirium）	意識障害に精神運動性興奮が加わった状態．不安感が強く，しばしば，幻覚，妄想などがみられる．
錯乱（confusion）	全体としては意識が障害されているが，部分的に意識活動が可能な状態

表7　ECSとGCSの点数比較

点数	ECS 大項目	ECS 詳細項目	GCS 合計	開眼	言語	運動
1	覚醒している	見当識あり	12～15	4	2～5	6
2		見当識なし	11～14	4	2～4	5～6
10	覚醒できる	呼びかけにより	9～13	3	1～4	5～6
20		痛み刺激により	8～12	2	1～4	5～6
100L	覚醒しない	痛みの部位に四肢を持っていく払いのける	7	1	1	5
100W		引っ込める，顔をしかめる	6	1	1	4
200F		屈曲する	5	1	1	3
200E		伸展する	4	1	1	2
300		動きがまったくない	3	1	1	1

4．ECS

　ECSは，このようなJCSとGCSのお互いの欠点を補うために考案された評価法である．ECSの特徴は次の二つである．GCSでの7点以下の重症がそのままECSの100L，100W，200F，200E，300に1対1で対応していること，つまり，JCSの欠点の一つである意識レベルが悪い場合の詳細な反応区分がGCSと同じように詳細に分けられていることである．ECSとGCSの対比を表7に示す．もう一つは，軽症から中等症においては，ECSとJCSは概ね対比されていて意識レベルのイメージがしやすく，かつECSがJCSより簡単に作られていることである．ただ，ECSもJCS同様世界レベルでの評価法には至っていない．

4　意識障害の鑑別診断と診断法

1．鑑別診断と診断法の全体像

　意識障害の鑑別診断を**表8**，**表9**に示す．どちらを採用しても差し支えないので2つを提示した．前者は病態別の分類であり，後者は意識障害の鑑別診断としてよく使われる**AIUEOTIPS（アイウエオティップス）**を一部改訂したものである．ここで述べる意識障害の診断法は，**表8**の**意識障害の鑑別診断1（病態別）**を基に行っていく．各鑑別疾患の要点は後述しているので参照していただきたい．

　意識障害の原因疾患は，脳（神経系）疾患，代謝・内分泌系疾患，循環器系疾患，呼吸

表8　意識障害の鑑別診断①（病態別）

Ⅰ．脳疾患
　1．脳卒中
　　1）脳梗塞　　2）脳出血　　3）くも膜下出血
　2．中枢神経系感染症
　　1）髄膜炎・脳炎　　2）脳膿瘍
　3．慢性硬膜下血腫
　4．脳腫瘍またはそれによる水頭症
　5．てんかん

Ⅱ．脳症
　1．アルコール関連
　　1）急性アルコール中毒　　2）Wernike脳症（ビタミンB_1欠乏症）
　　3）アルコール離脱症候群
　2．血糖異常
　　1）低血糖　　2）糖尿病性ケトアシドーシス　　3）非ケトン性高浸透圧症候群
　3．水・電解質異常
　　1）脱水　　2）水中毒　　3）高/低 Na 血症　　4）高/低 K 血症
　　5）高/低 Mg 血症　　6）高/低 Ca 血症
　4．高血圧性脳症
　5．肺性脳症
　　1）低酸素血症　　2）高二酸化炭素血症　　3）過換気症候群
　6．肝性脳症
　7．腎性脳症（尿毒症）
　8．感染症
　　1）敗血症　　2）肺炎
　9．内分泌疾患
　　1）甲状腺クリーゼ（甲状腺機能亢進症）　　2）粘液水腫（甲状腺機能低下症）
　　3）副甲状腺クリーゼ（副甲状腺機能亢進症）　　4）副腎クリーゼ（急性副腎不全）

Ⅲ．その他
　1．体温異常
　　1）低体温（偶発性低体温）
　　2）高体温（熱中症，悪性症候群など）
　2．薬物中毒，薬物以外の中毒（CO 中毒）
　3．精神疾患
　4．ショックまたはショックの原因疾患

表9　意識障害の鑑別診断②（AIUEOTIPS）

AIUEOTIPS 分類	原因疾患
A：Alcohol　アルコール関連疾患	1）急性アルコール中毒 2）Wernike 脳症（ビタミン B₁ 欠乏症） 3）アルコール離脱症候群
I：Insulin　血糖異常 　　（hypo/hyper-glycemia）	1）低血糖 2）糖尿病性ケトアシドーシス 3）非ケトン性高浸透圧症候群
U：Uremia	尿毒症（腎性脳症）
E：Encephalopathy　脳症	1）肝性脳症 2）高血圧性脳症
E：Endocrinopathy　内分泌疾患	1）甲状腺クリーゼ（甲状腺機能亢進症） 2）粘液水腫（甲状腺機能低下症） 3）副甲状腺クリーゼ（副甲状腺機能亢進症） 4）副腎クリーゼ（急性副腎不全）
E：Electrolytes　電解質異常	低または高 Na・K・Ca・Mg 血症
O：Opiate or other over dose	薬物中毒
O：O₂・CO₂・CO 　　酸素・二酸化炭素・一酸化炭素異常	1）低酸素血症 　（気管支喘息，肺炎，肺水腫，肺塞栓，気胸など） 2）CO₂ ナルコーシス 3）一酸化炭素中毒
T：Trauma　頭部外傷	1）脳挫傷，急性硬膜下血腫，急性硬膜外血腫 2）慢性硬膜下血腫
T：Tumor	脳腫瘍
T：Temperature　体温異常 　　（hypo/hyper-thermia）	1）低体温 2）高熱（熱中症，悪性症候群など）
I：Infection　感染症	1）髄膜炎・脳炎，脳膿瘍（中枢神経系感染症） 2）敗血症 3）肺炎（呼吸器感染症）
P：Psychogenic	精神疾患
S：Seizure（epilepsy）	てんかん
S：Stroke　脳卒中	1）脳梗塞 2）脳出血 3）くも膜下出血
S：shock	ショックまたはショックの原因疾患

器系疾患，消化器系疾患，腎疾患，感染症，精神疾患，中毒，頭部外傷，環境異常疾患など非常に多い．意識障害の原因診断が難しい理由は，このように原因疾患が多く多岐にわたることと，意識障害患者本人ときちんとしたコミュニケーションが取りにくいことが挙げられる．前者への対応法は全身診察の意義と方法論を身につけることであり，後者への対応法は，患者の訴え以外の情報（家族などからの状況説明，既往歴やバイタルサイン，身体所見）を正確に入手することである．

　意識障害の鑑別診断順序に決まりはないが，たくさんの鑑別診断を合理的に診断していくためにはある一定のルールを作っておくと誤診が少なくなる．そこで筆者が行っている

表10　意識障害の鑑別診断法

Ⅰ．第1グループ（バイタルサイン異常と低血糖）
　1．ショック
　2．低酸素血症・高二酸化炭素血症（呼吸不全）
　3．低血糖
　4．低体温（偶発性低体温）

Ⅱ．第2グループ（脳疾患）
　1．脳卒中（脳梗塞，脳出血，くも膜下出血）
　2．中枢神経系感染症（髄膜炎・脳炎，脳膿瘍）
　3．慢性硬膜下血腫
　4．脳腫瘍またはそれによる水頭症
　5．てんかん

Ⅲ．第3グループ（脳症一般）
　1．アルコール関連（急性アルコール中毒，Wernike脳症，アルコール離脱症候群）
　2．高血糖（糖尿病性ケトアシドーシス，非ケトン性高浸透圧症候群）
　3．水・電解質異常（脱水，水中毒，高/低 Na・K・Mg・Ca 血症）
　4．高血圧性脳症
　5．過換気症候群
　6．肝性脳症
　7．腎性脳症（尿毒症）
　8．感染症（敗血症，肺炎）
　9．高体温（熱中症，悪性症候群など）
　10．内分泌疾患（甲状腺クリーゼ，粘液水腫，副甲状腺クリーゼ，副腎クリーゼ）

Ⅳ．第4グループ（薬物中毒，精神疾患）
　1．薬物中毒，薬物以外の中毒（CO中毒）
　2．精神疾患

一般的な診断方法を紹介する．診断順序は**表10**のとおりである．もちろん，病歴から原因疾患が確定できる場合はここで述べる順番にとらわれる必要はない．

2．第1グループの鑑別

鑑別の第1グループは意識以外のバイタルサインに異常が現れている疾患群と低血糖である．つまり，**ショック，低酸素血症・高二酸化炭素血症（呼吸不全），低血糖，低体温（核心温度32℃以下）**である．このグループに属するものは意識障害の原因疾患の中で最も緊急度が高い．**意識障害＝脳疾患**，と短絡的に考えられがちであるが，特にショックの場合は，**脳疾患にショックなし**，を肝に銘じておいて欲しい．

まず来院時に，バイタルサインと病歴（症状も含む）聴取を行うが，血液ガス，簡易的血糖検査，一般血液検査（CBC，生化学，アンモニア），心電図，胸部X-Pは一般的に必須となる．この中で一般血液検査以外は至急で結果を出すことができる．ショック，低酸素血症・高二酸化炭素血症（呼吸不全）についての診断詳細はそれぞれの項を参照していただきたい．

低酸素血症（呼吸不全）の場合は必要なら気管挿管を行い十分な酸素投与を行いながら

その原因診断および初期治療を，低血糖の場合は採血後50％ブドウ糖40 m*l*（2 A）の静注を，低体温の場合は復温（電気毛布，加熱した輸液など）を行いながらそれに至った原因検索を直ちに行わなければならない．

3．第2グループの鑑別

意識障害の原因が第1グループの疾患群ではない場合は第2グループの鑑別に移る．第2グループは**脳疾患**の鑑別である．頭部CTが必須となるが，必要であればMRI・MRAも施行しなければならない．

意識障害の病歴として，意識障害を起こす前までは全く問題ないにも関わらず，一気に昏睡になったり倒れたりしていないかを確認する．かつ，片麻痺などの脳の巣症状がない場合は，**くも膜下出血**か**てんかん**が考えられる．意識障害がひどい場合は尿失禁・便失禁がみられることが多い．ちなみに，てんかんは痙攣が必ずしも起こるわけではない．

意識障害の経過や重症度に関わらず，片麻痺などの脳の巣症状があれば，**脳梗塞，脳出血，慢性硬膜下血腫，脳腫瘍，脳膿瘍**を，発熱があれば**髄膜炎・脳炎**を，痙攣がみられればてんかんを考えなければならない．ところで，一般論として，片麻痺などの脳の巣症状をみたときは必ず低血糖を除外しなければならない．今回の診断法でいけば，低血糖は第1グループの鑑別診断に入るのでそこで否定されているはずである．髄膜炎・脳炎を疑えば腰椎穿刺を，てんかんを疑えば脳波が必須となる．髄膜炎・脳炎，てんかん以外の脳疾患は頭部CT，必要ならMRI・MRAで診断が可能である．

4．第3グループの鑑別

意識障害の原因が第1・第2グループの疾患群ではない場合は第3グループの鑑別に移る．第3グループは**脳症一般**で，薬物中毒（CO中毒も含む），精神科疾患以外の残りの疾患群である．つまり，**アルコール関連疾患（急性アルコール中毒，Wernike脳症，アルコール離脱症候群），高血糖疾患（糖尿病性ケトアシドーシス，非ケトン性高浸透圧症候群），水・電解質異常（脱水，水中毒，高/低Na血症，高/低K血症，高/低Mg血症，高/低Ca血症），高血圧性脳症，過換気症候群，肝性脳症，尿毒症，感染症（敗血症，肺炎），高体温疾患（熱中症など），内分泌疾患**である．既往歴をベースにした病歴聴取や血液検査結果から第3グループ疾患の要点をチェックする．ここでは鑑別疾患の要点整理を参照していただきたい．ここまでくると大部分鑑別疾患をしぼることが可能になる．ところで，高齢者の場合は脱水，感染症が軽度な場合でも，ボーとしている，反応が鈍いというような状態が起こる．特に高齢者の意識障害では，これらの疾患に気をつける必要がある．

Wernike脳症が疑われる場合は**ビタミンB$_1$**を採血後にサイアミン100 mgの静注を，高血糖疾患の場合は，脱水補正とインスリンの投与を，高血圧性脳症の場合は降圧を，敗血症が疑われる場合は血液培養を，内分泌疾患が疑われる場合はホルモン検査が必要となる．なお，意識障害の原因疾患としての内分泌疾患の頻度は低い．

表11 トライエージキットで検査できる薬物

1．フェンシクリジン（PCP）
2．コカイン系麻薬（COC）
3．覚醒剤（AMP）
4．大麻（THC）
5．モルヒネ系麻薬（OPI）
6．バルビツール酸類（BAR）
7．ベンゾジアゼピン類（BZO）
8．三環系抗うつ剤（TCA）

5．第4グループの鑑別

　最後に第4グループの鑑別に移る．第4グループは**薬物中毒（CO中毒も含む），精神疾患**である．意識障害の診断で難しいもの一つに薬物中毒がある．薬物中毒は薬物投与（内服）の事実または疑いがあれば疑うことは容易であるが，全くそのようなことがない場合でも否定できない．日本で最も頻度が高い使用薬物はベンゾジアゼピン系である．薬物中毒は尿検査で**トライエージキット**にて診断可能である（表11）．ただ，偽陽性もあり判断が難しい場合がある．いずれにしても，良くわからない意識障害患者は必ず薬物中毒を疑い，尿検査をするべきである．最後の精神疾患の診断には既往歴だけではなく器質的疾患の除外が必要条件となる．

5　各鑑別疾患の要点

1．脳卒中（脳出血，脳梗塞，くも膜下出血）
　→　詳細は「脳卒中」の項を参照

2．髄膜炎，脳炎
　症状：発熱，頭痛，悪心・嘔吐，意識障害，見当識障害
　所見：髄膜刺激症状（項部硬直など）
　検査：腰椎穿刺にて髄液の細胞数増加の確認

3．脳膿瘍
　症状：脳の巣症状（片麻痺，言語障害など），意識障害，各種神経症状
　検査：頭部CTにて脳膿瘍の確認

4．慢性硬膜下血腫
　病歴：老人やアルコール常用者が頭部打撲の後数週間～数ヵ月に発症する，という病歴が典型的（頭部打撲が非常に軽い場合も多い）
　症状：頭痛，悪心・嘔吐，意識障害，見当識障害，脳の巣症状（片麻痺，言語障害など）
　検査：頭部CTにて慢性硬膜下血腫の確認

5．脳腫瘍
　病歴：脳腫瘍または悪性腫瘍からの脳転移
　症状：頭痛，脳の巣症状（片麻痺，言語障害など），意識障害，各種神経症状
　検査：頭部CTにて脳腫瘍の確認

6．てんかん
　病歴：てんかん（真性てんかん，症候性てんかん）の既往
　症状：意識障害，けいれん，失神
　検査：頭部CTにて症候性てんかんの原因，脳

波にててんかん波
代謝性アシドーシス，CPK上昇

6．急性アルコール中毒
病歴：多量飲酒
所見：アルコール臭
検査：血中アルコール濃度上昇
（200 mg/dl以下ではアルコールのみでの意識障害は考えにくい）

7．Wernike脳症（ビタミンB₁欠乏症）
病歴：アルコール依存症で食事摂取不良（低栄養）の人が最近歩行障害や見当識障害が出てきた，という病歴が典型的
症状：失調症状（歩行障害，協調運動障害），意識障害，見当識障害
所見：眼球運動障害，眼振，失調症（主に体幹失調，歩行失調）
検査：ビタミンB₁低下

8．アルコール離脱症候群
病歴：アルコール依存症の人が，アルコール大量使用後の中止・減量後下記の症状が出てきた（中止・減量後1週間以内），という病歴が典型的
症状：アルコール離脱症状（下記）
振戦（舌・眼瞼・手指・体幹），頭痛，悪心・嘔吐，発汗，不快感・脱力感，抑うつ気分・易刺激性，精神症状，意識障害など

9．血糖異常（低血糖，糖尿病性ケトアシドーシス，非ケトン性高浸透圧症候群）
→詳細は血糖異常の項を参照

10．水・電解質異常（分類と主な原因）
ナトリウム異常，カリウム異常の詳細はそれぞれの項を参照
カルシウム（Ca）異常，マグネシウム（Mg）異常は以下のとおり
1）高Ca血症：原発性副甲状腺機能亢進症，悪性腫瘍，ビタミンD過剰投与，長期臥床，甲状腺機能亢進症，サイアザイド系利尿薬
2）低Ca血症：特発性副甲状腺機能低下症，慢性腎不全，ビタミンD欠乏，重症急性膵炎
3）高Mg血症：腎機能障害・腎不全，Addison病，甲状腺機能低下症，Mg過剰投与
4）低Mg血症：消化不良症候群，消化液の喪失，低栄養，アルコール依存症
利尿薬（フロセミド，サイアザイド），甲状腺機能亢進症

11．高血圧性脳症
病歴：急激かつ異常高血圧で下記症状が出現し，降圧により症状が改善する
症状：頭痛，悪心・嘔吐，意識障害，痙攣，稀に一過性片麻痺
所見：通常は拡張期血圧が120 mmHgを超える

12．低酸素血症・高二酸化炭素血症（呼吸不全）
→ 詳細は呼吸不全の項を参照

13．過換気症候群
→ 詳細は呼吸困難の項を参照

14．肝性脳症
病歴：肝硬変患者（慢性期）または劇症肝炎患者（急性期），肝硬変患者が圧倒的に多い
便秘・感染・消化管出血・利尿薬投与（脱水，電解質異常）が増悪因子となる
症状：意識障害，精神症状（興奮，せん妄）
所見：羽ばたき振戦，肝性口臭
検査：アンモニア値上昇，肝機能障害（肝硬変，劇症肝炎），呼吸性アルカローシス

15．尿毒症
病歴：慢性腎不全，透析患者
所見：浮腫，肺水腫，高血圧，アンモニア臭（尿臭）
検査：腎機能障害（BUN・Cre上昇），電解質異常（低Na，高K，低Ca，高Mg），高度貧血（正球性正色素性貧血），代謝性アシドーシス

16．敗血症
病歴：各種感染症
症状：発熱（発熱はない場合もある），各種感染

症症状，意識障害
- **検査**：炎症反応陽性（WBC 上昇，CRP 上昇），血液培養にて菌血症

17. 肺炎
→ 詳細は呼吸不全の項を参照

18. 甲状腺クリーゼ（甲状腺機能亢進症）
- **病歴**：Basedow 病患者が，手術，外傷，感染，出産，精神的ストレスなどが誘因となって発症
- **症状**：高体温，頻拍，過剰な発汗，嘔吐・下痢，意識障害，精神症状
- **所見**：びまん性甲状腺腫，眼球突出
- **検査**：freeT$_3$・freeT$_4$ 上昇，TSH 低下

19. 粘液水腫
- **病歴**：主に慢性甲状腺炎（橋本病）の患者が，手術，外傷，感染，寒冷，消化管出血，精神神経用薬などが誘因となって発症．
- **所見**：浮腫様顔貌（ボーッとして腫れぼったい顔つき），乾いた皮膚・粗な毛髪，下肢の浮腫，低体温，循環障害（低血圧，徐脈），呼吸障害（低酸素血症，低換気）
- **検査**：低血糖，低 Na，貧血，CPK・GOT・LDH 上昇，コレステロール上昇，低酸素血症，呼吸性アシドーシス，胸水・心嚢液貯留，freeT$_3$・freeT$_4$ 低下，TSH 上昇

20. 副腎クリーゼ（急性副腎不全）
- **病歴**：
  1）Addison 病またはステロイド治療中の患者がステロイド離脱・減量・中止やさまざまなストレス（手術，外傷，感染など）が誘因となって発症
  2）副腎出血，癌転移などによる副腎不全で発症
- **症状**：全身倦怠感，易疲労感，体重減少，消化器症状（腹痛，悪心・嘔吐），意識障害，精神症状
- **所見**：高熱，ショック，脱水所見
- **検査**：低血糖，低 Na，高 K，貧血（正球性正色素性貧血），BUN と Cre の解離（脱水）

21. 副甲状腺クリーゼ（副甲状腺機能亢進症）
- **病歴**：副甲状腺機能亢進症の患者が高 Ca 血症を起こした場合に発症
- **症状**：高 Ca 血症の症状（下記）
  疲労倦怠感，筋力低下，食欲不振，悪心・嘔吐，多飲，多尿，口渇，意識障害，精神症状
- **検査**：高 Ca，PTH 上昇，高 Cl
  （悪性腫瘍が原因による高 Ca 血症は PTH 低下・低 Cl）

22. 偶発性低体温（核心温度 35～36℃未満を低体温という）
- **病歴**：事故（外傷），急性アルコール中毒，薬物中毒（自殺），精神疾患，ホームレス，脳卒中，低血糖，粘液水腫などの状態で低温環境の中で意識障害を起こす
- **所見**：意識障害が出現する体温低下（核心温度 32℃以下）
  不整脈（心房細動，心室細動），ショック

23. 高熱（主な原因）
1）熱中症（熱射病）
2）悪性症候群（向精神薬の使用）：発熱，筋強剛，CPK 上昇
3）甲状腺クリーゼ，副腎クリーゼ
4）薬物中毒（アスピリン，覚醒剤，抗コリン薬）

24. 薬物中毒（分類と主な薬物）
1）精神神経用薬：ベンゾジアゼピン系（ニトラゼパム，トリアゾラム，ブロチゾラム，ゾピクロン）
2）催眠鎮静薬：バルビツール酸系（フェノバルビタール）
3）抗うつ薬：三環系抗うつ剤（塩酸イミプラミン）
　　　　　：四環系抗うつ剤（塩酸マプロチリン）
4）向精神薬（塩酸クロルプロマジン，ハロペリドール）
5）解熱鎮痛薬：サリチル酸系（アスピリン），アセトアミノフェン

6）麻薬（アヘン，塩酸モルヒネ，ヘロイン），覚醒剤（塩酸メタンフェタミン），コカイン，幻覚剤（大麻，LSD，フェンシクリジン）
7）農薬（有機リン，パラコート）

25．一酸化炭素中毒
病歴：車の排気ガス，不完全燃焼，火災
検査：CO-Hb 上昇

26．ショック
→ 詳細はショックの項を参照

文 献

1）名尾良憲，村上義次，勝 健一：主要症例からみた鑑別診断学．957-959，金芳堂，2003

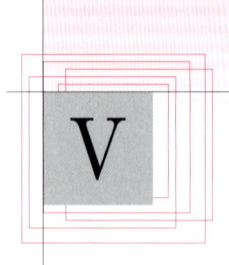

V 痙攣

1 痙攣の概念

痙攣（convulsion）とは，全身または一部の骨格筋に発作的に起こる**不随意収縮現象**である．症状が発作的に起こることから痙攣発作ともいう．痙攣は脳に対するいろいろな刺激が原因で起こるが，その詳細については明らかではない．

また，痙攣とよく似た病態に**てんかん（epilepsy）**があるがこれらは同義語ではない．痙攣はてんかんの一症状であり，てんかんは痙攣の一原因疾患である．てんかんとは，脳の神経細胞に発作的な異常興奮が起こり，意識障害，異常運動（痙攣，不随意運動），異常感覚，自律神経症状，精神症状などを起こす疾患をいう．てんかんの原因により，原因が明らかでないものを**特発性（真性または一時性）てんかん**，原因が明らかのものを**症候性（二次性）てんかん**という．また，発作の型により，**大発作**，**小発作（欠神発作）**，**焦点発作**，**精神運動発作**などがある．そして，意識障害を伴うかどうかで，意識障害を伴わないものを**単純型**，意識障害を伴うものを**複雑型**という．

痙攣とよく似た症状に **spasm**，**cramp**，**不随意運動**があるが，これらと痙攣の区別が必要である．spasm とは1つの神経に支配される筋肉群の強直性収縮現象で，意識消失はない．cramp とは疼痛を伴う筋肉の強直性収縮現象で，意識障害はない．不随意運動には振戦（パーキンソン病），舞踏運動（Huntington舞踏病），バリスムス，アテトーゼ，ジストニー，ミオクローヌスなどがある．

2 痙攣の分類

痙攣発作はその起こり方により，**全般発作（全身痙攣）**と**部分発作**に分けられる．全般発作は両側大脳半球の広範な異常興奮が原因で両側対称に起こり，発作初期より意識障害を起こす場合が多い．その発作形態により，全般発作は，**強直性痙攣（tonic convulsion）**，**間代性痙攣（clonic convulsion）**，**強直間代痙攣（tonic-clonic convulsion）**に分けられる．部分発作は大脳半球の一部に異常興奮が起こったものでその領域の痙攣が起こる．発作時に意識消失が認められる場合と認められない場合があり，意識消失が認められないものを

表1 痙攣の分類

1. 全般発作（全身痙攣）：両側大脳半球の広範な異常興奮が原因で両側対称に起こる
   1) 強直性痙攣（tonic convulsion）
      体幹・四肢の両側性の持続的な筋収縮
   2) 間代性痙攣（clonic convulsion）
      全身，特に四肢で筋収縮と筋弛緩が交互に反復する
      いわゆる，手・足・体をバタバタさせて暴れる発作や口から泡を吹く発作
   3) 強直間代痙攣（tonic-clonic convulsion）
      強直発作の後，間代発作が続くもの
2. 部分発作：大脳半球の一部に異常興奮が起こったものでその領域に痙攣が起こる
   1) 単純部分発作：発作時に意識消失が認められないもの
   2) 複雑部分発作：発作時に意識消失がみられるもの
   他) 二次性全般化：部分発作の中で全般発作へと発展するもの
      代表的なものが Jackson 型発作で，その後の麻痺を Todd 麻痺という

単純部分発作，意識消失がみられるものを**複雑部分発作**という．部分発作は全般発作へと発展する場合があり，これを**二次性全般化**という．代表的なものが **Jackson 型発作**である．発作後数時間から数日の運動麻痺（多くは片麻痺）を残すことがあり，これを **Todd 麻痺**という．これらをまとめたものが表1である．

ところで，**痙攣重積**という概念があるが，痙攣重積とは痙攣の重症度の指標ではなく，痙攣の持続時間の指標である．つまり，痙攣重積とは，痙攣が30分以上続くか，2回以上の連続する痙攣の間に完全な意識回復をみないものをいう．

3 痙攣の鑑別診断と対応法

痙攣の鑑別診断は表2のとおりである．痙攣の原因は，大きく分けて **1) 特発性（原因不明）**と **2) 症候性**，に分かれるが，**大部分は原因不明（特発性）**である．また，症候性の場合は，**陳旧性脳疾患（脳梗塞，脳出血，くも膜下出血，髄膜炎・脳炎，脳膿瘍，脳挫傷など）や脳神経外科手術後**の大脳皮質に器質的な障害痕がある場合が最も多い．また，比較的多いものとして，**薬剤**が原因の場合がある．痙攣患者では服用薬剤の調査が重要で，痙攣の原因になる可能性が高い薬剤は表3のとおりである．他に重要なものとして，頻度はそれほど高くないが最も重篤なものとして**重症不整脈（アダムス・ストークス症候群）**が原因の場合がある．この場合は心肺停止になる危険が高いので要注意である．ところで，特発性・症候性の別に関わらず，以前から痙攣の既往があり抗痙攣薬が処方されているにも関わらず，**怠薬・休薬**が原因で痙攣を起こす場合が多い．その場合は患者への教育が必要になる．痙攣の原因疾患は意識障害のそれと大部分同じである．各疾患の要点は**意識障害**の項を参照していただきたい．

痙攣患者への対応としては原因疾患を診断することは当然として，痙攣後に起こる呼吸

表 2　痙攣の鑑別診断

Ⅰ．特発性：原因不明

Ⅱ．症候性
　1．脳疾患
　　1）陳旧性脳疾患・脳神経外科手術後
　　　　脳梗塞，脳出血，くも膜下出血，髄膜炎・脳炎，脳膿瘍，脳挫傷
　　2）脳血管異常・脳卒中
　　　　脳動静脈奇形，海綿状血管腫，モヤモヤ病，くも膜下出血，脳出血
　　3）中枢神経系感染症
　　　　髄膜炎・脳炎，脳膿瘍
　　4）慢性硬膜下血腫
　　5）脳腫瘍
　　6）変性疾患・脱髄疾患・膠原病
　　　　アルツハイマー病，Pick病，多発性硬化症，SLE，ベーチェット病
　　7）頭部外傷
　　　　脳挫傷，硬膜下血腫，外傷性くも膜下出血
　2．脳症
　　1）水・電解質異常
　　　　高Na血症，低Na血症，低Ca血症，低Mg血症，脱水，水中毒
　　2）糖代謝異常
　　　　低血糖，糖尿病性ケトアシドーシス，非ケトン性高浸透圧症候群
　　3）高血圧性脳症
　　4）肺性脳症（低酸素血症）
　　5）肝性脳症
　　6）腎性脳症（尿毒症）
　　7）アルコール（アルコール離脱症候群）
　3．高体温
　　　熱中症，高熱，悪性症候群（向精神薬の使用）
　4．精神疾患（ヒステリー）
　5．重症不整脈（アダムス・ストークス症候群）
　6．ショックまたはショックの原因疾患
　7．薬剤
　8．薬物以外の中毒（CO中毒，重金属中毒）

表 3　痙攣を起こす主な原因薬剤

1．三環系坑うつ薬（イミプラミン，アミトリプチミン）
2．向精神薬（クロルプロマジン，ハロペリドール）
3．抗菌薬（ペニシリン系，キノロン系，イミペネムなど）
4．抗不整脈薬（リドカイン，βブロッカーなど）
5．気管支拡張薬（テオフィリン，アミノフィリン）
6．抗結核薬（イソニアジド）
7．モルヒネ，サリチル酸（アスピリンなど），メフェナム酸
8．覚醒剤，コカイン

障害，循環障害への対応が重要である．特に，呼吸障害（呼吸停止を含む）に対しては迅速な対応が必要である．また，心室性重症不整脈（心室細動，心室頻拍）が原因で起こる場合は，痙攣後に心肺停止になる可能性が高いため，その場合は心肺蘇生を行わなければならない．

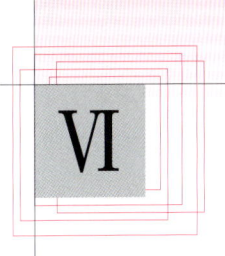

VI 失神・失神性めまい

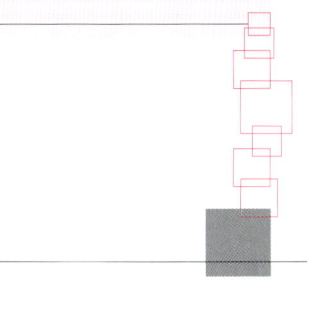

1 失神・失神性めまいとは

　失神（syncope：シンコピーと発音）とは一過性の意識消失で，その意識消失の時間は一般的には数分以下である．それに対して，**失神性めまい（fainting）** とは意識消失を伴わず失神の前段階であり，失神性めまいの症状は，**失神感**（気を失いそうになる，気が遠くなる）や**眼前暗黒感**（目の前が真っ暗になる）である．失神と失神性めまいの違いは意識消失を伴うか否かであるが，これらは連続した同じ病態であり逆に区別するのも難しい．そのため，原因診断・治療についてもこれらは同様に考えるべきであり，そのほうが理解しやすい．

2 失神・失神性めまいの病態

　失神・失神性めまいの主病態は，**一過性の脳循環不全**であり，大部分がこの病態によるものである（図1・A）．しかし，一部は**一過性の意識の系の障害**（図1・B）によって起こ

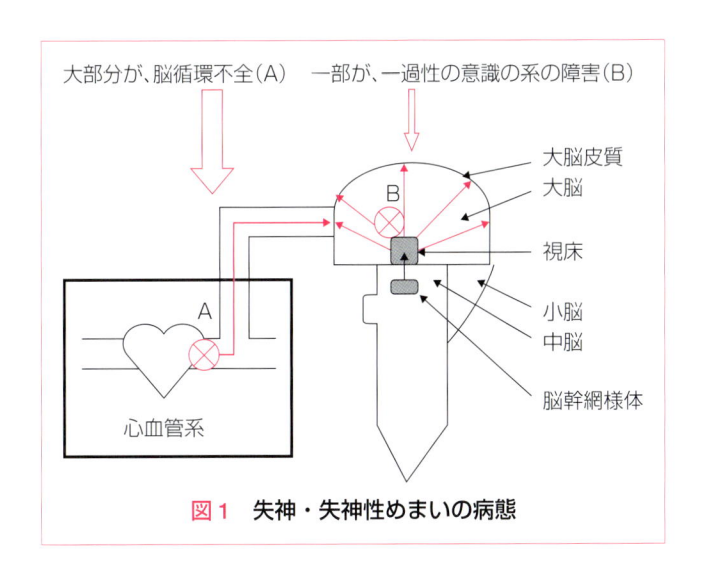

図1　失神・失神性めまいの病態

り，脳血管障害が原因で起こる失神・失神性めまいなどはこの機序によるものである．この一過性の意識の系の障害で起こる失神・失神性めまいの頻度は低い．失神・失神性めまいの本来の概念（狭義の概念）は，前述した一過性の脳循環不全が原因の病態（図1・A）を意味し，一過性の意識の系の障害によって起こる病態（図1・B）は含まない．しかし，臨床的には原因診断がつくまではどちらの病態が原因なのかわからないため，一過性の意識消失や失神感・眼前暗黒感が出現したものは失神・失神性めまいとしてとりあつかうべきである．

3　失神・失神性めまいと意識障害の違い

　失神・失神性めまいとよく似た症候に意識障害があるが，これらの違いについてはすでに意識障害の項で説明をしているので**意識障害**の項を参考していただきたい．整理復習の意味で，意識障害，失神，失神性めまいの概念，意識消失時間，病態の違いを**表1**に，**意識の系の障害**と**脳循環不全**の違いを**表2**示す．

表1　意識障害と失神・失神性めまいの違い

	概念	意識消失時間	主）主病態 副）副病態
意識障害	持続的意識消失	数分以上	主）意識の系の障害（持続的） 副）持続的脳循環不全
失神	一過性意識消失	数分以内	主）一過性の脳循環不全 副）一過性の意識の系の障害
失神性めまい	失神の前段階 （失神感，眼前暗黒感）	なし	

※意識の系：上行性脳幹網様体賦活系（脳幹網様体から大脳皮質への投射系）
※脳循環不全：脳の循環血液量が全体的に減少すること

表2　意識の系の障害と脳循環不全の違い

意識の系の障害
　1．脳循環血液量は正常であるが，脳の機能（意識の系）が脱落したもの
　2．意識障害の場合は大部分がこの病態（主病態）で，かつ持続的である．
　3．失神・失神性めまいの場合は一部にこの病態がみられ（副病態），かつ一過性である．

脳循環不全
　1．もともと，脳の機能（意識の系）は正常であったが，
　　脳循環血液量が低下するため最終的に脳の機能（意識の系）が脱落したもの．
　2．失神・失神性めまいの場合の大部分がこの病態（主病態）で，かつ一過性である．
　3．意識障害の場合は一部にこの病態がみられ（副病態），かつ持続的である．
　　具体的にはショックが原因による意識障害がこれにあたる．

4 失神・失神性めまいとショックの違い

　失神・失神性めまいの主病態は**一過性の脳循環不全**であることを前述したが，ここでは**ショック（全身循環不全）**との病態の違いを説明する．ショックとは全身性に循環不全が起こった全身循環不全であることをショックの項で説明した．つまり，失神・失神性めまいもショックも循環不全という同じ病態であり，循環不全が比較的一過性の脳循環不全にとどまった場合が失神・失神性めまいで，脳循環不全も含めて全身循環不全にまで至ったものがショックである．

　ショックの場合の脳循環不全は一般的には持続的で意識障害となる．循環不全としての重篤度は当然ショックのほうが失神・失神性めまいよりも高い．言い換えれば，失神・失神性めまいとショックは循環不全という連続した病態であり，失神・失神性めまいはショックの前兆ともいえる．また，原因によっては一気にショックまで進行することも珍しくないので注意を要する．

5 脳循環不全と脳虚血の違い

　失神・失神性めまいの主病態が一過性の脳循環不全であることを前述した．ここでは，**脳循環不全**と**脳虚血**の違いについて説明を加える．脳循環不全とは，脳全体の循環血液量の減少が原因で，意識消失やその前段階になった病態で，**失神・失神性めまい**が起こる．それに対して，脳虚血とは，脳血管の一部に狭窄・閉塞があり，その血管領域の血流減少の結果，その領域の神経症状（巣症状）が出現した病態であり，**脳梗塞**や**一過性脳虚血発作**が起こる．これらの違いは図2のとおりである．

6 失神性めまいと前庭性めまい（回転性めまい・浮動性めまい）との違い

1．めまいの分類総論

　めまいの分類を表3に示す．まず，めまいはその性状により，**1）回転性めまい（vertigo）**，**2）浮動性めまい（dizziness）**，**3）失神性めまい（fainting）**，の3つに大別される．回転性めまいとは回転感を伴うめまいで，「くるくる回る」という訴えが一般的である．浮動性めまいとは，浮遊感を伴うめまいで，「ふわふわする」，「ふらふらする」という訴えが一般的である．失神性めまいとは失神感を伴うめまいで，「気を失いそうになる」，「気が遠くなる」，「眼の前が真っ暗になった（眼前暗黒感）」という訴えが一般的である．

　これら3つのめまいを原因診断の目的で2つに分類する方法が2種類ある．一つの分類

Ⅵ 失神・失神性めまい

	脳循環不全	脳虚血
病態	脳全体の循環血液量の減少が原因で意識消失やその前段階になったもの（ショックと同じ病態）	脳血管の一部に狭窄や閉塞が起こりその血管領域に血流減少が起こった結果神経症状（巣症状）や意識障害が出現したもの
症候疾患	失神・失神性めまい	脳梗塞，一過性脳虚血発作

図2 脳循環不全と脳虚血

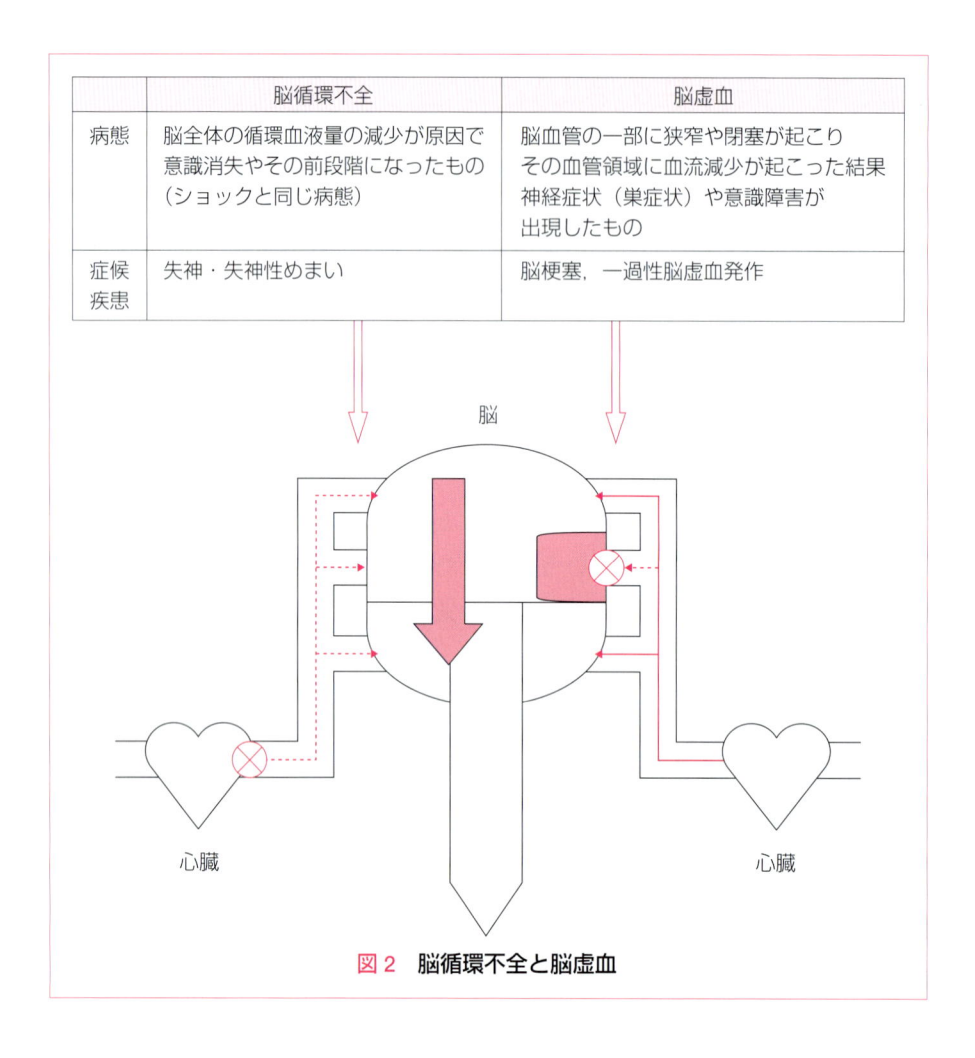

表3 めまいの分類

めまいの性状分類	回転性の有無	前庭系障害の有無
1．回転性めまい（vertigo）	回転性めまい	前庭性めまい ├ 中枢性めまい ├ 末梢性めまい └ その他
2．浮動性めまい（dizziness）	非回転性めまい	
3．失神性めまい（fainting）		非前庭性めまい （大部分が一過性の脳循環不全）

1．回転性めまい	回転感を伴うめまい，くるくる回る，という訴えが一般的である．
2．浮動性めまい	浮遊感を伴うめまい，ふわふわする，ふらふらする，という訴えが一般的である．
3．失神性めまい	失神感を伴うめまい，気を失いそうになる，気が遠くなる，眼の前が真っ暗になった（眼前暗黒感），という訴えが一般的である．

表4 めまいの臨床的分類と原因病態

臨床的分類	原因病態
1．前庭性めまい	前庭系障害，平衡感覚異常
1）中枢性めまい	中枢前庭系障害（頭蓋内病変）
2）末梢性めまい	迷路前庭系障害（頭蓋外病変）
3）その他	上記以外の前庭系障害（頭蓋外病変）
2．失神性めまい 　（非前庭性めまい）	主病態）一過性の脳循環不全 副病態）一過性の意識の系の障害

法は，**回転性めまい**と**非回転性めまい**，に分類する方法で，もう一つは，**前庭性めまい**と**失神性めまい（非前庭性めまい）**，に分類する方法である．

2．回転性めまいと非回転性めまい

めまいは，回転感を伴うか否かで，回転性と非回転性に分けられる．浮動性めまいと失神性めまいを合わせて非回転性めまいという．回転性と非回転性で分けるこの分類は，臨床現場でめまいの原因診断を性状分類からアプローチしていく過程で重要な概念になる（詳細は**前庭性めまい**の項を参照）．ちなみに，最も狭義のめまいは，この回転性めまいのみを指す．

3．前庭性めまいと失神性めまい

めまいは，原因病態が前庭系の障害で起こるか否かで，前庭性か非前庭性に分けられる．回転性めまいと浮動性めまいを合わせて**前庭性めまい**，**失神性めまい**は非前庭性めまいとなる．前庭性めまいは前庭系の障害で起こる**平衡感覚異常**であり，失神性めまい（非前庭性めまい）は前庭系の障害ではなく主に**脳循環不全**により起こるものである．前庭性と失神性（非前庭性）で分けるこの分類は，原因診断を行ううえで重要な概念で，一般的に使われているめまいという言葉は，この前庭性めまいのことが多い．なお，前庭性めまいは，前庭系の障害部位により，**中枢性めまい**，**末梢性めまい**，**その他**，の3つに分けられる．詳細は**前庭性めまい**の項を参照していただきたい．

臨床現場でめまいの原因診断を行う場合，まず，めまいを前庭性めまい（回転性または浮動性めまい）か，失神性めまい（非前庭性めまい）に分けることが重要である．なぜなら，これら2つのめまいは機序が異なるため鑑別診断がまったく異なってくるからだ．めまいの分類を臨床的分類と原因病態で対比したものが**表4**である．

7　失神・失神性めまいの鑑別診断

失神・失神性めまいの原因を診断していくための鑑別診断は**表5**のとおりである．この

表5　失神・失神性めまいの鑑別診断

1. 心・大血管疾患（心原性失神）
    1) アダムス・ストークス症候群
    2) 大動脈弁狭窄症
    3) 肥大型心筋症
    4) 虚血性心疾患（急性心筋梗塞，異型狭心症）
    5) 大血管疾患（胸部大動脈解離，肺塞栓症）
2. 循環血液量減少性疾患（循環血液量減少性失神）
    1) 消化管出血
    2) 脱水
3. 神経調節異常（神経調節性失神）
    1) 血管迷走神経反射（血管迷走神経性失神）
    2) 状況失神症候群（状況失神：排尿失神，排便失神，咳嗽失神など）
    3) 頸動脈洞症候群（頸動脈洞性失神）
4. 起立性低血圧（起立性失神）：自律神経障害疾患や薬剤によるもの
    変性疾患（Shy-Drager症候群，Parkinson症候群，オリーブ橋小脳萎縮症など）
    ニューロパシー（糖尿病性ニューロパシー，アミロイドニューロパシー）
    高齢者の自律神経の病的機能異常
    薬剤（下記薬剤など）
5. 薬剤（薬剤性失神）
    降圧薬，硝酸薬，抗不整脈薬，精神神経作用薬，抗うつ薬，抗パーキンソン病薬，アルコールなど
6. 脳血管障害
    1) 椎骨脳底動脈循環不全
    2) くも膜下出血
7. 精神疾患
    1) てんかん（大発作，欠神発作，精神運動発作）
    2) ヒステリー，パニック障害
    3) 睡眠発作（ナルコレプシー）
8. その他
    1) 過換気症候群
    2) 低酸素血症（気管支喘息，肺炎など）
    3) 低血糖
9. 原因不明

※「1」〜「5」が失神・失神性めまいの主要原因疾患

中で，**1) アダムス・ストークス症候群，2) 消化管出血，3) 神経調節障害（神経調節性失神），4) 起立性低血圧（起立性失神），5) 薬剤（薬剤性失神）**，の5つが鑑別診断として特に重要である．アダムス・ストークス症候群は重篤度が高い点で，神経調節障害（神経調節性失神）は頻度が高い点で，消化管出血と起立性低血圧は正確な鑑別が必要ということで，重要である．

　また，失神・失神性めまいを起こす原因は，大部分が脳循環不全（ショックと同じ病態）であることを前述したが，この脳循環不全によって起こるものが，失神・失神性めまいの主要原因疾患となる．この主要原因疾患と病態との関係を**表6**に示す．

表6　失神・失神性めまいの主要原因疾患と循環不全の病態

原因疾患	病態
1．心・大血管疾患（心原性失神） 　1）アダムス・ストークス症候群 　2）大動脈弁狭窄症 　3）肥大型心筋症 　4）虚血性心疾患（急性心筋梗塞，異型狭心症） 　5）大血管疾患（胸部大動脈解離，肺塞栓症）	 重症不整脈性心原性ショック 左心不全性心原性ショック 左心不全性心原性ショック 左心不全性心原性ショック 閉塞性ショック
2．循環血液量減少性疾患（循環血液量減少性失神） 　消化管出血，脱水	循環血液量減少性ショック
3．神経調節障害（神経調整性失神） 　血管迷走神経反射，状況失神症候群，頸動脈洞症候群	神経原性ショック
4．起立性低血圧（起立性失神）	神経原性ショック
5．薬剤（薬剤性失神） 　降圧薬，硝酸薬，抗不整脈薬，精神神経作用薬，抗うつ薬，抗パーキンソン病薬，アルコールなど	神経原性ショックまたは心原性ショック

表7　失神・失神性めまい診断の要点

1．心原性失神が重篤度の点で最も重要
　失神・失神性めまいの原因診断で見逃してはならない最も重篤な疾患群は心・大血管疾患が原因で起こる心原性失神である．なかでもアダムス・ストークス症候群が頻度的にも重篤度においても最も重要である．この疾患を見逃すと生命予後に関与する恐れがある．

2．神経調節性失神が最も多い，まず予後は良好
　失神・失神性めまいの原因疾患の中で最も頻度が高いものが，神経調節性失神（反射性失神）である．なかでも，血管迷走神経反射による血管迷走神経性失神が最も多い．神経調節性失神は，ほとんどが器質的異常ではないので，まず予後は良好である．

3．起立性失神の原因は自律神経障害疾患や薬剤が原因
　失神・失神性めまいの原因疾患の中で，正確に理解していないと誤診する可能性がある概念として起立性低血圧がある．起立性低血圧で起こる失神を起立性失神というが，これは慢性疾患である自律神経障害疾患や薬剤によって起こるものをさし，急性疾患である消化管出血などの循環血液量減少性疾患によるものは含まれない．

4．消化管出血は起立性低血圧や脳疾患（脳血管障害）と誤診されやすいので要注意
　失神・失神性めまいの原因疾患の中で消化管出血の頻度は決して少なくない．消化管出血が原因で起こる失神・失神性めまいは起立時に起こることが多く，起立性低血圧と誤診されやすい．前述したように，通常，起立性失神の原因の中に消化管出血は含まれないので起立時に起こる失神・失神性めまいの場合は必ず消化管出血などの循環血液量減少性疾患を否定することが重要である．また，消化管出血の場合の訴えが浮動性めまいに似た訴えをするため脳疾患（脳血管障害）と誤診される危険がある．これについても要注意である．

5．薬剤性失神の原因薬剤は起立性失神を起こす場合が多いがすべてではない
　薬剤が原因で起こる失神・失神性めまいを薬剤性失神という．その原因薬は，降圧薬（α遮断薬，β遮断薬，Ca拮抗薬，ACE阻害薬，利尿薬），硝酸薬，抗不整脈薬，精神神経作用薬，抗うつ薬，抗パーキンソン病薬，アルコールなどである．薬剤性失神の原因薬剤は起立性低血圧の原因になる場合が多いが，すべての薬剤が起立性低血圧を起こすわけではない

6．脳血管障害が原因での失神・失神性めまいの頻度は低い
　失神・失神性めまいの原因の中で脳血管障害によるものの頻度は低い．原因疾患に含まれる脳血管障害は，椎骨脳底動脈循環不全とくも膜下出血であるが，これらは，一過性の意識の系の障害であり，通常は意識障害となる．

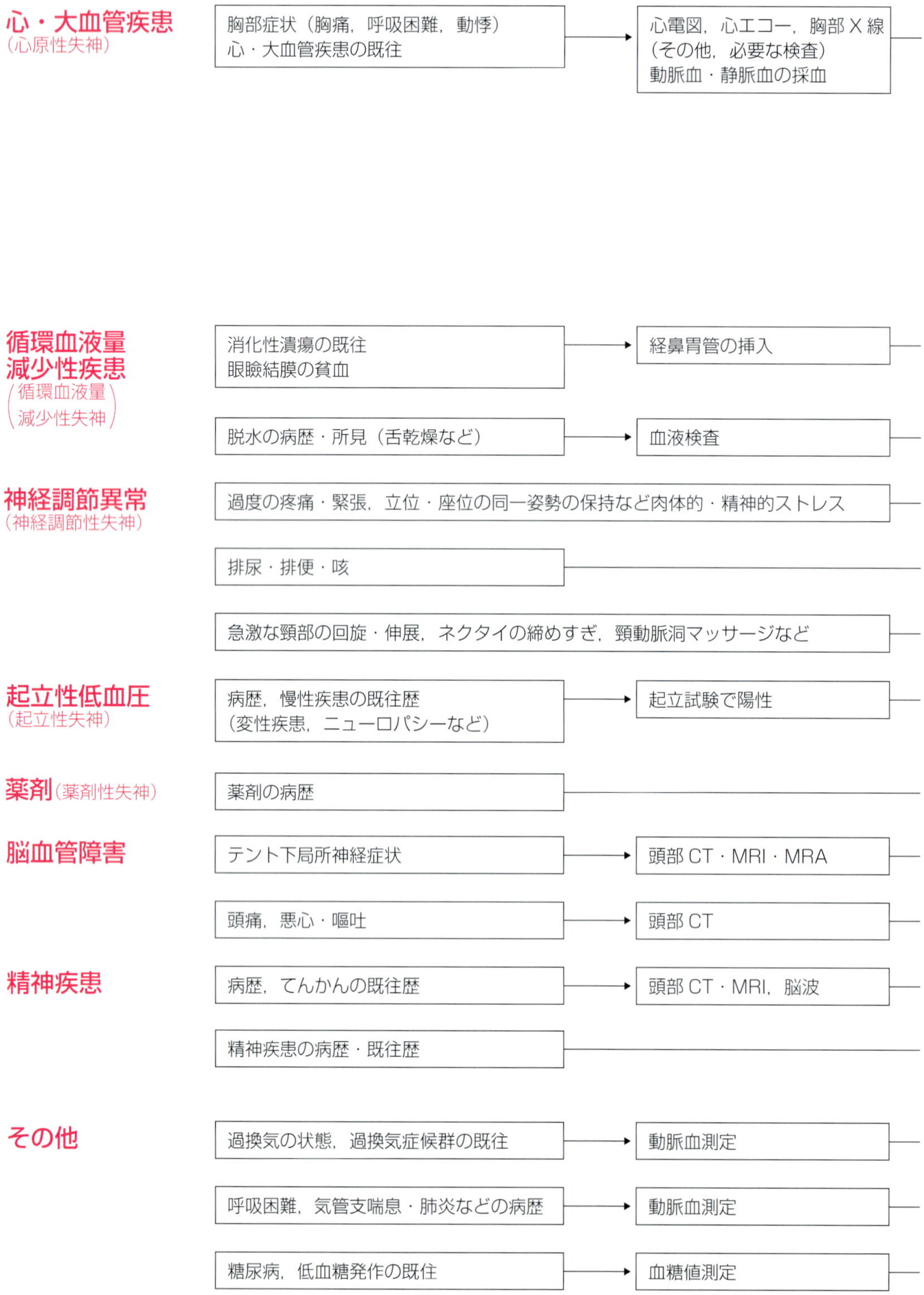

分類	症状・病歴	検査
心・大血管疾患（心原性失神）	胸部症状（胸痛，呼吸困難，動悸） 心・大血管疾患の既往	心電図，心エコー，胸部X線 （その他，必要な検査） 動脈血・静脈血の採血
循環血液量減少性疾患（循環血液量減少性失神）	消化性潰瘍の既往 眼瞼結膜の貧血	経鼻胃管の挿入
	脱水の病歴・所見（舌乾燥など）	血液検査
神経調節異常（神経調節性失神）	過度の疼痛・緊張，立位・座位の同一姿勢の保持など肉体的・精神的ストレス	
	排尿・排便・咳	
	急激な頸部の回旋・伸展，ネクタイの締めすぎ，頸動脈洞マッサージなど	
起立性低血圧（起立性失神）	病歴，慢性疾患の既往歴 （変性疾患，ニューロパシーなど）	起立試験で陽性
薬剤（薬剤性失神）	薬剤の病歴	
脳血管障害	テント下局所神経症状	頭部CT・MRI・MRA
	頭痛，悪心・嘔吐	頭部CT
精神疾患	病歴，てんかんの既往歴	頭部CT・MRI，脳波
	精神疾患の病歴・既往歴	
その他	過換気の状態，過換気症候群の既往	動脈血測定
	呼吸困難，気管支喘息・肺炎などの病歴	動脈血測定
	糖尿病，低血糖発作の既往	血糖値測定

図3　失神性めまい診断

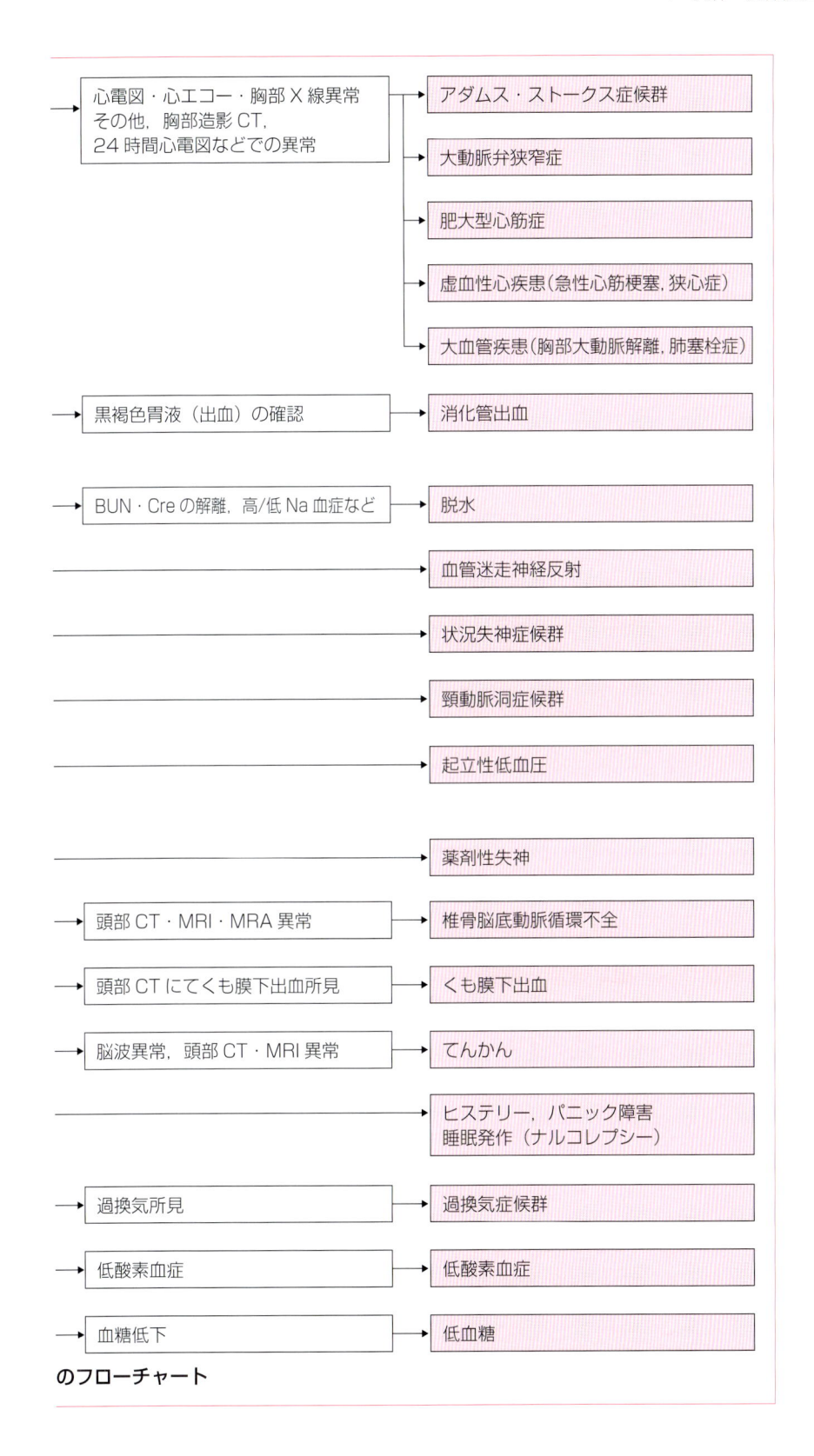

7 失神・失神性めまいの鑑別診断

→ 心電図・心エコー・胸部X線異常 その他，胸部造影CT，24時間心電図などでの異常	→ アダムス・ストークス症候群
	→ 大動脈弁狭窄症
	→ 肥大型心筋症
	→ 虚血性心疾患（急性心筋梗塞，狭心症）
	→ 大血管疾患（胸部大動脈解離，肺塞栓症）
→ 黒褐色胃液（出血）の確認	→ 消化管出血
→ BUN・Creの解離，高/低Na血症など	→ 脱水
	→ 血管迷走神経反射
	→ 状況失神症候群
	→ 頸動脈洞症候群
	→ 起立性低血圧
	→ 薬剤性失神
→ 頭部CT・MRI・MRA異常	→ 椎骨脳底動脈循環不全
→ 頭部CTにてくも膜下出血所見	→ くも膜下出血
→ 脳波異常，頭部CT・MRI異常	→ てんかん
	→ ヒステリー，パニック障害 睡眠発作（ナルコレプシー）
→ 過換気所見	→ 過換気症候群
→ 低酸素血症	→ 低酸素血症
→ 血糖低下	→ 低血糖

のフローチャート

失神・失神性めまいの原因診断は**表5**の鑑別診断を基に症状・所見をみて，検査を行っていくが，その診断フローチャートを**図3**に示す．そして，失神・失神性めまいの原因診断を行ううえで知っておかなければならない重要ポイントは**表7**のとおりで，各原因疾患の詳細は後述する．

8　心・大血管疾患（心原性失神）

1．心原性失神総論

心・大血管疾患が原因で起こる失神・失神性めまいを**心原性失神**（cardiac syncope）といい，その病態は**心原性ショック**または**閉塞性ショック**と同じである．心原性失神は重篤度において鑑別診断上最も重要な疾患群で，なかでも**アダムス・ストークス症候群**（Adams-Stokes syndrome）が頻度的にも重篤度においても最も重要である．

アダムス・ストークス症候群以外には**大動脈弁狭窄症**，**肥大型心筋症**，**虚血性心疾患（急性心筋梗塞，異型狭心症）**，**大血管疾患（胸部大動脈解離，肺塞栓症）**などが重要である．アダムス・ストークス症候群の病態は**重症不整脈性心原性ショック**，大動脈弁狭窄症，肥大型心筋症，虚血性心疾患などは**左心不全性心原性ショック**の病態と同じである．他に胸部大動脈解離，肺塞栓症が原因疾患となる場合がまれにあるが，これらは**閉塞性ショック**の病態と同じである．ちなみに，失神患者における心原性失神の割合は10％前後と言われている[1]．

2．アダムス・ストークス症候群

心原性失神の中で最も重要なアダムス・ストークス症候群について説明を加える．**アダムス・ストークス症候群**とは，**重症徐脈・頻拍**が原因で心拍出量が低下し一時的に脳循環不全を起こし，その結果として**失神・失神性めまい**や**痙攣**を起こしたものである．症状は，**症候性徐脈**，**不安定な頻拍**の範疇に入るような重症徐脈・頻拍が起こったときに出現するのが一般的である．アダムス・ストークス症候群を起こす重症徐脈・頻拍は**図4**のとおりである．

アダムス・ストークス症候群の原因となる重症頻拍は一般的には心室頻拍（単形性心室頻拍），Torsades de pointes，特発性心室細動（Brugada症候群）のような心室性不整脈であるが，時に発作性上室性頻拍や心房細動のような上室性不整脈が原因となることもある．この徐脈・頻拍についての詳細説明は**不整脈**の章を参照されたい．失神・失神性めまいの訴えがあった場合は，第一にこの疾患の除外が必要である．症状出現直後の12誘導心電図で必ずしも上記の徐脈や頻拍が確認できるとは限らないため，24時間心電図が必要になる場合がある．

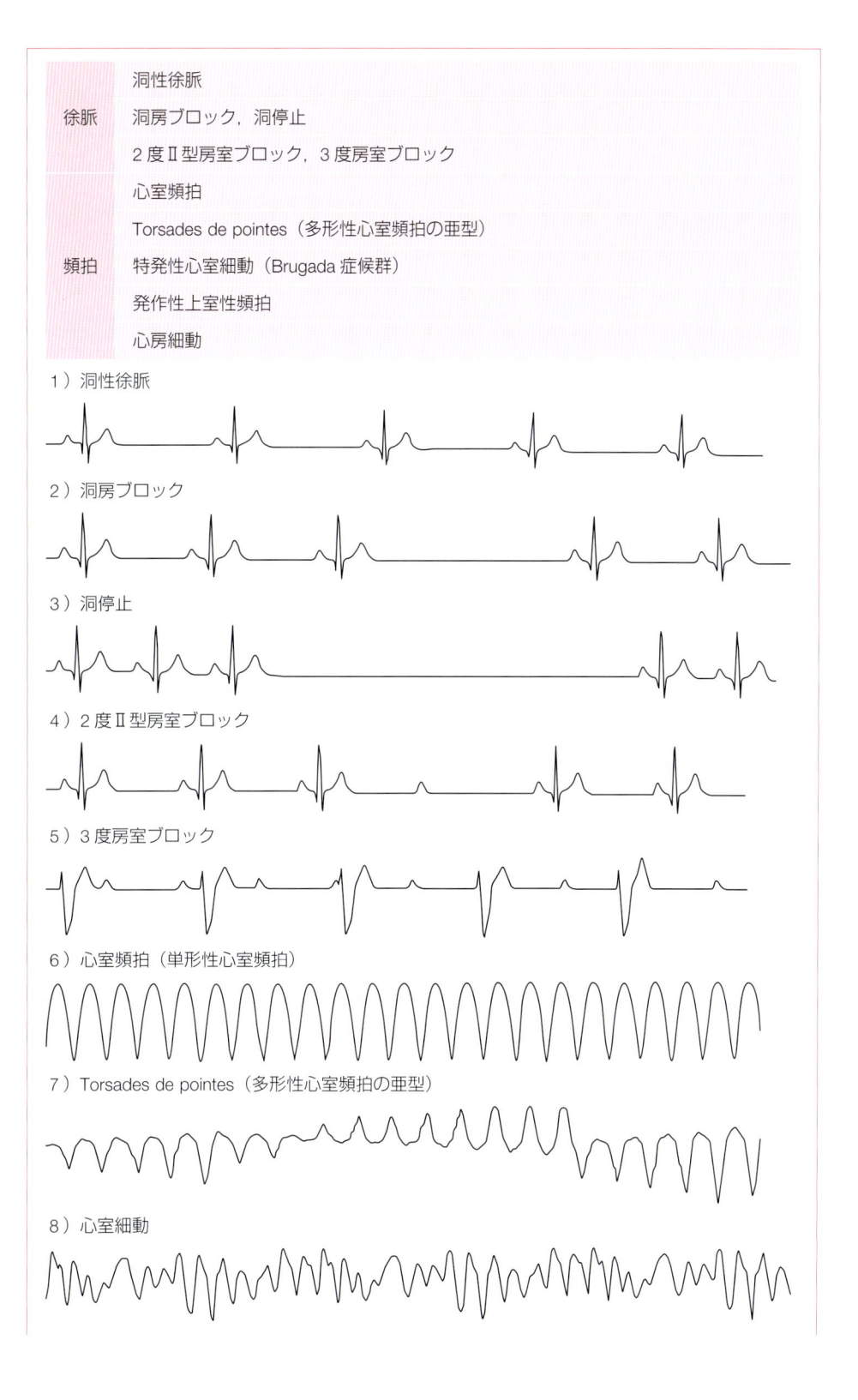

徐脈	洞性徐脈
	洞房ブロック，洞停止
	2度II型房室ブロック，3度房室ブロック
頻拍	心室頻拍
	Torsades de pointes（多形性心室頻拍の亜型）
	特発性心室細動（Brugada症候群）
	発作性上室性頻拍
	心房細動

1）洞性徐脈

2）洞房ブロック

3）洞停止

4）2度II型房室ブロック

5）3度房室ブロック

6）心室頻拍（単形性心室頻拍）

7）Torsades de pointes（多形性心室頻拍の亜型）

8）心室細動

9）発作性上室性頻拍

10）心房細動

図4　アダムス・ストークス症候群の原因となる重症徐脈・頻拍波形

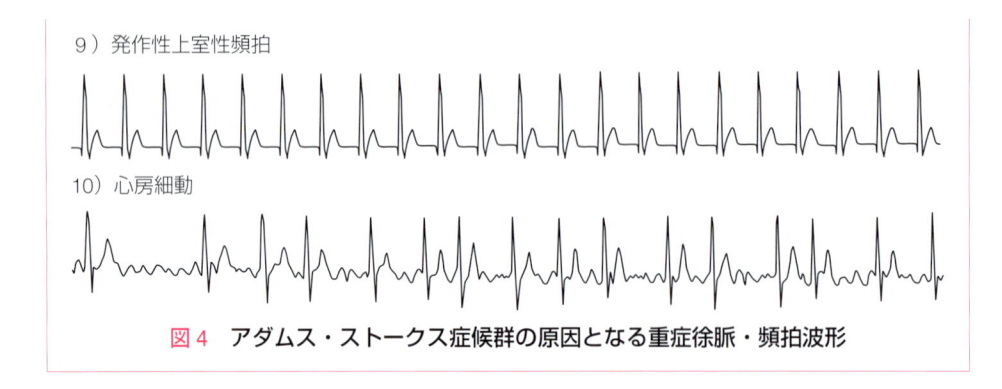

9　循環血液量減少性疾患（循環血液量減少性失神）

1．循環血液量減少性失神総論

　循環血液量減少性疾患が原因で失神・失神性めまいを起こす病態は**循環血液量減少性ショック**と同じである．出血量の多いものは失神・失神性めまいではおさまらず意識障害に陥るため，循環血液量減少がそこまで著明でないものが失神・失神性めまいの原因疾患となる．具体的には最も典型的な原因疾患が**消化管出血**であり，鑑別診断を知っておかないと誤診の原因になる．

2．消化管出血による失神・失神性めまい

　失神・失神性めまいの原因として消化管出血の頻度は決して少なくない．消化管出血で最も多い主訴は**吐血・下血**であるが，次に多いのが**失神・失神性めまい**である．吐血・下血があれば消化管出血の診断は難しくない．しかし，吐血・下血の症状がない場合，この鑑別診断を知っておかないと誤診する危険がある．

　失神・失神性めまいを起こす消化管出血は急性のもので，その原因の大部分は**消化性潰瘍（胃・十二指腸潰瘍）**である．消化性潰瘍からの消化管出血では腹痛を訴えることは珍しく，多くは，吐血・下血で発見される．しかし，吐血・下血を起こす前に出血性ショックやプレショック状態になっていることも多く，そのような場合に，失神・失神性めまい，が出現することとなる．

　この場合の患者の訴えとしては，「ふらふらする」，「めまいがする」，「立とうとするとふらふらする」などが多く，このような訴えが，**脳疾患（脳血管障害）**による**浮動性めまい**と誤診される危険がある．また，起立時に失神・失神性めまいを起こすことが多いため**起立性低血圧**と誤診されることもある．これらの誤診を防ぐ方法としては次のことが重要となる．

106

3．消化管出血と脳疾患の鑑別

　消化管出血による失神・失神性めまいが脳疾患（脳血管障害）による浮動性めまいと誤診される場合が少なくない．これに対する対策としては，**非回転性めまい**と診断した場合は，**失神感**（気を失いそうになる，気が遠くなる，ふらっとする）や**眼前暗黒感**（眼の前が真っ暗になった）がないかどうかを必ず確認して，浮動性めまいなのか失神性めまいなのかを正確に診断することである．判断不能の場合は両方の原因診断を行わなければならない．詳細は**めまい（前庭性めまい）**の章を参照していただきたい．

4．消化管出血と起立性低血圧との鑑別

　消化管出血と起立性低血圧が誤診される場合も少なくない．起立性低血圧は一般的に慢性疾患である**自立神経障害疾患**や**薬剤**が原因で起こる病態であり（起立性低血圧の項を参照），このような既往のない人が起立時に失神・失神性めまいを起こすことは考えにくい．よって，起立性低血圧の原因となるような自立神経障害疾患（慢性疾患）や薬剤の既往がない人が，起立時に失神・失神性めまいを起こした場合は，循環血液量減少性疾患，特に消化管出血をまず否定しなければならない．

　消化管出血による失神・失神性めまいは循環血液量低下が原因で，起立することにより血圧低下が起こるため起立性低血圧と症状が類似する．この症状をそのまま，起立性低血圧と診断してしまうと誤診を招いてしまうので要注意である．また，これらの誤診を引き起こしやすくするもう一つの要因として，消化管出血では腹痛などの消化器症状が乏しいという事実である．このこともよく知っておいてほしい．消化管出血を疑えば，経鼻胃管（N-Gチューブ）を挿入してみる．消化管出血があれば，ほとんど経鼻胃管内に黒褐色の胃液（出血）が流れ出し，この時点で診断が可能である．

5．脱水が原因の失神

　脱水については，重要なものとして夏場の**熱中症**や**高齢者の発熱（感染症）**などである．特に高齢者の熱中症，感染症（多いのが肺炎）は要注意である．病歴，身体所見，血液検査から原因診断を行い対応する．

10　神経調節障害（神経調節性失神）

1．神経調節性失神総論

　神経調節障害が原因で起こる失神・失神性めまいを**神経調節性失神**（NMS：neurally mediated syncope）という．**反射性失神**ともいわれ，**血管迷走神経性失神**（vasovagal syncope），**状況失神**（situational syncope），**頸動脈洞性失神**（carotid sinus syncope）がこれに含まれる．なかでも血管迷走神経性失神が最も多い．神経調節性失神は，副交感神

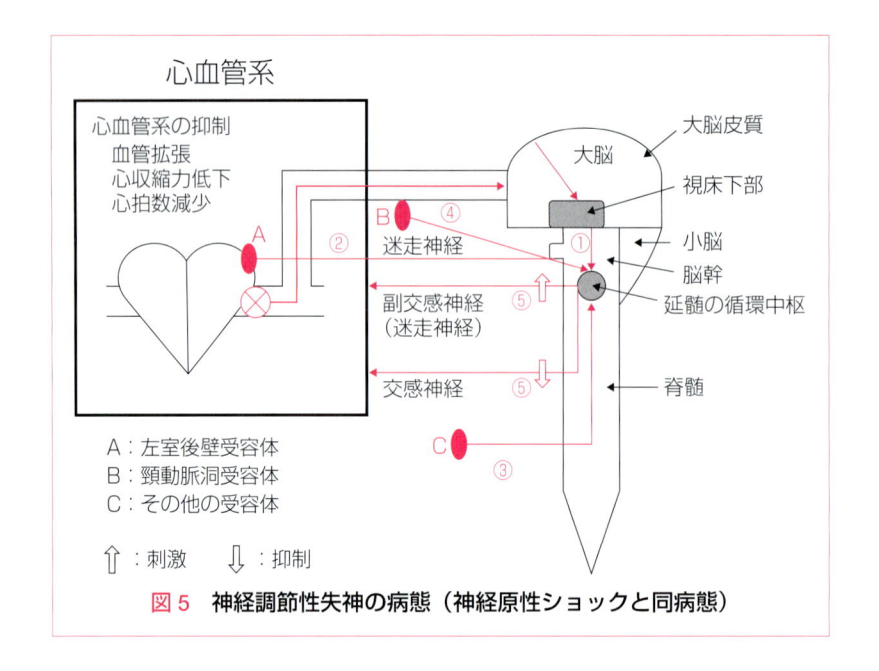

図5 神経調節性失神の病態（神経原性ショックと同病態）

経作用の亢進，および交感神経作用の抑制が原因で心収縮力低下，心拍数減少，血管拡張が起こったもので，**神経原性ショック**と同じ病態である．ちなみに，交感神経作用は心血管系の活動を亢進する作用で血管収縮，心収縮力亢進，心拍数増加を起こし，副交感神経作用は心血管系の活動を抑制する作用で血管拡張，心収縮力低下，心拍数減少を起こす．神経調整性失神は失神・失神性めまいの原因として最も多く，原因がほとんど器質的異常ではないので，予後はまず良好である．診断は，病歴から診断していく．

2．血管迷走神経性失神

血管迷走神経性失神とは**血管迷走神経反射（vasovagal reflex）**によって起こる失神・失神性めまいである．過度の疼痛・緊張，立位・座位の同一姿勢の保持など肉体的・精神的ストレスが原因で起こり，これらのストレスがかかると交感神経亢進の刺激が心血管系に伝わる（図5・①）．ところが，あるところで生体はこれを過大反応と認識して左室後壁に存在する機械受容体から延髄の循環中枢に抑制の刺激を送り（図5・②），最終的に副交感神経刺激・交感神経抑制（図5・⑤）となり心拍数低下・心収縮力低下，血管拡張が起こる．生体が過大反応と認識した後の反射を **Bezold-Jarisch 反射（ベツォルト―ヤーリーシュ反射）**という．ちなみに，失神患者における血管迷走神経性失神の割合は30～40％といわれている[1]．

3．状況失神

状況失神とは，排尿・排便・咳嗽・嘔吐・息こらえなどのある特定の状況で誘発される失神・失神性めまいで，状況失神を起こす原因疾患を状況失神症候群という．**排尿失神**，

排便失神，**咳嗽失神**などがその代表的なものである．これらは，胸腔内圧の上昇による静脈還流の減少や膀胱・腸管・気道などの心血管系受容体以外の受容体から延髄の循環中枢に副交感神経刺激・交感神経抑制の刺激が送られ起ったものである（図5・③→⑤）．

4．頸動脈洞性失神

頸動脈洞性失神とは，**頸動脈洞刺激**により起こる失神・失神性めまいで，頸動脈性失神を起こす原因疾患を頸動脈洞症候群という．具体的には，急激な頸部の回旋・伸展，ネクタイの締めすぎ，頸動脈洞マッサージなどで起こるものである．これは，頸動脈洞の刺激が延髄の循環中枢に副交感神経刺激・交感神経抑制の刺激が送られ起ったものである（図5・④→⑤）．

11　起立性低血圧（起立性失神）

起立性低血圧（orthostatic hypotension）とは，臥位または座位の体位から起立させた後に起こる低血圧で，その診断基準は**表8**のとおりである[2]．起立性低血圧が原因で起こる失神・失神性めまいを**起立性失神**（orthostatic syncope）というが，起立性失神は，慢性疾患である**自律神経障害疾患**や**薬剤**が原因によって起こる．他に，起立時に低血圧を起こす疾患として急性疾患である循環血液量減少性疾患（特に消化管出血）があるが，急性疾患が原因で起こるものは起立性失神の範疇には入らない．診断学的にもこれらは分けたほうが理解しやすい．

正常人では，臥位から立位への体位変換による血圧の変動はほとんど認められないが，**変性疾患**（Shy-Drager 症候群，Parkinson 症候群，オリーブ橋小脳萎縮症など），**ニューロパシー**（糖尿病性ニューロパシー，アミロイドニューロパシー），高齢者の自律神経の病的**機能異常**などの慢性疾患をもっている場合や**薬剤**によって体位変換時の交感神経亢進機能が障害され起立性低血圧が起こり，循環不全が起こった結果として失神・失神性めまいが起こる．病態は**神経原性ショック**と同じである．

起立性低血圧起こしやすい薬剤としては，**降圧薬**（α遮断薬，β遮断薬，Ca 拮抗薬，ACE 阻害薬，利尿薬），**硝酸薬**，**精神神経作用薬**，**抗うつ薬**，**アルコール**などがある[2]．しかし，

表8　起立性低血圧の診断基準

臥位または座位の体位から起立させた後3～5分以内に，以下の3つのうち少なくとも1つ以上の所見が出現したものをいう．通常，5分以内が推奨されている．
1．収縮期血圧が 20 mmHg 以上の低下 　　または，収縮期血圧の絶対値が 89 mmHg 以下に低下
2．拡張期血圧が 10 mmHg 以上の低下
3．脳循環不全の徴候出現（失神・失神性めまい出現）

薬剤が原因で起こる失神・失神性めまい（薬剤性失神）がすべて起立性低血圧を起こすわけではない．

12 薬剤（薬剤性失神）

　薬剤が原因で起こる失神・失神性めまいを薬剤性失神という．その原因薬は，**降圧薬（α遮断薬，β遮断薬，Ca拮抗薬，ACE阻害薬，利尿薬），硝酸薬，抗不整脈薬，精神神経作用薬，抗うつ薬，抗パーキンソン病薬，アルコール**などである[2]．薬剤性失神の機序は**神経原性ショック**や**心原性ショック**の機序と同じである．

　薬剤性失神の原因薬剤は起立性低血圧の原因になる場合が多いが，すべての薬剤が起立性低血圧を起こすわけではない．薬剤性失神と薬剤による起立性失神は重複している部分が多い．

13 脳血管障害

　脳血管障害が原因で起こる失神・失神性めまいとしては，**椎骨脳底動脈循環不全（VBI：vertebro-basilar insufficiency）**と，**くも膜下出血（SAH：subarachnoid hemorrhage）**がある．これらが失神・失神性めまいの原因疾患となる頻度は低く，これらが原因の場合はほとんどが意識障害となる．その理由は，これらは意識の系の障害であり，一般的には意識消失は持続し，一過性の場合は珍しいからである．これらは病歴・既往歴や症状から疑い，頭部CTやMRI・MRAが必要となる．

　椎骨脳底動脈循環不全とは，**椎骨脳底動脈系に起こる一過性脳虚血発作（TIA：transient ischemic attack）**である．原因には，椎骨脳底動脈系の血栓・塞栓だけではなく，頸椎疾患による椎骨動脈の圧迫や鎖骨下動脈盗血症候群（subclavian steal syndrome）もある．テント下の局所神経症状（失調症，運動障害，感覚障害，言語障害など），頭部CT，MRIによる椎骨脳底動脈系の虚血性病変，MRAによる椎骨脳底動脈の閉塞・狭窄病変の確認が必要となる．

　くも膜下出血で意識消失した場合は一般的には意識障害となるが，時に意識消失が一過性ですぐに意識が清明になることがある．この場合に失神と認識されるので要注意である．くも膜下出血で意識消失まで伴う場合は，頭痛（突然の激しい頭痛），悪心・嘔吐が認められる．詳細は脳卒中の項を参照していただきたい．

14　精神疾患

　精神疾患が原因で失神・失神性めまいが起こるものとしては，**てんかん**，**心因性疾患**，**睡眠障害**がある．てんかんとは，**大発作**，**欠神発作**，**精神運動発作**など，心因性疾患とは**ヒステリー**や**パニック障害**など，睡眠障害とは**ナルコレプシー**である．病歴・既往歴を確認することから診断を行う．てんかんの診断には脳波が必要となる．

15　その他

　その他の原因としては**過換気症候群**，**低酸素血症**，**低血糖**などがある．過換気症候群は病歴と動脈血所見から容易に診断できる．また，低酸素血症や低血糖は一般的には意識障害となるが，意識障害を起こすには微妙な境界領域では失神・失神性めまいとして認識される場合がある．低酸素血症の診断は血液ガスから，低血糖の診断は血糖値の測定で診断できる．低酸素血症の場合は，その原因の診断と治療が重要となる．

■■■　文　献　■■■

1) 鈴木昌：救急医学, 32(4)：398-402, へるす出版, 2008
2) 高瀬凡平：失神を究める（編集：野原隆司）, 72-86, メジカルビュー社, 2009

VII 胸痛，呼吸困難，動悸

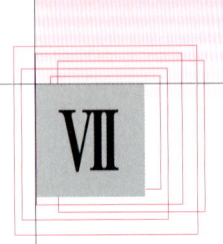

1 胸部症状（胸痛，呼吸困難，動悸）

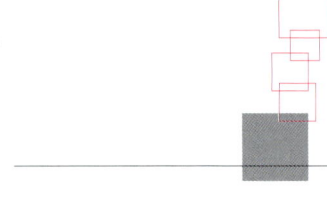

　胸部症状といわれるものには**1）胸痛（chest pain）**，**2）呼吸困難（dyspnea）**，**3）動悸（palpitation）**，がある．これらの症状が同時に重複して出現する場合もあり，原因疾患を考える場合，これらの鑑別診断の複数項を一緒に鑑別しなければならない場合も珍しくない．そういう理由から，ここでは3つを一緒に説明していく．

2 胸痛とは

　胸部の疼痛を**胸痛**という．また，患者の訴えとして「胸部が不快（胸部不快感がある）」，「胸が苦しい」，という言い方をする場合もあるが，これらも胸痛の範疇として対応するべきである．最も重要かつ重篤な胸痛は**虚血性心疾患（特に急性冠症候群）**が原因による**虚血性胸痛**（典型的には絞やく感を伴う胸骨の奥の疼痛）であり，胸痛の原因の大部分は胸部臓器の疾患である．しかし，腹部疾患の放散痛として胸痛を訴える場合もあり，胸痛の原因疾患が全て胸部臓器の疾患とは限らない．

3 胸痛の鑑別診断

　胸痛の鑑別診断は**表1**のとおりである．胸痛の原因疾患には生命予後に直接関与する疾患が多く含まれているため，原因診断として第一に考えないといけない疾患は生命予後に関与する重篤疾患群である．この重篤疾患群とは，**1）虚血性心疾患（特に急性冠症候群）**，**2）胸部大動脈解離**，**3）肺塞栓症**，**4）心タンポナーデ（急性心膜炎）**，**5）気胸（特に緊張性気胸）**，**6）特発性食道破裂（Boerhaave症候群）**，の6疾患で，なかでも重篤度・頻度的に最も重要な疾患は虚血性心疾患（特に急性冠症候群）である．まず，生命予後に関与する重篤疾患群に含まれる6疾患をこの順番で鑑別するべきである．

　心電図・胸部X-Pは必須で，心エコー・胸部CTが必要な場合も多い．この6疾患でな

表1 胸痛の鑑別診断

Ⅰ．生命予後に関与する重篤疾患
  1．虚血性心疾患（特に急性冠症候群）
  2．胸部大動脈解離
  3．肺塞栓症
  4．心タンポナーデ（急性心膜炎）
  5．気胸（特に緊張性気胸）
  6．特発性食道破裂（Boerhaave症候群）

Ⅱ．Ⅰ以外の循環器疾患
  1．急性心膜炎
  2．急性心筋炎
  3．不整脈（徐脈，頻拍）
  4．たこつぼ型心筋障害（心筋症）
  5．その他（心臓弁膜症，肥大型心筋症など）

Ⅲ．循環器疾患以外の胸郭内疾患
  1．胸膜炎
  2．縦隔気腫
  3．逆流性食道炎（胃食道逆流症）

Ⅳ．その他
  1．消化器疾患（消化性潰瘍，胆石症，急性膵炎など）
  2．帯状疱疹
  3．肋間神経痛
  4．心臓神経症

ければ，残りの原因疾患を循環器疾患・胸郭内疾患・その他の順番で鑑別していくべきである．

胸痛の原因疾患の要点については，虚血性心疾患は**急性冠症候群**の項を，不整脈については**不整脈**の項を，気胸については**呼吸不全**の項を参照していただきたい．また，大動脈解離，肺塞栓症，心タンポナーデ，特発性食道破裂（Boerhaave症候群），急性心膜炎，急性心筋炎，たこつぼ型心筋障害（心筋症），胸膜炎，縦隔気腫，逆流性食道炎（胃食道逆流症）についての要点は**表2〜11**のとおりである．

4 呼吸困難とは

患者は息苦しさを感じたときに「息苦しい．」と表現する．**呼吸困難**とは，一般的に患者が「息苦しい．」と表現した場合に規定される症状である．呼吸困難の原因疾患で最も重要なものは**低酸素血症（呼吸不全）**の原因になる疾患群である．そして次に重要なものは**過換気**の原因になる疾患群である．

ところで，胸痛，呼吸困難という胸部症状はお互いにオーバーラップする場合があり，主訴を呼吸困難と考えた場合は，胸痛の原因になる疾患，特に胸痛の原因となる循環器疾

表2　大動脈解離の要点

概念	大動脈の中膜が内外2層に解離して偽腔（解離腔）が生じたもの
分類	解離部位での分類 　　1．胸部大動脈解離（大部分） 　　2．腹部大動脈解離 入口部（エントリー）での分類：DeBakey分類 　　Ⅰ型：入口部が上行大動脈にあり，腹部大動脈まで広範囲の解離 　　Ⅱ型：入口部が上行大動脈にあり，解離が上行大動脈に限局 　　Ⅲa型：入口部が左鎖骨下動脈直下にあり，解離が胸部大動脈に限局 　　Ⅲb型：入口部が左鎖骨下動脈直下にあり，解離が腹部大動脈まで及ぶ 解離の範囲での分類：Stanford分類 　　A型：解離範囲が上行大動脈から左鎖骨下動脈までを含んでいる 　　　　　（左鎖骨下動脈直下より末梢部を含んでいる場合と含まない場合がある） 　　B型：解離範囲が左鎖骨下動脈以下 　　　　　（上行大動脈から左鎖骨下動脈までを含んでいない）
症状	突然の胸背部痛，疼痛部位の移動，意識障害・失神など
既往歴	高血圧既往者が多い
合併症	1．心臓 　　1）心タンポナーデ 　　2）大動脈弁閉鎖不全症，それによる左心不全 　　3）心筋梗塞 2．頸動脈病変：脳梗塞（片麻痺，意識障害など） 3．鎖骨下動脈病変：血圧の左右差 4．脊髄動脈病変：脊髄梗塞（対麻痺など） 5．腹腔動脈病変：肝不全，消化性潰瘍 6．腸管動脈病変：腸管虚血，イレウス 7．腎動脈病変：腎梗塞（腎血管性高血圧，急性腎不全） 8．腸骨動脈病変：間欠性跛行など
胸部X-P 造影CT	上縦隔の拡大 大動脈の2重構造

表3　肺塞栓症の要点

概念	静脈血中にできた血栓（大部分は骨盤部や下肢の深部静脈血栓）が静脈から右心を通り，肺動脈が閉塞，狭窄したことにより低酸素血症を起こしたもの
原因	長期臥床，長時間の同体位座位，肥満，妊娠，手術（特に整形外科手術），外傷・骨折，経口避妊薬など
症状	最も多いものは呼吸困難，他に胸痛（吸気時に増強），失神，動悸など
所見	頻呼吸，頸静脈怒張（右心不全徴候）
動脈血ガス	PaO_2低下，$PaCO_2$低下，呼吸性アルカローシス
血液検査	FDP上昇，Dダイマー上昇
心電図	洞性頻拍，ＳⅠQⅢTⅢ，右軸偏位，右脚ブロック，胸部誘導の陰性Tなど
心エコー	右室負荷所見（右心拡大など）
胸部X-P	心陰影の拡大，胸水貯留（少量が多い），障害が大きい場合はKnuckle sign, Westermark sign

表4 心タンポナーデの要点

概念	心膜腔内には生理的に15〜30 m*l* の心膜液が存在するが、それを超えて大量の心膜液が貯留し、心室拡張障害・静脈還流障害を起こしたもの
原因	急性心膜炎、胸部大動脈解離、心筋梗塞（心筋梗塞後の心破裂）
症状	胸痛、呼吸困難、動悸など
所見	心音減弱、奇脈（吸気時に呼気時より、収縮期圧が10 mmHg以上の低下）、頸静脈怒張、心拍数上昇、静脈圧上昇、ショック（閉塞性ショック）、など
胸部X-P	きんちゃく型心陰影の拡大
心エコー	心膜腔に echo-free space
治療	心膜腔穿刺による排液

表5 特発性食道破裂（Boerhaave 症候群）の要点

概念	食道に器質的疾患や直接外力がないにもかかわらず、突発的に食道全層が断裂する疾患。1724年に Boerhaave（ブールハヴィー）により報告されたため Boerhaave 症候群ともいう。
疫学	下部食道左側に好発、大部分が中年男性
原因	嘔吐（大部分が飲酒後）や腹部打撲などの急激な腹腔内圧上昇後に起こる
症状	突発的胸痛、呼吸困難、上腹部痛、背部痛
胸部X-P・CT	水気胸、縦隔拡大、縦隔気腫、頸部皮下気腫
治療	緊急手術

表6 急性心膜炎の要点

概念	心膜の急性炎症
原因	最も多いのが特発性（原因不明）、他に感染性（ウイルス性など）、 若年女性では全身性エリテマトーデスを疑う ウイルス性ではコクサッキーB群が最も多く、しばしば心筋炎を合併する
症状	胸痛（左前胸部の鋭い刺すような痛み、吸気時に痛み増強、数時間〜数日単位、座位で軽減、臥位で増強）、発熱、呼吸困難、嗄声
所見	心膜摩擦音
心電図	ほぼ全誘導で凹型ST上昇（心筋梗塞では凸型ST上昇）
心エコー	心タンポナーデ

表7 急性心筋炎の要点

概念	心筋の急性炎症による心筋細胞障害
原因	ほとんどがウイルス感染，特にコクサッキーB群が多い
症状	感冒様症状後1〜2週間の胸痛，発熱，呼吸困難など
心電図	ST上昇，陰性T，房室ブロック（2度，3度）

表8 たこつぼ型心筋障害（心筋症）の要点

概念	突然の胸痛，呼吸困難で発症し，心電図でも心筋梗塞の所見を呈するが，急性期の冠動脈撮影で冠動脈の狭窄・閉塞が認められないもの 予後は良好
疫学	中年の女性に多い，精神的・肉体的ストレスのあとで発症することが多い

表9 胸膜炎の要点

概念	胸膜の炎症，肺癌，肺結核，肺炎などが原因で起こる，胸水貯留がみられる
分類	癌性（肺癌），結核性，細菌性（肺炎），膠原病性の4つに分類される 癌性と結核性が多く，この2つで60〜70％を占める
症状	胸痛，他に咳，痰，呼吸困難など

表10 縦隔気腫の要点

概念	縦隔内に空気が入り込んだ病態
原因	特発性（原因不明）が多い，続発性としては特発性食道破裂や胸部外傷など
疫学	特発性では若年者（10代後半から20代前半）が多い
症状	激しい咳嗽後の胸痛が典型的
所見	皮下気腫（握雪感），心音に一致した捻髪音
胸部X-P・CT	縦隔・皮下の空気貯留

表11 逆流性食道炎（胃食道逆流症）の要点

概念	胃酸などの消化液が食道に逆流して胸焼け（胸痛）や呑酸が起こる病態 食後，夜間，前屈位時にみられることが多い
症状	胸焼け（胸痛），呑酸

患は呼吸困難の原因疾患として常に考えておかなければならない．また，患者の訴えとして「胸が苦しい．」という場合があり，胸痛なのか呼吸困難なのかよくわからない場合もあり，そのような場合は両方の鑑別が必要になる．

5 呼吸困難の鑑別診断

　呼吸困難の鑑別診断は**表12**のとおりである．前述したとおり，呼吸困難の原因疾患で最も重要なものは**低酸素血症（呼吸不全）**の原因になる疾患群であり，次に重要なものは**過換気**の原因になる疾患群である．他には胸痛の原因となる循環器疾患が呼吸困難の原因疾患となる．呼吸困難に対応する場合は呼吸のバイタルサインの要因であるSpO_2・呼吸数，動脈血液ガス（ABG）の測定，心電図，胸部X-Pは必須であり，心エコーや胸部CTが必要な場合も多い．

　低酸素血症（呼吸不全）の原因疾患の鑑別詳細については**呼吸不全**の項を参照していただきたい．過換気の原因疾患で最も頻度が高いのは**過換気症候群**であり，要点は**表13**のとおりである．過換気症候群は若い女性にみられることが多く，原因は主に精神的なストレスによるものである．よって，その精神的なストレスを除去することが治療となる．**糖尿病性ケトアシドーシス**や**尿毒症**は**代謝性アシドーシス**の代償として過換気になって呼吸困難を訴えている．そのため，代謝性アシドーシスの原因疾患に対する治療が必要である．胸痛の原因となる循環器疾患については**胸痛**の原因診断の項を参照していただきたい．

表12　呼吸困難の鑑別診断

Ⅰ．低酸素血症（呼吸不全）の原因疾患
　1．喉頭蓋炎，喉頭浮腫，窒息（気道異物など）
　2．気管支喘息，気管支浮腫
　3．慢性閉塞性肺疾患（COPD）の急性憎悪
　4．肺炎，気管支炎
　5．肺水腫（心原性，肺性，腎性，肝性，神経原性）
　　　心原性肺水腫（左心不全），急性呼吸窮迫症候群（ARDS），など
　6．肺塞栓症
　7．気胸（特に緊張性気胸）
　8．神経・筋疾患（呼吸筋麻痺）
　　　ギラン・バレー症候群，重症筋無力症，進行性筋ジストロフィーなど

Ⅱ．過換気の原因疾患
　1．過換気症候群（過換気の原因疾患の大部分）
　2．糖尿病性ケトアシドーシス
　3．尿毒症

Ⅲ．胸痛の原因になる循環器疾患
　1．心タンポナーデ
　2．不整脈（徐脈・頻拍）
　3．器質的心疾患（虚血性心疾患，心臓弁膜症，心筋症，心筋炎など）
　　　または，これらによる左心不全．
　4．大動脈解離

Ⅳ．その他
　1．高度貧血

表13 過換気症候群の要点

概念	器質的異常がないにもかかわらず，発作的に不随意の過換気（呼吸数の増加）が起こる病態である．精神的な要因が強く，いろいろな臨床症状を呈する．
疫学	若い女性に多い．
症状	呼吸困難，過呼吸，口周囲や四肢先端のしびれ・感覚異常，テタニー，痙攣，動悸など
所見	呼吸性アルカローシス，$PaCO_2$の低下
治療	精神的ストレスの除去

表14 動悸の感じ方

心拍の感じ方	心電図変化
心拍を不規則と感じる	RR間隔が不整
心拍は規則正しいが強く感じる	RR間隔が整

6 動悸とは

動悸とは，自分の心拍を自覚して不快感を生じる症状である．正常な状態では，自分の心拍を感じて不快になることはないが，心臓の拍動が何らかの問題で異常になると動悸という症状を訴える．動悸の一般的な表現は「どきどきする」，「脈が飛ぶ」などという訴えである．動悸を訴える場合の心臓の拍動異常は2つに大別され，**心拍が不規則**と感じる場合と心拍は規則正しいが**自分の心拍を強く感じる**場合である．このような症状が出た場合の心電図変化は，前者の場合はRR間隔が不整な波形であり，後者の場合はRR間隔が整な波形である（表14）．

　動悸が出現したときは一般的には何らかの心電図異常が起こっているはずなので，必ず動悸が起こっているときの心電図をとらなければならない．動悸が出現した時点の心電図をとることができれば，原因診断はおおむね可能となる．しかし，病院に来たときには動悸が既に消失している場合もあり，その場合は，24時間心電図まで行わなければならない場合がある．

7 動悸の鑑別診断

　動悸が起こっているときの心電図をとることができれば，その心電図をもとに，原因の

表15 動悸の原因波形

RR間隔が不整 (脈が不規則)	徐脈 (＜60回/分)	2度Ⅰ型房室ブロック，2度Ⅱ型房室ブロック 洞停止，洞房ブロック
	正常心拍数 (60〜100回/分)	上室性期外収縮 心室性期外収縮 心房細動
	頻拍 (＞100回/分)	心房細動 反復性心房頻拍（心房性期外収縮の連発） 多源性心房頻拍 偽性心室頻拍
RR間隔が整 (脈が規則的)	徐脈 (＜60回/分)	洞性徐脈 3度房室ブロック
	正常心拍数 (60〜100回/分)	洞性リズム 心房粗動
	頻拍 (＞100回/分)	洞性頻拍 発作性上室性頻拍 心房粗動 心室頻拍（単形性心室頻拍）

表16 正常心拍数洞性リズム，洞性頻拍の場合の原因疾患

正常心拍数 洞性リズム	1．高血圧 2．器質的心疾患（虚血性心疾患，心臓弁膜症，心筋症，心筋炎など） 　または，それらによる心不全
洞性頻拍	1．器質的心疾患（虚血性心疾患，心臓弁膜症，心筋症，心筋炎など） 　または，それらによる心不全 2．内分泌・代謝疾患 　1）甲状腺機能亢進症 　2）褐色細胞腫 　3）低血糖 3．出血・脱水 4．発熱 5．貧血 6．慢性呼吸器疾患（COPDなど） 7．薬剤・外因性 　1）アトロピン，カテコラミン 　2）アルコール，コーヒー，喫煙 8．心因性 　1）心臓神経症 　2）過換気症候群 　3）精神的な不安・興奮

心電図異常を診断する．動悸の原因の多くは**心臓由来**であり，特に不整脈による場合が多い．一般的に多いのが**心房細動**や**発作性上室性頻拍**などの上室性頻拍である．動悸を起こす心電図異常は，**表15**のとおりで，RR間隔が不整および整のそれぞれに対して徐脈，頻拍，正常心拍数に分けられ，最終的に波形診断が可能である．波形診断の詳細説明，およ

びそれぞれの波形に対する対応の詳細説明は**不整脈**の章を参照していただきたい．

　この中で，正常心拍数の洞性リズムと洞性頻拍が原因で動悸が起こっている場合は，その原因診断が必要となる．その原因疾患の鑑別診断を**表16**に示す．心臓由来でない動悸は，ほとんどが**洞性頻拍**として発症する．逆に言えば，洞性頻拍以外で起こった動悸は心臓由来と考えるのが一般的である．

VIII 巣症状

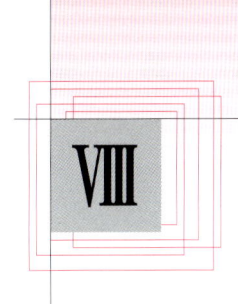

1 巣症状の概念と鑑別診断

　巣症状（focal sign）とは，大脳半球の一部（局所）が障害されることにより生じる症状のことで，**局所症状**ともいう．具体的には，**片麻痺**（hemiplegia）が最も多く，他には**言語障害**（speech disturbance）や**視野障害**（visual field disturbance）などがある．ちなみに，大脳半球が全体的に障害された場合は意識障害となり，この場合は巣症状とは言わない．**突然の巣症状**を認めた場合は原因疾患として**脳疾患**を第一に考えるべきであるが，全てが脳疾患によるものではない．最も多い原因は**脳梗塞**で，次が**脳出血**である．この 2 つで原因の大部分を占める．巣症状の代表的な症状である片麻痺（突然の片麻痺）の鑑別診断は**表 1** のとおりである．

　前述したように突然の巣症状の原因の大部分は脳梗塞と脳出血であるが，他に考えなければならない重要な原因疾患に**低血糖**と**痙攣（てんかん）**がある．これらの頻度は決して少なくない．つまり，片麻痺などの突然の巣症状を確認した場合は脳卒中（脳梗塞，脳出血）を第一に考えなければならないが，脳卒中を考えた場合の否定項目として低血糖と痙攣（てんかん）が存在する．もう一つ頻度は低いが重要な問題として，**胸部大動脈解離**による脳梗塞がある．これは胸部大動脈解離が原因で総頸動脈の閉塞・狭窄が起こり，その結果片麻痺がみられるものである．これは脳動脈の狭窄・閉塞による脳梗塞とは治療が違ってくるため脳梗塞の原因疾患の鑑別として重要である．

　低血糖による片麻痺は，血糖値が比較的緩やかに下がってきた場合，血糖値に対する両大脳半球の閾値の違いから優位半球の症状が先に出現するため片麻痺が起こる．日本人の**優位半球**は大部分が左側であるため，大部分は**右片麻痺**となる．また，痙攣（てんかん）が原因で起こる片麻痺の代表的なものが **Jackson 型発作**による **Todd 麻痺**である．

　ところで，低血糖が起きた場合の症状を**表 2** に整理する．意識消失に関与するものとしては，意識障害，痙攣，失神・失神性めまい，巣症状に関与するものとしては片麻痺，言語障害，血圧低下に関与するものとしてはショック，心肺停止がある．これらの主訴・症候をみたときは必ず鑑別診断の一つに低血糖を考えておかなければならない．

表1　突然の片麻痺の鑑別診断

1．脳梗塞（脳血栓症，脳塞栓症，脳動脈解離，脳血管攣縮，胸部大動脈解離）
2．脳出血
3．低血糖
4．痙攣（てんかん）
5．慢性硬膜下血腫
6．脳腫瘍，脳膿瘍
7．その他（高血圧性脳症，非ケトン性高浸透圧症候群）

表2　低血糖の症状

1．意識消失	意識障害，痙攣，失神・失神性めまい
2．巣症状	片麻痺，言語障害
3．血圧低下	ショック，心肺停止

2　麻痺

麻痺とは四肢の最低一つが自分の意思で動かなくなった状態をいう．麻痺の分類は**図1**のとおりで，それぞれの麻痺の障害部位と主な原因疾患は**表3**のとおりである．この中で内因性救急疾患が原因となる麻痺の大部分は**片麻痺**で，その原因疾患の大部分は前述したとおり**脳梗塞，脳出血**である．障害部位で最も多いのは**内包**で，**ラクナ梗塞（穿通枝梗塞），被殻出血，視床出血**などが原因で障害される．次に多い障害部位は**大脳皮質**で，**アテローム血栓性梗塞，心原性梗塞，皮質下出血**などが原因で障害される．時に，小さい**脳幹出血**や**脳幹梗塞**が原因で片麻痺を起こす場合がある．

　内因性救急疾患が原因となる麻痺で2番目に多いのが**四肢麻痺**で，その原因は大部分が**脳幹出血や脳幹梗塞**である．他に脳疾患が原因で起こる麻痺に**交代性片麻痺**と**対麻痺**がある．交代性片麻痺とは，患側の顔面神経麻痺と健側の片麻痺（上下肢麻痺）を認めたものをいい，橋の脳梗塞や脳出血が原因で起こる．対麻痺はほとんどが脊髄疾患であるが稀に大脳間裂部の脳腫瘍やくも膜下出血などでみられる場合がある．これは中心前回にある運動野の下肢の中枢が両側大脳間裂部にあるためそこに病巣がある場合に起こる．

3　言語障害

言語障害とは何らかの原因で正常に言葉をしゃべることができない状態をいう．言語障

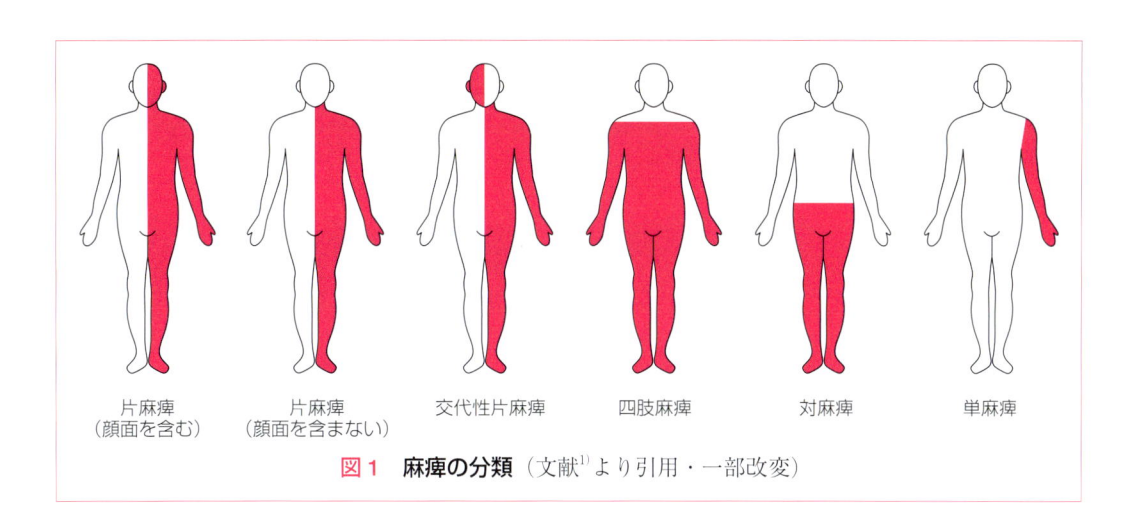

図1 　麻痺の分類（文献1)より引用・一部改変）

片麻痺（顔面を含む）　　片麻痺（顔面を含まない）　　交代性片麻痺　　四肢麻痺　　対麻痺　　単麻痺

表3　麻痺の分類と障害部位・原因疾患

	障害部位	主な原因疾患
片麻痺	内包，大脳皮質，(脳幹)	脳梗塞，脳出血，低血糖，痙攣 慢性硬膜下血腫，脳腫瘍，脳膿瘍
交代性片麻痺	橋	脳出血，脳梗塞
四肢麻痺	脳幹 上位頸髄	脳出血，脳梗塞 脊髄疾患
対麻痺	下位頸髄，胸髄，腰髄 (大脳半球間裂周囲病変)	脊髄疾患 (脳腫瘍，くも膜下出血)
単麻痺	末梢神経	ギラン・バレー症候群，脊髄神経根損傷

表4　言語障害の分類と障害部位・症状

	障害部位	症状
1．失語 　1）運動性失語 　2）感覚性失語	 大脳皮質（ブローカー中枢） 大脳皮質（ウェルニッケ中枢）	 言語を作れない 言語を理解できない
2．失調性言語障害	小脳	失調性
3．構語障害	内包，大脳皮質（運動野），脳幹	呂律困難（球麻痺）

害の分類・障害部位・症状は**表4**のとおりである．最も多い言語障害は**構語障害（呂律困難）**で脳梗塞や脳出血による**内包・大脳皮質（運動野）・脳幹**の障害で起こる．他には，**優位半球の言語野（運動性言語野，感覚性言語野）**領域を含む脳梗塞・脳出血などでみられる**失語**や，**小脳障害**でみられる**失調性言語障害**がある．

■■■　**文　献**　■■■

1) 阪本敏久：救急救命士標準テキスト改訂第8版, 144, へるす出版, 2011

IX 頭痛

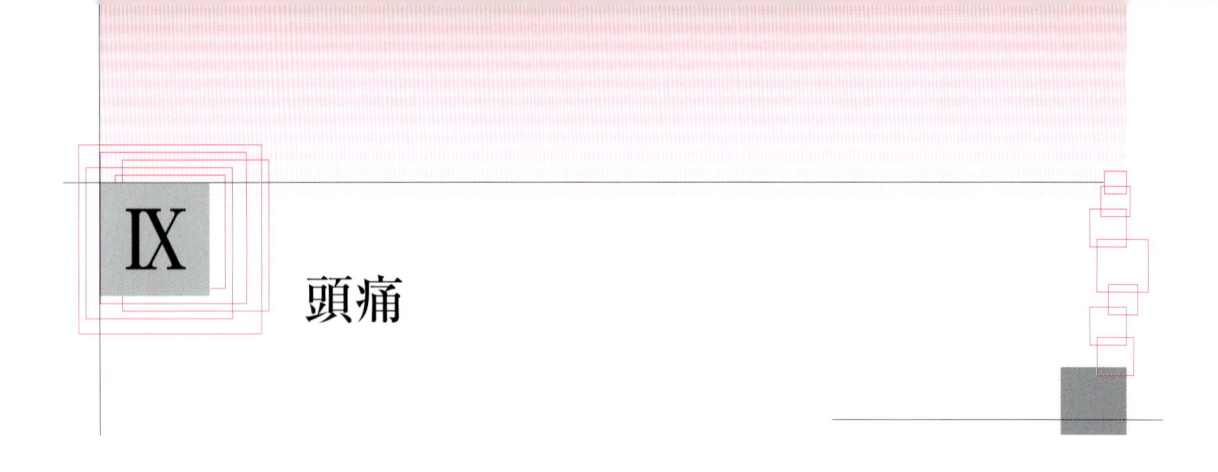

1 はじめに ―頭（あたま）という字の音読み―

「頭痛」について話を始める前に「頭」という字の読み方に触れておく．「頭」は訓読みすると「あたま」と読むが，音読みすると「とう」または「ず」と読む．この区別は，「頭痛（ずつう）」のときのみ「ず」と読み，**頭痛（ずつう）**以外は全て「とう」と読む．これは，「頭痛」を「とうつう」と読むと**疼痛（とうつう）**との区別ができなくなるからである．よって，**頭部**は**とうぶ**と読み，**頭蓋**は**とうがい**と読むのが正しい．なお，「頭蓋」については「ずがい」という読み方も許容されているが，正確には「とうがい」と読むべきである．

2 頭痛の部位

頭痛（headache）とは，脳頭蓋部に感じる痛みである．これと区別し難いまたは関連する痛みとして**顔面痛**と**頸部痛**がある．頭痛と顔面痛および頸部痛の境界は**図1**のとおりで，頭痛・顔面痛境界線は，鼻根から眼窩上縁を経て外耳道に達する線である[1]．ただ，現実的には眼窩および上顎部や後頭下部（頸部の上部）の疼痛も頭痛と区別し難いまたは関連する痛みであるため，頭痛として扱われている．

3 頭痛のメカニズム

脳実質には痛み（頭痛）を感じる組織はない．頭痛は，頭蓋内および頭蓋外の痛覚感受性組織から感覚神経を経て頭痛として認識される．頭蓋内の痛覚感受性組織は，硬膜，硬膜動脈，脳動・静脈，静脈洞などに存在し，テント上では**三叉神経**へ，テント下では**舌咽神経・迷走神経・上位頸神経**へと伝達される．

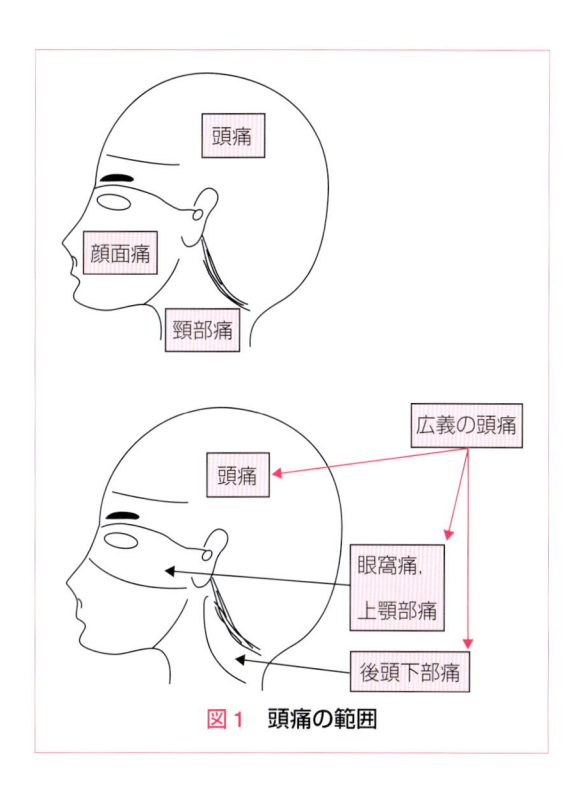

表1　国際頭痛分類（ICHD-Ⅱ, 2004）[1]

Ⅰ．1次性頭痛（機能性頭痛）
　1．片頭痛
　2．緊張型頭痛
　3．群発頭痛と他の三叉神経自律神経性頭痛
　4．その他の1次性頭痛

Ⅱ．2次性頭痛（症候性頭痛）
　5．頭頸部外傷による頭痛
　6．頭頸部血管障害による頭痛
　7．非血管性頭蓋内疾患による頭痛
　8．物質またはその離脱による頭痛
　9．感染による頭痛
　10．ホメオスタシスの障害による頭痛
　11．頭蓋骨，頸，眼，耳，鼻，副鼻腔，歯，口あるいは他の顔面あるいは頭蓋の構成組織に起因する頭痛あるいは顔面痛
　12．精神疾患による頭痛

Ⅲ．神経痛，顔面痛など
　13．頭部神経痛と中枢性顔面痛
　14．他の頭痛，頭部神経痛，中枢性あるいは1次性顔面痛

図1　頭痛の範囲

4　頭痛の分類

　頭痛の分類は，国際頭痛分類第2版に従うと**表1**のとおりである．これによると，頭痛は，**1）1次性頭痛，2）2次性頭痛，3）神経痛・顔面痛など**，の3つに大別される．1次性頭痛とは機能性頭痛のことで器質的原因が明らかでないもの，2次性頭痛とは症候性頭痛のことで器質的原因が明らかなものである．

　頭痛の国際分類を臨床現場での診断のためにわかりやすくした頭痛の鑑別診断が**表2**である．まず，大きい分類として，**1）症候性頭痛（2次性頭痛），2）機能性頭痛（1次性頭痛）・神経痛**，の2つに大別して，それぞれの中で重要な疾患を分類していく．症候性頭痛には，**生命予後（死ぬかも知れない），機能予後（後遺症を残すかも知れない）**を左右する重要な疾患が多く含まれ，機能性頭痛・神経痛は基本的には生命予後および機能予後に関与しない．

5　頭痛の疫学

　頭痛は非常にありふれた症状であり，程度の差はあっても，ほとんどの人が経験する非常に一般的な症状である．日本人で慢性的な頭痛を有する頻度は人口の約1/3，性差は女

IX 頭痛

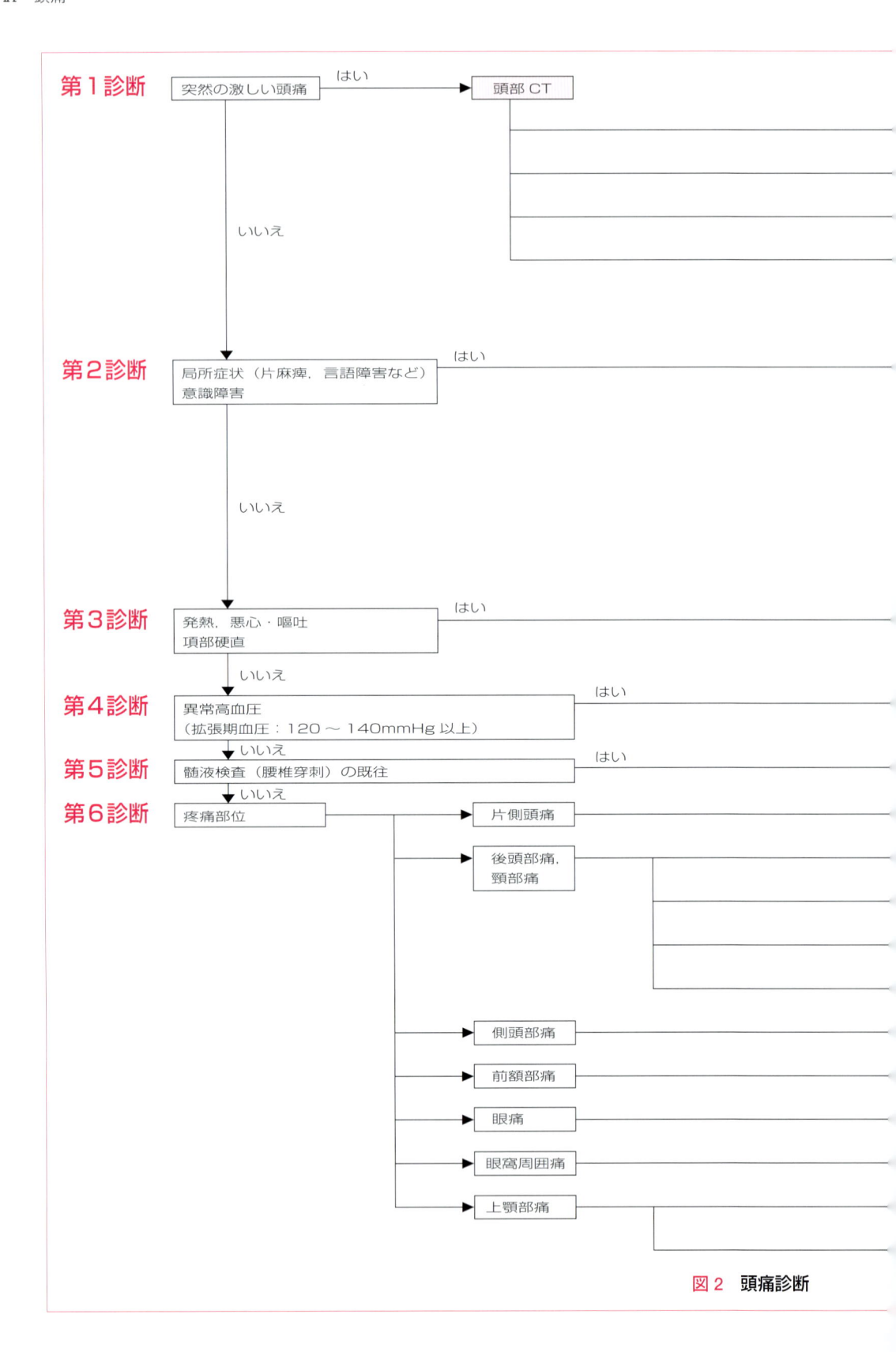

第1診断	突然の激しい頭痛	はい →	頭部CT
	↓いいえ		
第2診断	局所症状（片麻痺，言語障害など）意識障害	はい →	
	↓いいえ		
第3診断	発熱，悪心・嘔吐 項部硬直	はい →	
	↓いいえ		
第4診断	異常高血圧（拡張期血圧：120～140mmHg以上）	はい →	
	↓いいえ		
第5診断	髄液検査（腰椎穿刺）の既往	はい →	
	↓いいえ		
第6診断	疼痛部位	→	片側頭痛
		→	後頭部痛，頸部痛
		→	側頭部痛
		→	前額部痛
		→	眼痛
		→	眼窩周囲痛
		→	上顎部痛

図2　頭痛診断

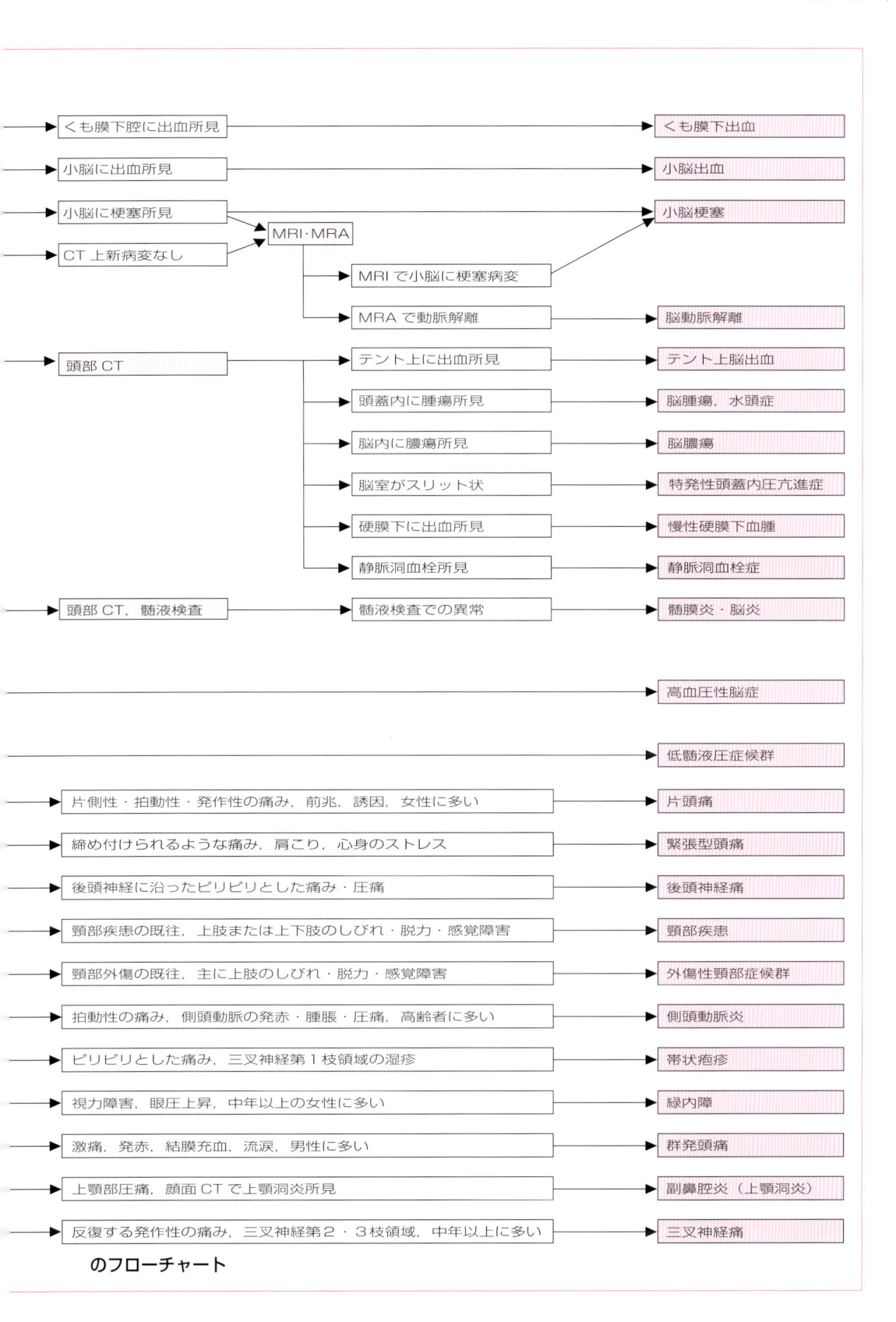

5 頭痛の疫学

くも膜下腔に出血所見	くも膜下出血
小脳に出血所見	小脳出血
小脳に梗塞所見 → MRI・MRA	小脳梗塞
CT上新病変なし → MRI・MRA → MRIで小脳に梗塞病変	小脳梗塞
MRI・MRA → MRAで動脈解離	脳動脈解離
頭部CT → テント上に出血所見	テント上脳出血
頭部CT → 頭蓋内に腫瘍所見	脳腫瘍,水頭症
頭部CT → 脳内に膿瘍所見	脳膿瘍
頭部CT → 脳室がスリット状	特発性頭蓋内圧亢進症
頭部CT → 硬膜下に出血所見	慢性硬膜下血腫
頭部CT → 静脈洞血栓所見	静脈洞血栓症
頭部CT,髄液検査 → 髄液検査での異常	髄膜炎・脳炎
	高血圧性脳症
	低髄液圧症候群
片側性・拍動性・発作性の痛み,前兆,誘因,女性に多い	片頭痛
締め付けられるような痛み,肩こり,心身のストレス	緊張型頭痛
後頭神経に沿ったピリピリとした痛み・圧痛	後頭神経痛
頸部疾患の既往,上肢または上下肢のしびれ・脱力・感覚障害	頸部疾患
頸部外傷の既往,主に上肢のしびれ・脱力・感覚障害	外傷性頸部症候群
拍動性の痛み,側頭動脈の発赤・腫脹・圧痛,高齢者に多い	側頭動脈炎
ピリピリとした痛み,三叉神経第1枝領域の湿疹	帯状疱疹
視力障害,眼圧上昇,中年以上の女性に多い	緑内障
激痛,発赤,結膜充血,流涙,男性に多い	群発頭痛
上顎部圧痛,顔面CTで上顎洞炎所見	副鼻腔炎(上顎洞炎)
反復する発作性の痛み,三叉神経第2・3枝領域,中年以上に多い	三叉神経痛

のフローチャート

表2 頭痛の鑑別診断

Ⅰ．症候性頭痛（2次性頭痛）
 1．脳血管障害
  1）くも膜下出血
  2）脳出血（テント上脳出血，小脳出血）
  3）小脳梗塞
  4）脳動脈解離
  5）静脈洞血栓症
 2．脳腫瘍，水頭症
 3．中枢神経系感染症（髄膜炎・脳炎，脳膿瘍）
 4．慢性硬膜下血腫
 5．高血圧性脳症
 6．頭蓋内圧異常（低髄液圧症候群，特発性頭蓋内圧亢進症）
 7．頭蓋外疾患
  1）緑内障
  2）副鼻腔炎
  3）帯状疱疹
  4）側頭動脈炎
  5）頸部疾患（頸椎椎間板ヘルニア，頸椎症など）
 8．外傷（外傷性頸部症候群，頭部外傷）

Ⅱ．機能性頭痛（1次性頭痛）・神経痛
 1．緊張型頭痛
 2．片頭痛
 3．群発頭痛
 4．三叉神経痛
 5．後頭神経痛
 6．その他（心因性，発熱など）

性に多い．また，頭痛で医療機関を受診する人は頭痛経験者全体の約1割である[2]．頭痛の原因疾患で最も多いのは**緊張型頭痛**であり，次が**片頭痛**である．頭痛の原因疾患頻度は，緊張型頭痛が頭痛全体の約50％，片頭痛が約30％である[3]．つまり，**機能性頭痛・神経痛**が頭痛全体の80％以上を占めることになる．

6 頭痛の原因診断方法

1．原因診断の全体像

頭痛の原因疾患を大別すると，症候性頭痛と機能性頭痛・神経痛に分類されることを前述した．頭痛の鑑別診断は表2のとおりであるが，前述したように最も頻度の高い疾患は緊張型頭痛，次が片頭痛で機能性頭痛・神経痛が頭痛の原因疾患の内の80％以上を占める．しかし，これらの機能性頭痛・神経痛は生命予後や機能予後に関与することはない．**生命予後**や**機能予後**に関与する重篤な頭痛は**症候性頭痛**で，なかでも頭蓋内疾患の中に多く存在する．そのため，症候性頭痛については生命予後および機能予後への関与の程度に従い

診断・除外の順序が決められる．頭痛の診断フローチャートは図2のとおりで，これを基に原因疾患の診断法を説明する．

このフローチャートは重篤な疾患から診断・除外するという考え方から，①**頭蓋内疾患が原因で起こる症候性頭痛**→②**頭蓋外疾患が原因で起こる症候性頭痛**→③**機能性頭痛・神経痛**，の順で診断・除外していく方法をとっている．フローチャートに従い第1診断から第6診断まで順番に説明する．第1〜5診断までが頭蓋内疾患が原因で起こる症候性頭痛である．

2．第1診断

頭痛の**第1診断**は**突然の激しい頭痛**をきたす疾患群の診断・除外である．この疾患群に含まれるものは**くも膜下出血，小脳出血，小脳梗塞，脳動脈解離（椎骨脳底動脈解離）**である．なかでも，頭痛の原因疾患の中で最も重篤な疾患がくも膜下出血であるため，最初がくも膜下出血の除外（診断）になる．くも膜下出血は絶対に逃してはならない疾患で，誤診は直接患者の生命予後を左右する．

くも膜下出血の特徴的症状は，**突然の激しい頭痛**（今まで経験したことのないような激しい痛み，バットで後頭部を殴られたような痛みと比喩される場合が多い），**悪心・嘔吐**で，他に**意識障害**，をきたす場合が多い．このような頭痛をみた場合はくも膜下出血を疑い，頭部CTを至急で施行しなければならない．くも膜下出血は頭部CTでまず診断できる．

突然の激しい頭痛があるにも関わらず，くも膜下出血が否定された場合，他に**小脳出血，小脳梗塞，脳動脈解離（椎骨脳底動脈解離）**を考えなければならない．小脳出血や小脳梗塞は上記症状に加えて**めまい**を合併する．

ところで，脳梗塞による頭痛の頻度は低く，脳梗塞としては頭痛の鑑別診断に含まれないことが一般的である．しかし，小脳梗塞はその原因が脳動脈解離（椎骨脳底動脈解離）の場合があり，このような激しい頭痛が出現する．

頭部CTでは，くも膜下出血ではくも膜下腔に，小脳出血では小脳に出血所見が確認される．また，小脳に梗塞所見が確認されれば小脳梗塞であるが，CTで正常（出血も梗塞もなし）でも小脳梗塞と動脈解離が残されている．その場合，MRI・MRAを施行し，小脳梗塞と動脈解離の診断を行う．小脳梗塞はMRIの拡散強調画像で，動脈解離はMRAで診断可能である．

3．第2診断，第3診断

第2診断は，頭痛以外に**脳の局所症状**（片麻痺，言語障害，視野障害など）や**意識障害**を呈する疾患群である．ここに入る疾患群は通常頭部CTで診断可能であり，具体的には，**テント上脳出血（大脳の脳出血），慢性硬膜下血腫，脳腫瘍，脳膿瘍，特発性頭蓋内圧亢進症，静脈洞血栓症**である．

第3診断は**髄膜炎・脳炎**の診断である．第3診断からは頭部CTで異常が認められない

表3　頭蓋外疾患と頭痛の部位

頭痛の部位	原因疾患	疫学
前額部痛	帯状疱疹	
眼痛	緑内障	中年以上の女性に多い
眼窩周囲痛	群発頭痛	男性に多い
上顎部痛	副鼻腔炎（上顎洞炎） 三叉神経痛	中年以上に多い
側頭部痛	側頭動脈炎	高齢者に多い
後頭部痛・頸部痛	緊張型頭痛 後頭神経痛 頸部疾患 外傷性頸部症候群	
片側頭痛	片頭痛	女性に多い

疾患群となる．髄膜炎・脳炎の典型的な症状は，**発熱**，**頭痛**，**悪心・嘔吐**であり，特に**細菌性髄膜炎・脳炎**では**意識障害**を合併する．他に重要な所見として**項部硬直**（髄膜刺激症状）が認められる場合が一般的である．上記症状・所見が認められれば，腰椎穿刺にて髄液検査を行い，髄液異常（細胞数の増加など）を確認する．

4．第4・5診断

第4・第5診断は，それぞれ**高血圧性脳症**と**低髄液圧症候群**である．高血圧性脳症は血圧測定を行うことでおおむね診断がつき，**急激な血圧上昇**（一般的には拡張期血圧が120〜140 mmHg，収縮期血圧にすると220〜250 mmHg）により症状が出現する．また，低髄液圧症候群は大部分が髄液検査の後に髄液が漏れることにより髄液圧が低下した結果起こるもので，**髄液検査の既往**を聞けば概ね診断がつくが，時に特発性に起こるものがある．ここまでで，頭蓋内症候性頭痛の診断が終了する．

5．第6診断

最後が**第6診断**で，ここでは**頭蓋外症候性頭痛**と**機能性頭痛・神経痛**を主にその疼痛部位と症状から診断する．疼痛部位別（各疾患典型例の疼痛部位）に鑑別診断（原因疾患）を整理したものが**表3**である．この疾患群の中で機能予後を左右するような重篤度的に重要な疾患は**緑内障**と**副鼻腔炎**で，頻度的に重要な疾患は，**緊張型頭痛**，**片頭痛**，**群発頭痛**，**大後頭神経痛**，**三叉神経痛**である．また，各疾患の要点は後述する．

7 頭痛の原因疾患要点

1．くも膜下出血，脳出血　→　詳細は「脳卒中」の項を参照

2．小脳出血

　小脳に起こった脳出血で，原因の大部分は高血圧である．一般的症状は，めまい，悪心・嘔吐，頭痛，失調症（歩行障害・協調運動障害）であるが，血腫の大きさで症状が異なり，頭痛を訴えない場合もある．血腫が大きくなると意識障害が出現する．治療は，一般的には保存的治療になるが，血腫が大きい場合は手術（開頭血腫除去術）が行われる．

3．小脳梗塞

　小脳に起こった脳梗塞で，原因には，脳血栓，脳塞栓，脳動脈解離がある．一般的症状は，めまい，悪心・嘔吐，頭痛，失調症（歩行障害・協調運動障害）であるが，突然の激しい頭痛を訴える小脳梗塞は脳動脈解離が原因である．治療は保存的治療である．

4．脳動脈解離

　脳動脈が解離したもので，激しい頭痛を起こす．脳動脈解離は椎骨脳底動脈系がその大部分を占める．脳動脈解離の結果，動脈瘤ができてそれが破裂するとくも膜下出血を起こし，動脈が閉塞すると小脳梗塞を起こす．どちらでもなければ激しい頭痛だけにとどまる．治療は出血・梗塞疾患の治療が主で，脳動脈解離のみの場合は大部分が自然改善するため経過観察である．

5．静脈洞血栓症

　静脈洞が血栓により閉塞したもので，上矢状静脈洞が最も多い．原因には感染性（中耳炎，副鼻腔炎，髄膜炎など），非感染性（妊娠・分娩後，経口避妊薬，腫瘍，脱水など），特発性（原因不明）がある．脳静脈は最終的に静脈洞に流れ込むため，静脈洞の血流停滞（血流の出口がない）は脳血流のうっ滞を起こし，頭蓋内圧亢進を起こす．一般的な症状は頭痛が最も多く，他に痙攣，意識障害などがみられる．治療は，まず保存的治療である．

6．脳腫瘍

　頭蓋内にできた腫瘍で，占拠性病変として症状が出現する．腫瘍の部位と大きさで症状が異なり，腫瘍がある程度大きくなると頭痛が出現する．治療はその腫瘍に合わせた治療となる．

7．髄膜炎・脳炎

中枢神経系の感染症で大部分はウイルス性である．ウイルス性の場合は，生命予後・機能予後に関与することは少ないが，細菌感染による細菌性髄膜炎・脳炎は生命予後・機能予後に大きく関与する．一般的症状は，発熱，頭痛，悪心・嘔吐で，細菌性髄膜炎の場合は意識障害が合併する．他の重要な所見として項部硬直がある．治療は，ウイルス性の場合は対症療法が基本であるが，細菌性の場合は抗菌薬の投与が必要である．

8．脳膿瘍

脳内に膿瘍を作ったもので，腫瘍と同じように占拠性病変として症状が出現する．治療は抗菌薬の投与で，有効でない場合は手術（膿瘍除去術）を行う．

9．慢性硬膜下血腫

頭部外傷後（軽微な外傷でも起こることが多い）2～3週間後から2～3ヵ月後に硬膜下血腫を生じたもの，または，非外傷性のものでは3週間以上の症状の持続がみられたものである．外傷直後に起こる急性硬膜下血腫とは血腫の出現機序が異なる．一般的症状は，歩行障害，片麻痺，頭痛，見当識障害などである．高齢者，アルコール多飲者，乳幼児に多い．治療は手術（穿頭洗浄術）である．

10．高血圧性脳症

急激な血圧上昇（一般的には拡張期血圧が120～140 mmHg，収縮期血圧にすると220～250 mmHg）が起こった後，頭蓋内圧亢進のため頭痛，悪心・嘔吐，意識障害，時に脳の局所症状，などが起こったもので，血圧を下げることにより症状が改善する．治療は降圧である．

11．低髄液圧症候群[4]

髄液圧が低くなることにより症状（頭痛）を併発するもので，大部分は髄液検査後に発症するが，特発性に起こるものもある．一般的症状は，立ったり座ったりするとガンガンする頭痛を訴えるもので，横になると頭痛は改善する．治療は自家血パッチ（硬膜外腔に血液を注入）を行うことである．

12．特発性頭蓋内圧亢進症[4]

腫瘍や水頭症がないのに頭蓋内圧亢進，頭痛，うっ血乳頭がみられるもので，髄液圧が原因不明で上昇している．太った女性に多い．一般的症状は早朝の鈍痛が多く，いきむと頭痛が増強する．頭部CTでは脳室がスリット状になる（脳室が薄くなる）．治療は，減量，髄液を抜く，アセタゾラミド（ダイアモックス）の投与である．

13. 緑内障

　房水（眼内を循環している組織間液）の排出路の閉塞により、眼圧が急激に上昇したものである。中年以上の女性に多い。一般的症状は、眼痛（頭痛）、悪心・嘔吐、視力障害などである。治療は、マンニトール、アセタゾラミド（ダイアモックス）の投与である。

14. 副鼻腔炎

　副鼻腔の炎症で、多くは感冒に続発して起こる。副鼻腔炎の中では上顎洞炎が最も多い。この場合の一般的症状は上顎部痛で、上顎部の圧痛もみられる。単純X線と顔面CTで診断できる。治療は抗菌薬の投与である。

15. 帯状疱疹

　帯状疱疹ヘルペスによる三叉神経痛で、三叉神経第1枝に好発する。一般的症状は一方の前額部のピリピリとした痛みを訴え、疼痛部位に湿疹が出現する場合が多い。ただし、必ずしも湿疹が出現するわけではないので、湿疹がないからといって帯状疱疹は否定できない。治療はアシクロビル（ゾビラックス）の投与である。

16. 側頭動脈炎

　側頭動脈の血管炎で、側頭動脈以外に後頭動脈、椎骨動脈、眼動脈が侵されることがある。高齢者に多い（特に女性）。一般的症状は側頭部を中心に拍動性の激しい痛みで、浅側頭動脈の発赤・腫脹・圧痛がみられる。眼動脈が侵された場合は視力低下をきたす。赤沈亢進がみられる。治療はステロイド投与である。

17. 外傷性頸部症候群

　頸部の捻挫を主体として、頸椎・頸髄損傷を伴わない頸部外傷の総称である。頸髄神経根損傷を伴わず、頸部痛・頭痛、悪心・嘔吐を主とする頸椎捻挫型と頸髄神経根損傷を伴い、上肢のしびれ・脱力・感覚障害まで認める頸髄神経根損傷型がある。治療は、安静と対症療法である。

18. 緊張型頭痛

　頭部・顔面・頸部の筋緊張が原因で起こる頭痛で、心身のストレスの関与が多い。一般的症状は後頭部から始まる鈍痛（締め付けられるような痛み）で、肩こりを伴う場合が多い。治療は、ストレスの除去、筋弛緩薬と鎮痛薬の投与である。

19. 片頭痛

　体内外からの刺激によって起こる神経系と血管系の異常反応で、前兆（可逆性の視覚障害・感覚障害・言語障害）を伴うものと伴わないものがある。一般的症状は片側性・拍動

性の発作性頭痛であるが，両側性に広がることも多い．心身のストレス（睡眠不足，疲労など），食餌，薬剤，天候，月経などの発作の誘因が認められる．女性に多い．治療は，誘因因子を取り除く，食餌療法，予防薬の投与，スマトリプタン（イミグラミン）の投与などである．

20．群発頭痛

片側眼窩周辺部に起こる激痛発作で，反復発作型と慢性型に分けられる．一般的症状は眼窩周辺部の激痛，眼窩周辺部の発赤，結膜の充血，流涙などである．喫煙者，男性に多く，アルコールで誘発されることが多い．治療は100％酸素吸入，スマトリプタン（イミグラミン）の投与である．

21．三叉神経痛

三叉神経が直接刺激された疼痛で第2枝・第3枝に好発する．一般的症状は片側性の反復する発作性の顔面痛である．治療は，抗てんかん薬（カルバマゼピンなど）投与，神経ブロックである．

22．後頭神経痛

後頭神経の神経痛で，後頭神経に沿ったピリピリとした痛み・圧痛を特徴とする．

文　献

1) 間中信也：脳神経外科学（編集：大田富雄，松谷雅生）．197-202，金芳堂，2004
2) 作田学：Primary care note 頭痛［第2版］．1-4，日本医事新報社，2008
3) 下村登規夫，他：よくわかる頭痛・めまい・しびれのすべて（編集：東儀英夫）．8-13，永井書店，2003
4) 作田学：Primary care note 頭痛［第2版］．169-172，日本医事新報社，2008

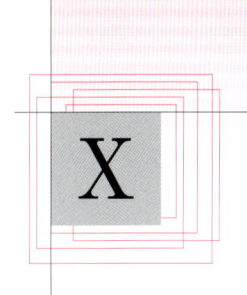

X めまい（前庭性めまい）

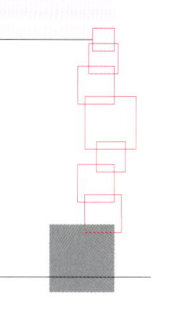

1 めまいとは

　人は**正常に立っておられない状態**になると**めまい**という症状を訴える．そのため，めまいという症状にはいろいろな訴えが含まれている．「くるくる回る」，「ふらふらする」，「ふわふわする」，「ふらっとする」，「眼の前が真っ暗になる」，「気を失いそうになる」，「気が遠くなる」などの訴えである．

　これらのたくさんの訴えをめまいという一言で理解することは非常に難しい．そこで，めまいをその性状や機序の違いによりきちんと分類することが重要で，それにより，めまいの原因診断を正確に行うことができる．

2 めまいの分類

1．めまいの分類総論

　めまいの分類を表1に示す．まず，めまいはその性状により，**1) 回転性めまい（vertigo）**，**2) 浮動性めまい（dizziness）**，**3) 失神性めまい（fainting）**，の3つに大別される．回転性めまいとは回転感を伴うめまいで，「くるくる回る」という訴えが一般的である．浮動性めまいとは，浮遊感を伴うめまいで，「ふわふわする」，「ふらふらする」という訴えが一般的である．失神性めまいとは失神感を伴うめまいで，「気を失いそうになる」，「気が遠くなる」，「眼の前が真っ暗になった（眼前暗黒感）」という訴えが一般的である．

　これら3つのめまいを原因診断の目的で2つに分類する方法が2種類ある．一つの分類法は，**回転性めまいと非回転性めまい**，に分類する方法で，もう一つは，**前庭性めまいと失神性めまい（非前庭性めまい）**，に分類する方法である．

2．回転性めまいと非回転性めまい

　めまいは，回転感を伴うか否かで，回転性と非回転性に分けられる．浮動性めまいと失神性めまいを合わせて**非回転性めまい**という．回転性と非回転性で分けるこの分類は，臨床現場でめまいを性状からアプローチしていく過程で重要な概念になる（後述）．ちなみに，

表1　めまいの分類

めまいの性状分類	回転性の有無	前庭系障害の有無
1．回転性めまい（vertigo）	回転性めまい	前庭性めまい 　├ 中枢性めまい 　├ 末梢性めまい 　└ その他
2．浮動性めまい（dizziness）	非回転性めまい	
3．失神性めまい（fainting）		非前庭性めまい （大部分が一過性の脳循環不全）

1．回転性めまい	回転感を伴うめまい，くるくる回る，という訴えが一般的である．
2．浮動性めまい	浮遊感を伴うめまい，ふわふわする，ふらふらする，という訴えが一般的である．
3．失神性めまい	失神感を伴うめまい，気を失いそうになる，気が遠くなる，眼の前が真っ暗になった（眼前暗黒感），という訴えが一般的である．

最も狭義のめまいは，この回転性めまいのみを指す．

3．前庭性めまいと失神性めまい

　めまいは，原因病態が前庭系の障害で起こるか否かで，前庭性か非前庭性に分けられる．回転性めまいと浮動性めまいを合わせて**前庭性めまい**，**失神性めまい**は非前庭性めまいとなる．前庭性めまいは前庭系の障害で起こる**平衡感覚異常**であり，失神性めまい（非前庭性めまい）は前庭系の障害ではなく主に**脳循環不全**により起こるものである．前庭性と失神性（非前庭性）で分けるこの分類は，原因診断を行う上で重要な概念で，一般的に使われているめまいという言葉は，この前庭性めまいのことが多い．なお，前庭性めまいは，前庭系の障害部位により，**中枢性めまい**，**末梢性めまい**，**その他**，の3つに分けられる．詳細は後述する．

　臨床現場でめまいの原因診断を行う場合，まず，めまいを前庭性めまい（回転性または浮動性めまい）か，失神性めまい（非前庭性めまい）に分けることが重要である．なぜなら，これら2つのめまいは機序が異なるため鑑別診断が全く異なってくるからだ．

3　前庭性めまいと失神性めまいの鑑別

1．めまいの性状別鑑別の全体像

　前述したとおり，めまいの鑑別において最初に行わなければならない最も重要なことは，患者の訴えをもとに，めまいを**前庭性めまい（回転性めまい，浮動性めまい）**と**失神性めまい**（非前庭性めまい）に分類することである．この両者は機序が全く異なるため，鑑別診断も全く違ったものになる．この鑑別を間違うと以後全てが意味をなさなくなる．そこでまず，前庭性めまいと失神性めまい（非前庭性めまい）の鑑別法から説明する（**図1**）．

3 前庭性めまいと失神性めまいの鑑別

図1 前庭性めまい（回転性めまい，浮動性めまい）と失神性めまいの鑑別方法

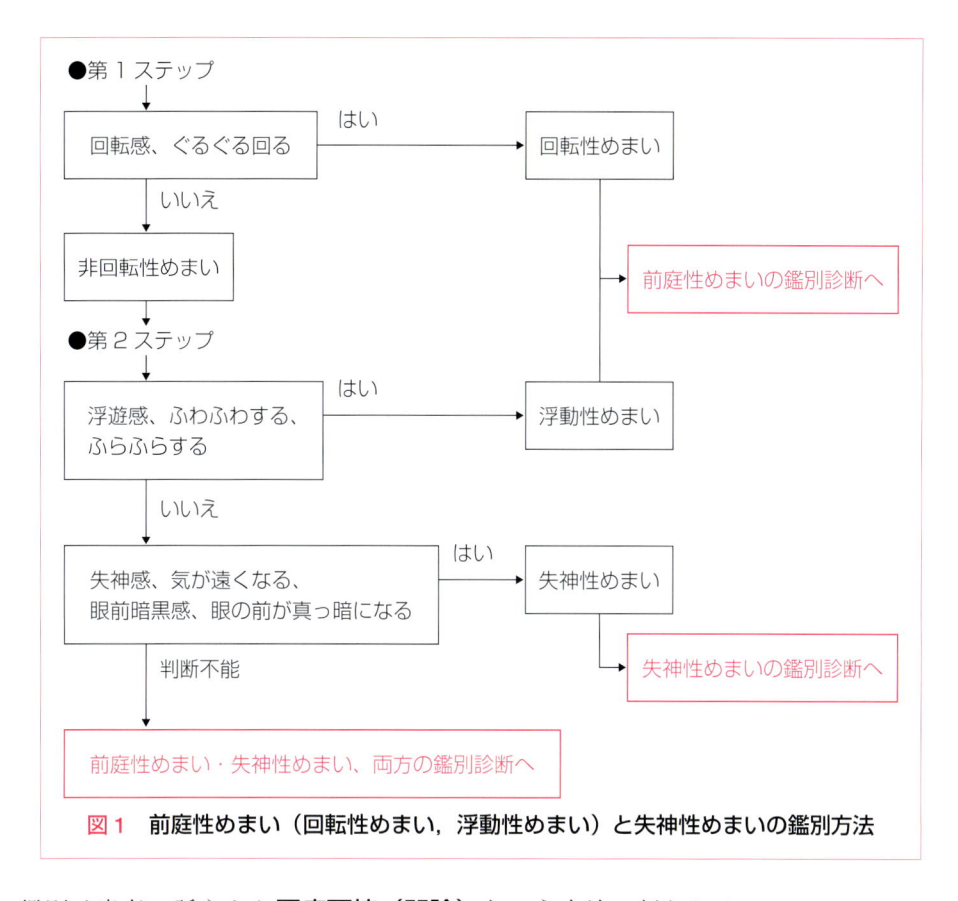

この鑑別は患者の訴えから**医療面接（問診）**という方法で行われる．

2．第1ステップ

第1ステップは，患者が訴えるめまいが**回転性かどうかの鑑別**で始まる．患者はめまいを訴えている最中，精神状態は非常に不安定で微妙な症状を正確に判断する能力は欠如していることが多い．そのような状態でも，めまいの性状が回転性であるかどうかの判断は比較的容易なため最初に回転性めまいかどうかの鑑別を行う．これにより回転性と判断されれば前庭性めまいの鑑別診断へ移り，回転性ではないと判断されれば，非回転性めまいと判断して次のステップに移る．

3．第2ステップ

第2ステップは，そのめまいが**浮動性か失神性であるかの鑑別**である．この鑑別は，患者にとっても，医療者側にとっても難しく，必ずしも鑑別できるとは限らない．よって，第2ステップ後の選択肢は，浮動性か失神性かそのどちらとも鑑別できない，の3つとなる．浮動性と鑑別されれば，回転性と同じく前庭性めまいの鑑別へ移り，失神性と鑑別されれば，失神性めまいの鑑別へ移り，どちらであるか鑑別できないときは，両方の可能性を考えて両方の鑑別診断を選択する．この章では前庭性めまいについて説明する．失神性

137

Ⅹ　めまい（前庭性めまい）

めまいの詳細については，**失神・失神性めまい**の項を参照していただきたい．

4　前庭性めまいのメカニズム

　前庭性めまいとは**前庭系**のどこかが障害され，**平衡感覚異常**が起こったものである．そして，めまいの性状としては，回転性めまいや浮動性めまいとして訴えられる．前庭性めまいは障害部位により，1）**中枢性めまい**，2）**末梢性めまい**，3）**その他**，の3つに分けられる．中枢性めまいは**中枢前庭系障害**により，末梢性めまいは**迷路前庭系障害**により，その他はこれら以外の前庭系障害が原因で起こったものである．末梢性めまいは大部分が回転性で，浮動性めまいの場合は，末梢性めまいは当然として中枢性めまいも考えておかなければならない．

　ここで，前庭系メカニズムについて簡単に説明を加えておく．前庭系とは，図2[1]に示したとおり，平衡感覚に関与する3つの**感覚器系（迷路前庭系，視覚系，深部感覚系）**とそれらを統合する**中枢前庭系（脳幹，小脳，大脳）**と遠心路となる**運動効果器系（眼筋，四肢・躯幹，自律神経系）**で構成されている．そして，図2（前庭系の図示シェーマ）の中で，感覚器系と中枢前庭系までを形態的シェーマにしたものが図3である．この前庭系の障害の中で，中枢前庭系（中枢神経系前庭神経核以上）の障害によるめまいが中枢性めまいで

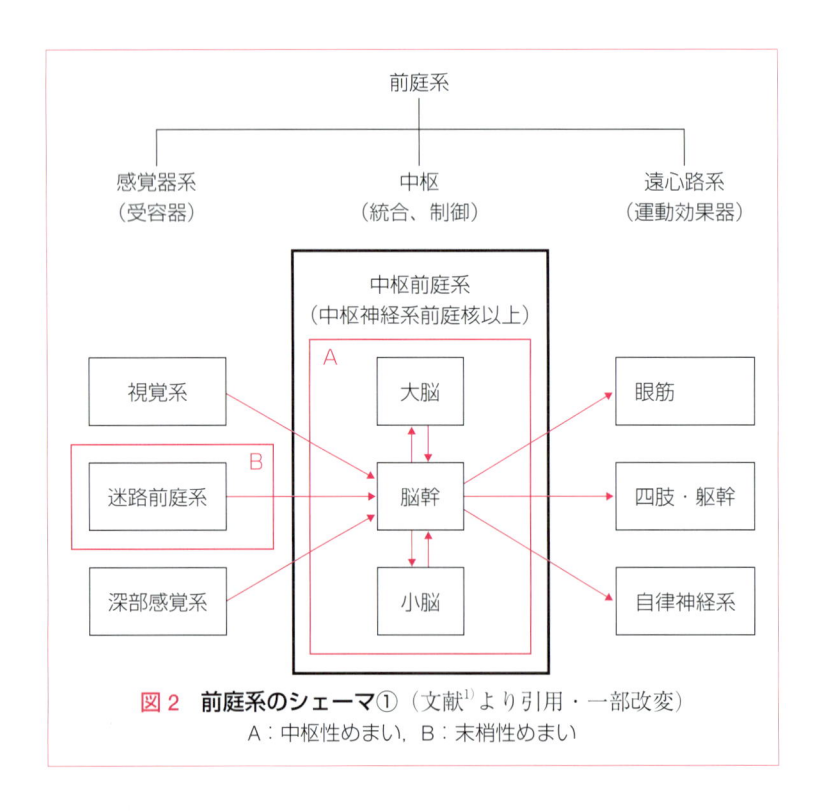

図2　前庭系のシェーマ①（文献[1]より引用・一部改変）
A：中枢性めまい，B：末梢性めまい

138

図3　前庭系のシェーマ②

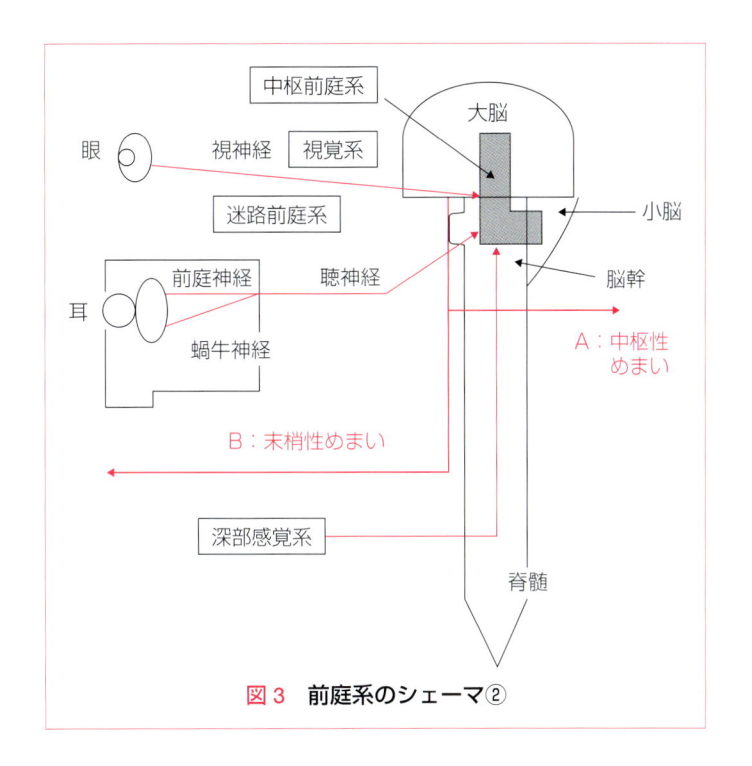

（**図2・A，図3・A**），迷路前庭系の障害によるめまいが末梢性めまいである（**図2・B，図3・B**）．形態的（解剖学的）にいうと頭蓋内病変で起こるめまいが中枢性めまい，頭蓋外病変で起こるめまいが末梢性めまい，およびその他と考えると理解しやすい．

5　前庭性めまいの症状

1．第Ⅷ脳神経（聴神経）

　めまいの症状（特に，末梢性めまいの症状）を説明する前に，**迷路前庭系障害**に関与する末梢神経として重要な役割を演じる**第Ⅷ脳神経（聴神経）**について説明を加える．第Ⅷ脳神経（聴神経）は，機能的に全く異なる二つの神経から成り立っている．一つが**蝸牛神経**で**聴覚機能**を有し，この神経が障害されると**蝸牛症状**，つまり**難聴・耳鳴**が出現する．もう一つは**前庭神経**で，**平衡覚機能**を有し，この神経が障害されると**めまい（平衡感覚障害）**が起こる．

　この二つの神経は頭蓋内で橋（脳幹）から出て一つの聴神経として一緒に走行している（**図3**）．機能は全く異なるが，頭蓋外の走行が単に一緒ということで，この聴神経が障害された場合は平衡感覚障害と聴覚障害の両方の障害が同時に出現する．その後，内耳では聴神経は蝸牛神経と前庭神経に分離される．

X　めまい（前庭性めまい）

表2　中枢性めまいと末梢性めまいにおける障害部位とめまい以外の症状

障害部位	めまい以外の症状
1．中枢性めまい 　中枢前庭系の障害（A） 　（頭蓋内病変，中枢神経系 　前庭神経核以上）	一般症状：意識障害，頭痛 小脳症状（失調症）：歩行障害，協調運動障害 脳幹症状：片麻痺，四肢麻痺，球麻痺，眼球運動障害など
2．末梢性めまい 　迷路前庭系の障害（B） 　（頭蓋外病変）	蝸牛症状：難聴，耳鳴

2．中枢性めまいと末梢性めまいの症状

　中枢性めまいと**末梢性めまい**における障害部位とめまい以外の症状についてまとめたものが表2である．**中枢性めまい**の症状は，**一般症状（意識障害，頭痛），小脳症状（歩行障害，協調運動障害），脳幹症状（片麻痺，四肢麻痺，球麻痺，眼球運動障害など）**，の3つに分けると理解しやすい．**末梢性めまい**は，前庭神経系のみの障害か，蝸牛神経系（聴神経も含めて）障害も伴ったものかで，**蝸牛症状（難聴・耳鳴）**の有無が決まってくる．よって，末梢性めまいの症状は，めまいのみかめまいと同時に難聴・耳鳴を伴うかで分けて考えると診断が容易になる．

6　前庭性めまいの原因診断方法

1．前庭性めまいの原因診断法の全体像

　前庭性めまいを大別すると，中枢性めまい，末梢性めまい，その他に分類されることを前述した．前庭性めまいの鑑別診断は表3のとおりである．この中で最も頻度の高い疾患は**良性発作性頭位めまい症**である．しかし，最も重篤な疾患群，つまり生命予後（死ぬかもしれない）に関与するものが**中枢性めまい**であり，なかでも重篤度，緊急度，頻度において重要な疾患が**小脳出血，小脳梗塞，椎骨脳底動脈循環不全**である．

　前庭性めまいの原因診断フローチャートを図4に示し，これを基に原因疾患の診断法を説明する．このフローチャートは重篤な疾患から診断・除外するという考え方から，①**中枢性めまい→②末梢性めまい・その他**，の順で診断・除外していく．

2．中枢性めまいの原因診断法

　前庭性めまいの診断には，中枢性めまいの診断・除外（頭蓋内疾患の診断・除外）が最も重要で，特に，**小脳出血・小脳梗塞・椎骨脳底動脈循環不全の診断・除外**が重要である．他には**テント下脳腫瘍**，聴神経腫瘍（頭蓋外）や脳炎・髄膜炎の診断・除外である．中枢性めまいが疑われる症状や所見は表2のとおりで，**意識障害，頭痛，小脳症状（歩行障害，**

表3　前庭性めまい（回転性めまい，浮動性めまい）の鑑別診断

Ⅰ．中枢性めまい
　1．小脳出血（脳幹出血）
　2．小脳梗塞（脳幹梗塞）
　3．椎骨脳底動脈循環不全
　4．テント下脳腫瘍（小脳橋角部，小脳，脳幹）
　5．脳炎・髄膜炎（小脳・脳幹）

Ⅱ．末梢性めまい
　1．良性発作性頭位めまい症 ｝ 蝸牛症状（難聴，耳鳴）を伴わない
　2．前庭神経炎
　3．メニエール病
　4．（めまいを伴う）突発性難聴
　5．聴神経腫瘍（頭蓋外）　　｝（原則として）蝸牛症状（難聴，耳鳴）を伴う
　6．Ramsay Hunt 症候群
　7．薬剤性めまい

Ⅲ．その他
　1．頸性めまい
　2．心因性めまい

協調運動障害），**脳幹症状（片麻痺，四肢麻痺，球麻痺，眼球運動障害）**や**垂直眼振**などである．このような症状や所見が認められると中枢性めまいが強く疑われ，頭部CTは必須である．また，必要ならMRI・MRAまで施行しなければならない．

　頭部CTで，小脳に出血所見が認められれば小脳出血，梗塞所見が認められれば小脳梗塞，テント下（脳幹，小脳）や内耳道内に腫瘍所見が認められればテント下脳腫瘍，聴神経腫瘍（頭蓋外）である．新病変が認められなければ，MRI・MRAを行い，小脳梗塞や椎骨脳底動脈循環不全の診断・除外を行う．超急性期の小脳梗塞でもMRIの拡散強調画像で診断がつき，椎骨脳底動脈循環不全はMRAでの椎骨脳底動脈の閉塞・狭窄所見やMRIからおおむね診断可能である．

　脳炎・髄膜炎では通常頭部CTでは異常を認めない．**発熱**や**項部硬直**があれば脳炎・髄膜炎を疑い，髄液検査（腰椎穿刺）を行う．髄液異常（細胞数の増加）が認められれば脳炎・髄膜炎である．めまいを起こす脳炎・髄膜炎は小脳または脳幹の脳炎・髄膜炎で，感冒に引き続き，めまい，歩行障害，協調運動障害，眼球運動障害などが出現する．ここまでが，中枢性めまいと頭蓋外聴神経腫瘍の鑑別となる．

3．末梢性めまい・その他の原因診断法

　次に末梢性めまい・その他の鑑別を行う[2)3)]．まず**蝸牛症状（難聴・耳鳴）**がめまいと同時に出現するかどうかで鑑別診断が分かれる．蝸牛症状を伴うものは，**メニエール病，突発性難聴，聴神経腫瘍（頭蓋外），Ramsay Hunt 症候群，薬剤性めまい**であり，伴わないものが，**良性発作性頭位めまい症，前庭神経炎**である．頸性めまいや心因性めまいも一般的には蝸牛症状を伴わない．

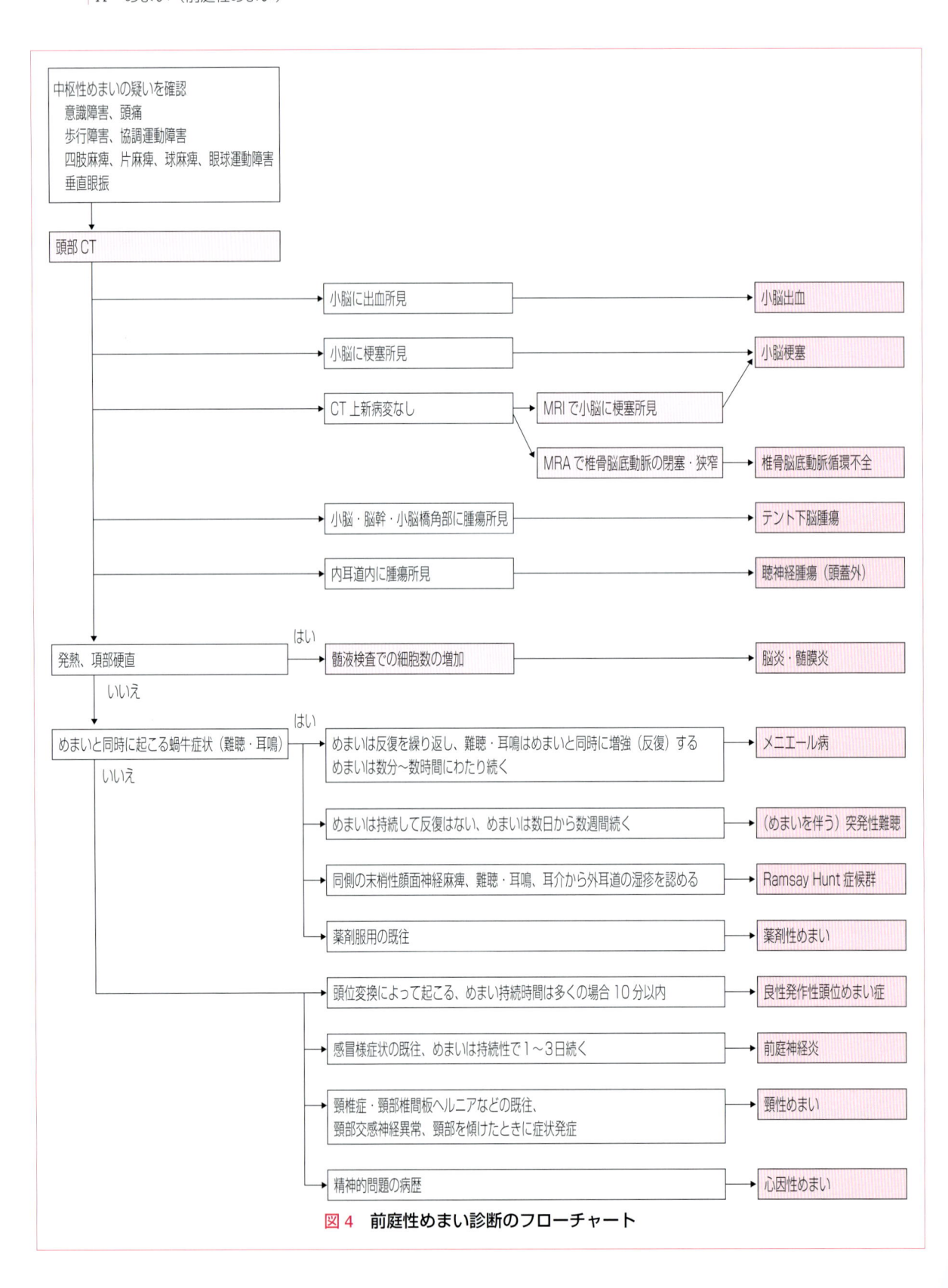

X　めまい（前庭性めまい）

```
中枢性めまいの疑いを確認
  意識障害、頭痛
  歩行障害、協調運動障害
  四肢麻痺、片麻痺、球麻痺、眼球運動障害
  垂直眼振
        ↓
     頭部CT
        ├──→ 小脳に出血所見 ──────────────→ 小脳出血
        ├──→ 小脳に梗塞所見 ──────────────→ 小脳梗塞
        ├──→ CT上新病変なし ─┬→ MRIで小脳に梗塞所見 ──→ 小脳梗塞
        │                    └→ MRAで椎骨脳底動脈の閉塞・狭窄 → 椎骨脳底動脈循環不全
        ├──→ 小脳・脳幹・小脳橋角部に腫瘍所見 ──→ テント下脳腫瘍
        └──→ 内耳道内に腫瘍所見 ──────────→ 聴神経腫瘍（頭蓋外）
        ↓
発熱、項部硬直 ──はい──→ 髄液検査での細胞数の増加 ──→ 脳炎・髄膜炎
        │いいえ
        ↓
めまいと同時に起こる蝸牛症状（難聴・耳鳴）──はい──┐
        │いいえ                                      │
        │  ┌─→ めまいは反復を繰り返し、難聴・耳鳴はめまいと同時に増強（反復）する
        │  │    めまいは数分～数時間にわたり続く ──→ メニエール病
        │  ├─→ めまいは持続して反復はない、めまいは数日から数週間続く ──→（めまいを伴う）突発性難聴
        │  ├─→ 同側の末梢性顔面神経麻痺、難聴・耳鳴、耳介から外耳道の湿疹を認める ──→ Ramsay Hunt症候群
        │  └─→ 薬剤服用の既往 ──→ 薬剤性めまい
        ↓
        ├─→ 頭位変換によって起こる、めまい持続時間は多くの場合10分以内 ──→ 良性発作性頭位めまい症
        ├─→ 感冒様症状の既往、めまいは持続性で1～3日続く ──→ 前庭神経炎
        ├─→ 頸椎症・頸部椎間板ヘルニアなどの既往、
        │    頸部交感神経異常、頸部を傾けたときに症状発症 ──→ 頸性めまい
        └─→ 精神的問題の病歴 ──→ 心因性めまい
```

図4　前庭性めまい診断のフローチャート

6　前庭性めまいの原因診断方法

表4　良性発作性頭位めまい症の診断基準（厚生省特定疾患前庭機能調査研究班）

1．空間に対し特定の頭位変化をさせたときに誘発される回転性めまい．
2．めまい出現時に眼振が認められるが，次の症状を示すことが多い．
　1）回転性要素の強い頭位眼振．
　2）眼振の出現に潜時がある．
　3）眼振は，めまい頭位を反復してとらせることによって軽快または消失する傾向をもつ．
3．めまいと直接関連をもつ蝸牛症状，頭部異常および中枢神経症状を認めない．

表5　前庭神経炎の診断基準（厚生省前庭機能異常調査研究班）

1．めまいを主訴とする大きな発作は，通常一度である．
2．温度刺激検査によって，半規管機能の一側性または両側性の高度低下ないしは消失を認める．
3．めまいと直接関連をもつ蝸牛症状および中枢神経症状を認めない．

解説
　1）めまいの発現に先行して感冒様症状などを示すことがある．
　2）めまいの原因と推定される既存の疾患や，投与薬・処置・手術などを認めない．
　3）直流電気刺激検査で眼振あるいは身体動揺反応が微弱または消失を示すことがある．
　4）両側前庭神経炎の例は，「両側前庭機能高度低下」にも所属することが考えられる．

表6　メニエール病の診断基準（厚生省特定疾患メニエール病調査研究班）

1．回転性めまい発作を反復すること
　1）めまいは一般に特別の誘因なく発来し，嘔気，嘔吐を伴い，数分ないし数時間持続する．
　2）発作の中には「回転性めまい」でない場合がある．
　3）発作中は水平，回旋混合性の自発眼振をみることが多い．
　4）反復性の確認されない初回発作では，めまいを伴う突発性難聴と十分鑑別されなければならない．
2．耳鳴，難聴などの蝸牛症状が反復，消長すること
　1）耳鳴，難聴の両方またはいずれかの変動に伴い，めまい発作をきたすことが多い．
　2）耳閉塞感や，強い音に対する過敏性を訴える例も多い．
　3）聴力検査では著明な中・低音部閾値変動や音の大きさの補充現象陽性を呈することが多い．
　4）片耳罹患を原則とするが両耳の場合もみられる．
3．1，2，の症状をきたす中枢神経疾患，ならびに原因既知のめまい，難聴を主訴とする疾患が除外できる．
　1）これらの疾患を除外するためには，問診，一般神経学検査，平衡機能検査，聴力検査などを含む専門的な臨床検査を行い，時には経過観察が必要な場合もある．

診断基準
　確実例：1，2，3の全条件をみたすもの
　疑い例：1と3，または2と3の条件をみたすもの

　良性発作性頭位めまい症，前庭神経炎，メニエール病，突発性難聴のおのおのの診断基準は**表4～7**のとおりで，これらをめまいの反復性と蝸牛症状で鑑別したものが**表8**，めまいの持続時間で鑑別したものが**表9**である．なお，メニエール病の中には蝸牛症状を伴わない**前庭型メニエール病**という非定型例がある（後述）．そして，おのおのの疾患要点（後述）を参照して最終診断を行う．

表 7　突発性難聴の診断基準（厚生省特定疾患突発性難聴調査研究班）

1．主症状の特徴
　1）突然に難聴が発生すること．
（説明）文字通り即時的な場合もあるが，朝，目がさめて難聴に気づく例もある．これが就寝中に突発的に起こったのか，ある程度の時間がかかったかは不明であるが，要するに，その時，自分がどうしていたかを明言できるもの．
　2）難聴の性質は高度の感音難聴である．
（説明）①必ずしも「高度」である必要はないが，実際問題としては「高度」でないと突然に難聴になったことに気がつかないことが多い．
②Recruitment 現象の有無は一定せず．
③聴力の改善・悪化の繰り返しはない．
④一側性の場合が多いが，両側同時罹患例もある．
　3）難聴の原因が不明であること（原因が不確実なものも含む）．
（説明）すなわち，当時カゼ気味であったという例や，ウイルス感染を疑わせる例などがあるが，難聴との因果関係が明瞭でないものはすべて含まれる．

2．随伴症状の特徴
　1）耳鳴が，難聴の発生と同時，または前後して生じる例が多い．
　2）めまい（嘔気，嘔吐を伴うことがある）が難聴の発生と同時，または前後して生じることがあるが，めまい発作を繰り返すことはない．
　3）第Ⅷ脳神経以外に著明な神経症状を伴うことはない．

診断基準
1．確実例：1 および 2 の全条件を充たすもの
2．疑い例：1 の 1）と 2）を充たすもの

表 8　末梢性めまいの鑑別（めまいの反復性と蝸牛症状）

	めまいの反復なし（持続性）	めまいの反復あり（反復性）
蝸牛症状なし（難聴・耳鳴なし）	良性発作性頭位めまい症 前庭神経炎	前庭型メニエール病
蝸牛症状あり（難聴・耳鳴あり）	（めまいを伴う）突発性難聴	メニエール病

表 9　末梢性めまいの鑑別（めまいの持続時間）

疾患名	めまいの持続時間
Ⅰ．蝸牛症状（難聴・耳鳴）なし	
1．良性発作性頭位めまい症	多くの場合 10 分以下
2．前庭神経炎	数日間（1〜3 日）
3．前庭型メニエール病	数時間〜1 日
Ⅱ．蝸牛症状（難聴・耳鳴）あり	
4．メニエール病	数分〜数時間
5．（めまいを伴う）突発性難聴	数日〜数週間

7　前庭性めまいの原因疾患要点[1)2)]

1．小脳出血，小脳梗塞　→　頭痛の項，「頭痛の原因疾患要点」を参照

2．椎骨脳底動脈循環不全

　椎骨脳底動脈領域の一過性脳虚血発作である．椎骨脳底動脈の狭窄・閉塞により，その領域に血流障害が起こり，めまいや脳幹・小脳の症状（意識障害，四肢麻痺，眼球運動障害，歩行障害，協調運動障害）が一過性に出現するものをいう．

3．テント下脳腫瘍，聴神経腫瘍（頭蓋外）

　めまいを起こす脳腫瘍は，小脳橋角部，脳幹，小脳の腫瘍である．めまいを起こす脳腫瘍の中で最も多いものは聴神経腫瘍であるが，これは，内耳道内（頭蓋外）の第Ⅷ脳神経（聴神経）に発生する腫瘍で，徐々に進行する難聴・耳鳴を伴い，進行すると頭蓋内に浸潤して小脳橋角腫瘍となる．めまいは非回転性である．

4．脳炎・髄膜炎

　中枢神経系の感染症で，一般症状としては発熱，頭痛，悪心・嘔吐，項部硬直がみられる．めまいを起こす脳炎・髄膜炎は小脳または脳幹の脳炎・髄膜炎で，感冒に引き続き，めまい，歩行障害，協調運動障害，眼球運動障害などが出現する．

5．良性発作性頭位めまい症（診断基準は表 4 参照）

　頭位変換によって起こるめまい．大部分が回転性である．難聴・耳鳴は伴わない．持続時間は多くの場合 10 分以下である．

6．前庭神経炎（診断基準は表 5 参照）

　ウイルス感染が原因と考えられている神経炎．強い回転性めまいを起こす．難聴・耳鳴は伴わない．症状発現の前に感冒様症状を示すことがある．突発的に出現する通常一度のみの激しい自発性めまいで数日中（1〜3日）に回復することが多い．

7．メニエール病（診断基準は表 6 参照）

　反復する回転性めまい（ほとんどが回転性）と，それに伴って変動（反復）する一側性の難聴・耳鳴が主症状である．めまいは反復を繰り返し数分から数時間持続する．ただし，蝸牛症状（難聴・耳鳴）を伴わずにめまい発作を反復する非定型例があり，これを「前庭型メニエール病」という．この型のめまいの持続時間は数時間〜1日程度である．

8．（めまいを伴う）突発性難聴（診断基準は表7参照）

ウイルスによる第Ⅷ脳神経（聴神経）の神経炎と考えられ，突然の難聴・耳鳴（一側性が多い）が起こり，めまいを伴う．ほとんどが回転性である．めまいは持続し反復はない．数日から数週間続く．耳鳴・難聴の予後は必ずしも良くない．

9．Ramsay Hunt 症候群

帯状疱疹ウイルスにより第Ⅶ脳神経（顔面神経）と第Ⅷ脳神経（聴神経）がおかされたもので，同側の末梢性顔面神経麻痺，難聴・耳鳴，耳介から外耳道の湿疹を認める．耳性帯状疱疹とも呼ばれる

10．薬剤性めまい

薬剤の副作用によって起こるめまい．代表的なものとして以下のようなものがある．
　　抗菌薬：アミノグリコシド系，ミノサイクリン，
　　鎮痛薬：アセチルサリチル酸，インドメタシン
　　利尿薬：エタクリン酸，フロセミド
　　抗結核薬：リファンピシン
　　坑腫瘍薬：シスプラチン
　　抗てんかん薬：フェニトイン，カルバマゼピン

11．頸性めまい

頸部の疾患が原因で起こるめまいを頸性めまいと総称する．頸椎の異常，つまり頸椎症や頸部椎間板ヘルニアなどが原因となることが多く，その結果，頸部交感神経異常や椎骨脳底動脈循環不全を起こしめまいを発症する．頸性めまいで起こる椎骨脳底動脈循環不全とは，頸椎症の患者が頸部を傾けたときに椎骨動脈の狭窄・閉塞が起こり，一過性の椎骨脳底動脈領域の脳虚血が起こるためである．

12．心因性めまい

器質的障害がないのにめまいを訴えるもので，心理的要因が強く関与する病態である．不安感が原因で起こるものや，不安神経症・うつ病など精神科的疾患（心療内科的疾患）が原因で起こるめまいである．

文　献

1）小田恂：めまい・難聴・耳鳴．9-10，日本医事新報社，2005
2）小田恂：めまい・難聴・耳鳴．59-74，日本医事新報社，2005
3）武田憲昭編集企画：ENYONI，No102，訴えからみためまいの見分け方．1-17，全日本病院出版会，2009

XI 腹痛，腰痛

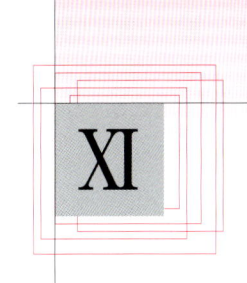

1 腹膜炎と急性腹症

　この項で扱う**腹痛**（abdominal pain）は**急性腹痛**の範疇に入るもので慢性的な腹痛については取り扱わない．急性腹痛の原因診断で最も重要なことは，**腹膜炎**を起こしているかどうかの診断である．腹膜炎を起こしていると生命予後に関与する場合があり至急の対応が必要である．腹膜炎の腹痛は**体性痛**と呼ばれ，中等度以上の持続痛がみられ，圧痛だけでなく**反跳痛**や**筋性防御**などの**腹膜刺激症状**がみられることが一般的である．それに対して腹膜炎でない腹痛は**内臓痛**と呼ばれ，**間欠痛・疝痛**が典型的で，腹部所見は柔らかく圧痛のみである．内臓痛と体性痛の比較は表1のとおりである．

　腹膜炎の病態分類はショックの病態を指標として3つに分けられる．**感染性ショック**を起こすもの，**出血性ショック**を起こすもの，**体液喪失性ショック**を起こすものである．この分類と具体的な原因疾患の対比は表2のとおりである．ショックの詳細については**ショック**の項を参照していただきたい．それぞれの原因疾患に対する緊急治療が若干異

表1　腹痛の分類

分類	内臓痛	体性痛
性状	間欠痛，疝痛	持続痛（中等症以上）
所見	圧痛 柔らかい腹部	圧痛および 腹膜刺激症状（反跳痛，筋性防御）
病態	管腔臓器の異常	腹膜炎
主な原因疾患	急性腸炎，尿管結石，胆石症，単純性イレウスなど	急性虫垂炎，消化管穿孔，胆嚢・胆管炎，急性膵炎，絞扼性イレウス，腸間膜動脈閉塞症など

表2　腹膜炎の病態分類

ショックの病態	腹膜炎の原因疾患
感染性ショック	胆嚢・胆管炎，消化管穿孔，虫垂炎
出血性ショック（出血）	卵巣出血，子宮外妊娠破裂，肝癌破裂，腹部大動脈瘤破裂
体液喪失性ショック（脱水）	絞扼性イレウス，急性膵炎，腸間膜動脈閉塞症

なってくるため病態の理解が必要である．

　腹膜炎とよく似た概念に**急性腹症**があるが，これは腹膜炎と全く同じ概念ではない．急性腹症とは，急性腹痛を起こす疾患の中で**緊急手術**になる可能性がある疾患群で，虫垂炎，胆囊・胆管炎，消化管穿孔，絞扼性イレウス，上腸間膜動脈閉塞症，卵巣出血，子宮外妊娠破裂，卵巣腫瘍茎捻転，肝破裂などである．

2　腹痛の原因診断

1．腹痛の原因診断総論

　腹痛の原因診断は**腹痛部位**から考えていくことが一般的である．腹部の名称は図1のとおりで部位別鑑別診断は表3のとおりである．これは最も典型的な場合の部位であり，実際はその部位の近辺の痛みであることもあり鑑別診断には臨機応変な対応が必要である．

　この中で，**下腹部痛**は広義と狭義で部位の範囲が異なってくる．広義には，右・真ん中・左の全ての下腹部の痛みを下腹部痛というが，狭義には真ん中の下腹部の痛みのみを下腹部痛という．一般的に言われている下腹部痛は狭義の下腹部痛である．

2．心窩部痛の原因疾患

　心窩部痛の原因疾患は多岐にわたる．一般的には**急性胃炎**が多いが，疼痛が持続する場合は，**消化性潰瘍（胃・十二指腸潰瘍），急性胃粘膜病変**を疑い内視鏡検査が必要である．**胃アニサキス症**はかなり強い痛みを訴え，病歴としてサバやイカなどの刺身を食べた後の腹痛があれば内視鏡検査をして診断・治療が必要である．

　腹膜炎疾患として重要なものは**消化管穿孔**であり，これは十二指腸潰瘍が原因によるも

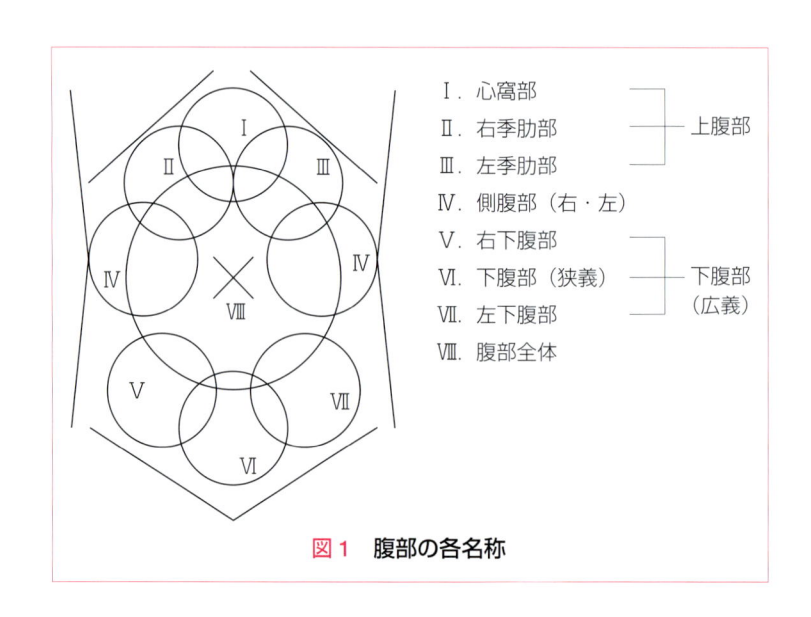

Ⅰ．心窩部　⎱
Ⅱ．右季肋部　⎬　上腹部
Ⅲ．左季肋部　⎰
Ⅳ．側腹部（右・左）
Ⅴ．右下腹部　⎱
Ⅵ．下腹部（狭義）　⎬　下腹部
Ⅶ．左下腹部　⎰　　（広義）
Ⅷ．腹部全体

図1　腹部の各名称

2 腹痛の原因診断

表3 部位別腹痛の鑑別診断

主な腹痛部位	原因疾患	腹膜炎の有無
Ⅰ．心窩部	1．急性胃炎 2．消化性潰瘍（胃・十二指腸潰瘍） 3．急性胃粘膜病変 4．胃アニサキス症 5．消化管穿孔（胃・十二指腸穿孔） 6．急性虫垂炎初期 7．急性心筋梗塞	 ○ ○
Ⅱ．右季肋部	1．胆石症 2．胆囊・胆管炎 3．肝癌破裂 4．肝周囲炎（産婦人科）	 ○ ○
Ⅲ．左季肋部	1．急性膵炎	○
Ⅳ．側腹部	1．尿管結石	
Ⅴ．右下腹部	1．急性虫垂炎 2．憩室炎 3．尿管結石	○
Ⅵ．下腹部（中央）	1．卵巣出血（産婦人科） 2．子宮外妊娠破裂（産婦人科） 3．卵巣腫瘍茎捻転（産婦人科） 4．骨盤内感染症（産婦人科） 5．月経痛（産婦人科） 6．不全流産（産婦人科）	○ ○ ○
Ⅶ．左下腹部	1．憩室炎 2．尿管結石 3．虚血性腸炎 4．便秘 5．大腸穿孔	 ○
Ⅷ．腹部全体	1．急性腸炎 2．単純性イレウス 3．絞扼性イレウス 4．腸間膜動脈閉塞症 5．腹部大動脈破裂 6．糖尿病性ケトアシドーシス	 ○ ○ ○

のが大部分で，**筋性防御**が出現する最も典型的な疾患である．消化管穿孔を疑えば立位の胸部X-Pや腹部CTが必要である．他には**虫垂炎初期**に心窩部痛で来院する場合がある．診断は難しい場合があるが，鑑別診断の一つとして考えておかなければならない．

心筋梗塞（下壁梗塞など）を起こした場合に主訴が胸痛ではなく心窩部痛として来院する場合がある．心筋梗塞を疑えば心電図が必須となる．

3．右季肋部痛・左季肋部痛の原因診断

右季肋部痛を訴える場合は大部分が**胆石症**か**胆囊・胆管炎**である．腹部エコー・腹部CT

XI 腹痛，腰痛

表4 下腹部痛を訴える産婦人科疾患の鑑別

疾患名	妊娠反応	腹部エコー所見	その他の所見
不全流産	＋	胎嚢（GS）	
子宮外妊娠破裂	＋	腹腔内出血	性器出血
卵巣出血	－	腹腔内出血	腹痛時の性交渉，最終月経から2〜3週後
卵巣腫瘍茎捻転	－	腫瘤	CTにて腫瘤
骨盤内感染症	－		性交渉
月経痛	－		月経痛の病歴

が必須である．特に，胆嚢・胆管炎は敗血症や感染性ショックになる可能性があるため迅速な対応が必要である．また，**左季肋部痛**を訴える典型的な原因疾患は**急性膵炎**である．腹部エコー・腹部CTが必須である．

4．側腹部痛の原因診断

側腹部痛を訴える典型的な原因疾患は**尿管結石**である．尿管結石は右または左下腹部痛や側腰部痛を訴える場合も多く，これらの部位の疼痛を総合的にみて判断するとわかりやすい．尿管結石の診断は，側腰部の叩打痛，尿検査で潜血反応，腹部エコーでの水腎症が指標である．

5．右下腹部痛，左下腹部痛の原因診断

右下腹部痛の診断で最も重要なことは**虫垂炎**の診断である．虫垂炎の頻度は少なくなく非典型例では診断が難しい．腹部エコー・腹部CTが必須となる．また，虫垂炎の鑑別診断として**憩室炎**が重要である．また，前述したとおり尿管結石の症状として右または左下腹部痛がみられる場合が少なくない．**左下腹部痛**は**憩室炎**や**尿管結石**などで起こるが，他には**虚血性腸炎**，**便秘**，**大腸穿孔**などでも起こる．

6．下腹部痛の原因診断

下腹部痛（狭義）はほとんど**産婦人科疾患**である．原因疾患診断の指標は**妊娠反応**，**腹部エコー**，その他所見から行うが，その詳細は表4のとおりである．産婦人科的疾患を疑った場合は妊娠反応検査を行わなければならない場合が少なくない．これは，本人が認識していない，または言いたくない妊娠があるからだ．子宮外妊娠破裂の場合は性器出血がみられる場合もあり，これを本人が月経と誤解している場合がある．

産婦人科疾患で**腹腔内出血**がみられる場合は**子宮外妊娠破裂**と**卵巣出血**である．前者は妊娠反応陽性から診断がつく．後者の診断は妊娠反応陰性と腹痛出現時が最終月経から2〜3週間後，腹痛時の性交渉の有無から可能である．卵巣出血は，最終月経から2〜3週間

表5　腰痛の鑑別診断

疾患系分類	原因疾患	主な疼痛部位
Ⅰ．血管疾患	1．腹部大動脈瘤破裂	腰部全体
Ⅱ．泌尿器疾患	2．尿管結石 3．腎梗塞	側腰部から側腹部
Ⅲ．消化器疾患	4．急性膵炎 5．胆石，胆囊炎・胆管炎	左側腰部 右側腰部
Ⅳ．整形外科疾患	6．急性腰痛症（腰筋筋膜症） 7．腰椎椎間板ヘルニア 8．変形性腰椎症	腰部全体

後の卵巣が破裂しやすい時期に性交渉のような刺激が加わって起こることが一般的である．

腹部エコーで腫瘤がみられれば**卵巣腫瘍茎捻転**の可能性が強く，腹部CTが必須となる．**骨盤内感染症**とは，**クラミジアによる性感染症**で，初期診療における特異的な検査はないが，性交渉の有無が比較的判断材料となる．この疾患を疑えば必ず産婦人科受診を勧めなければならない．**月経痛**は前述した疾患の除外と月経痛の病歴からおおむね診断できる．

7．腹部全体痛の原因診断

腹痛患者の中で**腹部全体の痛み**を訴える場合は多い．最も多いものは**急性腸炎**であるが，重篤な腹膜炎が原因疾患である場合も少なくないので要注意である．心房細動があれば**上腸間膜動脈閉塞症**を疑い腹部造影CTが必要である．また，腹膜炎症状があれば**イレウス（単純性イレウス，絞扼性イレウス）**や**腹部大動脈瘤破裂**を疑い，腹部エコー・腹部CTが必要である．腹部大動脈瘤破裂は，通常後腹膜腔に出血するため腰痛を訴えるのが一般的であるが，腹腔内に出血が漏れた場合は腹痛も訴える．他に，**糖尿病性ケトアシドーシス**の症状として腹痛がみられることがあるので要注意である．

3　腰痛診断の考え方

腰部の疼痛を**腰痛（lumbago）**というが，腰痛は一般的には腰部の中央部から全体にかけての疼痛であることが多い．しかし，原因疾患によっては右や左の一側に限局した場合もあり，それらも含めて腰痛として扱う．腰痛の鑑別診断は**表**5のとおりである．

腰痛の原因疾患で頻度の高い疾患は**整形外科疾患（急性腰痛症，腰椎椎間板ヘルニア，変形性腰椎症）**であるが，最も重篤な原因疾患は**腹部大動脈瘤破裂**である．特に高齢者の腰痛はこの疾患を第一に鑑別しなければならない．腹部大動脈瘤破裂を疑えば，腹部エコー・腹部造影CTが必要となる．また，一側に限局した側腰部から側腹部の疼痛の場合

は**泌尿器疾患（尿管結石，腎梗塞）**を考えるべきである．尿管結石は中年に多く，腎梗塞は中高年に多い．特に心房細動があれば腎梗塞を考え腹部造影 CT が必要となる．また，**消化器疾患（急性膵炎，胆石症・胆嚢胆管炎）**でも一側の側腰部痛が起こるが，これは前述した疾患の放散痛として現れたものである．

第2章
病態編

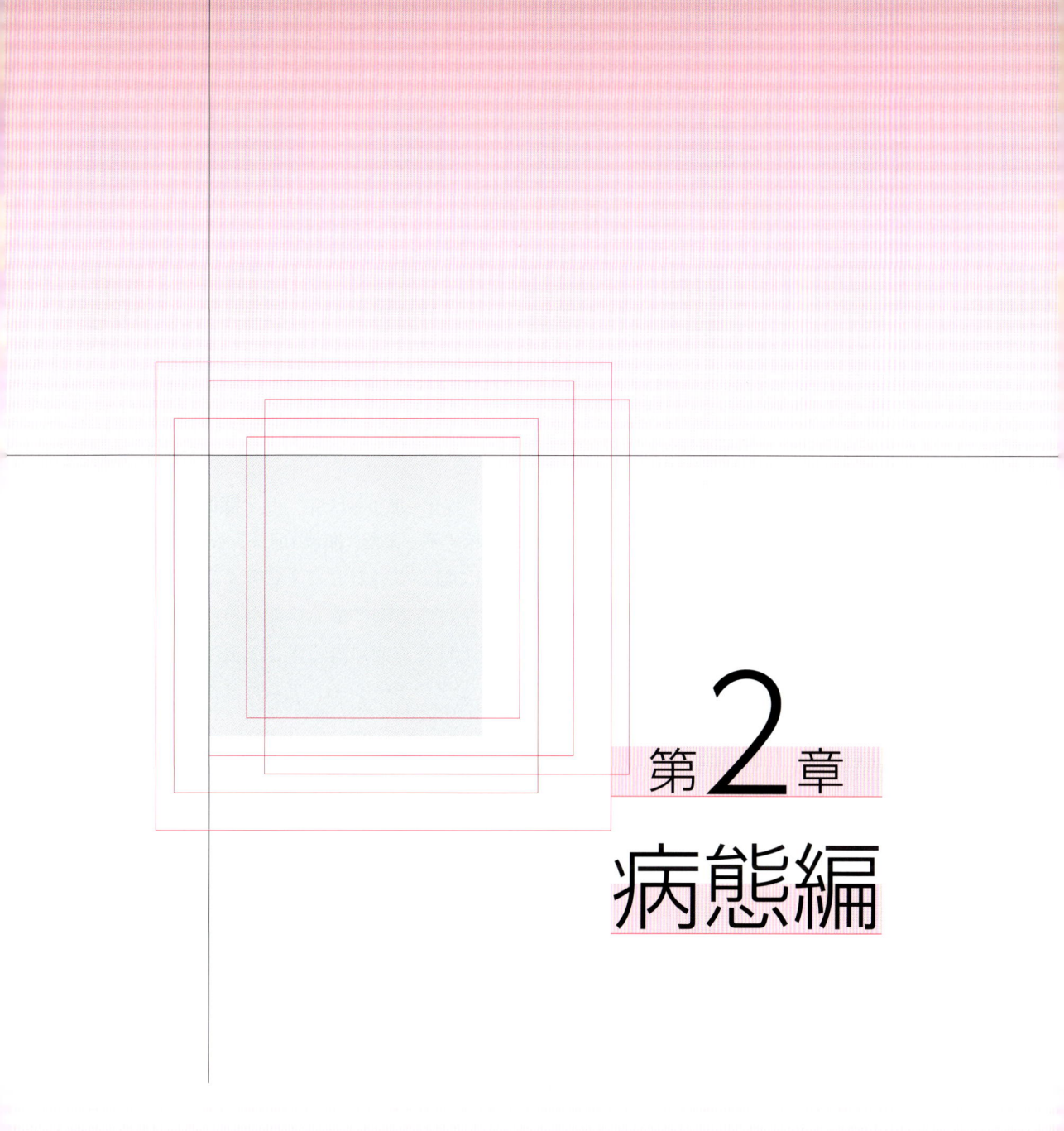

I 酸塩基平衡異常

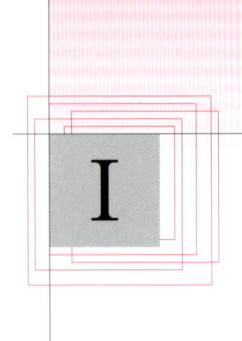

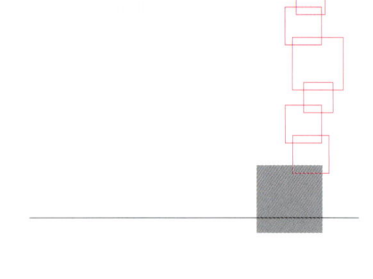

1 酸塩基平衡異常の概念

血液 pH の標準値は 7.4±0.05（7.35〜7.45）である．血液 pH＜7.35 を**酸血症（アシデミア）**といい，血液が酸性に傾いていることを意味する．また，血液 pH＞7.45 を**アルカリ血症（アルカレミア）**といい，血液がアルカリ性に傾いていることを意味する．

それに対して，**アシドーシス**とは，血液 pH を下げる方向に働く異常な機序が存在する状態を意味し，**アルカローシス**とは，血液 pH を上げる方向に働く異常な機序が存在する状態を意味する．よって，酸血症（アシデミア）とアシドーシス，アルカリ血症（アルカレミア）とアルカローシスは同義語ではない．

アシドーシスとアルカローシスはそれぞれ，一次性変化の原因が HCO_3^- の変化によるものか，$PaCO_2$ の変化によるものかで病態が違う．HCO_3^- が原因で一次性変化が起これば代謝性，$PaCO_2$ が原因で一次性変化が起これば呼吸性である．よって，**酸塩基平衡異常**には，**代謝性アシドーシス，代謝性アルカローシス，呼吸性アシドーシス，呼吸性アルカローシス**の 4 つが存在する．

これらのまとめは**表1**のとおりである．また，pH の定義とその意味をまとめたものが**図1**である．そして，酸塩基平衡関連項目と主要電解質の標準値は**表2**[1]のとおりである．

表1 酸塩基平衡異常の概念

酸血症（アシデミア）	血液 pH＜7.35，血液が酸性に傾いている
アルカリ血症（アルカレミア）	血液 pH＞7.45，血液がアルカリ性に傾いている
アシドーシス	血液 pH を下げる方向に働く異常な機序が存在する状態
アルカローシス	血液 pH を上げる方向に働く異常な機序が存在する状態
代謝性	一次性変化が，HCO_3^- が原因で起こる場合
呼吸性	一次性変化が，$PaCO_2$ が原因で起こる場合

$$pH = 6.1 + \log([HCO_3^-]/0.03 \times PaCO_2)$$

代謝性因子（主に腎）　呼吸性因子（肺）

pH	一次性変化	酸塩基平衡異常
低下（↓）	[HCO_3^-]の低下（↓）	代謝性アシドーシス
	$PaCO_2$の上昇（↑）	呼吸性アシドーシス
上昇（↑）	[HCO_3^-]の上昇（↑）	代謝性アルカローシス
	$PaCO_2$の低下（↓）	呼吸性アルカローシス

図1　pHの定義とその意味

表2　酸塩基平衡関連項目，水・電解質関連項目の標準値
（文献[1]より引用・一部改変）

pH	7.35〜7.45（7.4±0.05）
$PaCO_2$	35〜45（40±5）Torr
PaO_2	80〜100 Torr（年齢による補正式：＞100－0.4×年齢） 年齢別目安：60歳代＞80，70歳代＞70，80歳代＞60，90歳代＞50 PaO_2≦70 Torrを低酸素血症，PaO_2≦60 Torrを呼吸不全， 呼吸不全の内，$PaCO_2$≦45 Torr：Ⅰ型呼吸不全 　　　　　　　　$PaCO_2$＞45 Torr：Ⅱ型呼吸不全
HCO_3^-	22〜26（24±2）mEq/L
BE	－2〜2（0±2）mEq/L
SaO_2	≧95%
SpO_2	≧95%
AG	10〜14（12±2）mEq/L：AG＝[Na^+]－（[Cl^-]＋[HCO_3^-]）
乳酸	0.5〜2.0 mmol/L
Na^+	135〜145（140±5）mEq/L
K^+	3.5〜5.0 mEq/L
Cl^-	98〜106 mEq/L
Ca^{++}	8.5〜10.5 mEq/L
Mg^{++}	1.3〜2.2 mEq/L
血糖	90〜120 mg/dl
尿素窒素	10〜20 mg/dl

2　酸塩基平衡異常の診断

酸塩基平衡異常の診断は図2[1]のとおりである．まず，pHにて酸血症（アシデミア）かア

I 酸塩基平衡異常

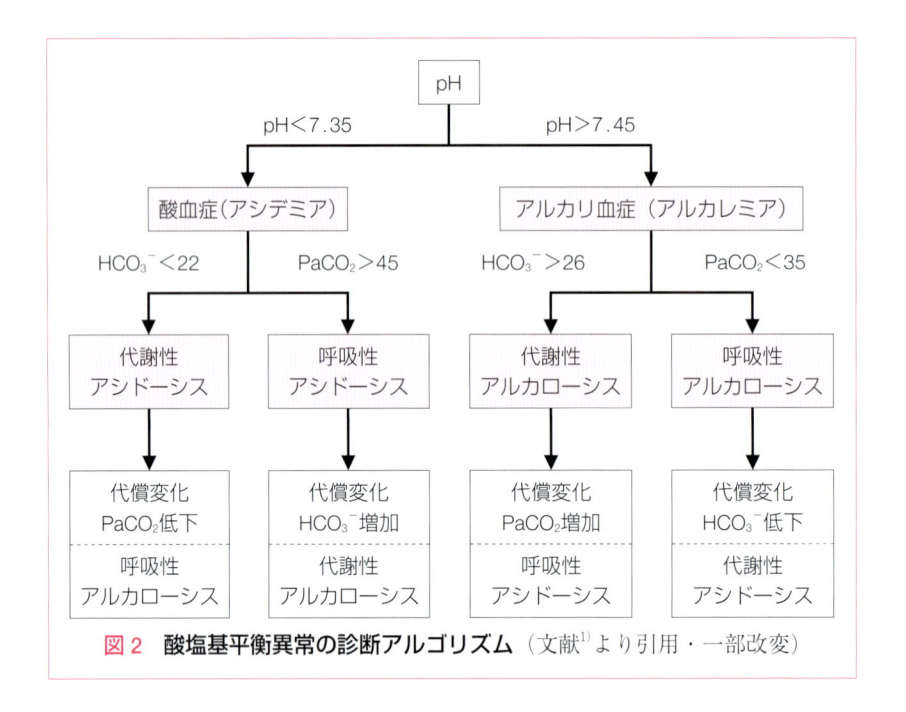

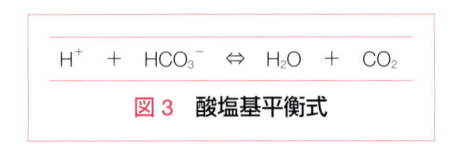

図2 酸塩基平衡異常の診断アルゴリズム（文献[1]より引用・一部改変）

図3 酸塩基平衡式

$$H^+ + HCO_3^- \Leftrightarrow H_2O + CO_2$$

ルカリ血症（アルカレミア）か，を診断する．その後，HCO_3^-と$PaCO_2$のどちらが変化をしているかで代謝性か呼吸性かの診断をする．HCO_3^-が変化していれば代謝性，$PaCO_2$が変化していれば呼吸性である．ここまでで，代謝性アシドーシス，呼吸性アシドーシス，代謝性アルカローシス，呼吸性アルカローシスの4つの病態の診断が可能となる．

　この病態は**一次性変化**による病態であり，次にこれらの一次性変化病態に対して，それぞれ**代償変化（二次性変化）**が図3の酸塩基平衡式に従って起こる．例えば，代謝性アシドーシスであれば，一次性変化で図3の式は左側に動いているため，それを呼吸性因子で右側へ戻すために呼吸性アルカローシスの代償変化が起こる．各病態の代償変化は図2のとおりである．

3　酸塩基平衡異常の代償変化

　前述したとおり，一次性変化が代謝性の場合の代償変化は呼吸性であり，一次性変化が呼吸性の場合の代償変化は代謝性である．肺による**呼吸性代償変化は迅速**に行われるが，主に腎による**代謝性代償変化には時間がかかる**．そのため，一次性変化が呼吸性で代償変

表3　代償変化の予想値（文献2)より引用）

一次性変化	代償変化
代謝性アシドーシス	△$PaCO_2$＝1.2×△HCO_3^-
代謝性アルカローシス	△$PaCO_2$＝0.7×△HCO_3^-
呼吸性アシドーシス（急性）	△HCO_3^-＝0.1×△$PaCO_2$
呼吸性アルカローシス（急性）	△HCO_3^-＝0.2×△$PaCO_2$
呼吸性アシドーシス（慢性）	△HCO_3^-＝0.35×△$PaCO_2$
呼吸性アルカローシス（慢性）	△HCO_3^-＝0.40×△$PaCO_2$

表4　代償変化の限界値（文献2)より引用）

一次性変化	代償変化	限界値
代謝性アシドーシス	$PaCO_2$低下（↓）	$PaCO_2$＝15 Torr
代謝性アルカローシス	$PaCO_2$上昇（↑）	$PaCO_2$＝60 Torr
呼吸性アシドーシス（急性）	HCO_3^-上昇（↑）	HCO_3^-＝30 mEq/L
呼吸性アルカローシス（急性）	HCO_3^-低下（↓）	HCO_3^-＝18 mEq/L
呼吸性アシドーシス（慢性）	HCO_3^-上昇（↑）	HCO_3^-＝42 mEq/L
呼吸性アルカローシス（慢性）	HCO_3^-低下（↓）	HCO_3^-＝12 mEq/L

表5　混合性酸塩基平衡異常の病態

一次性変化	代償変化	混合性酸塩基平衡異常
代謝性アシドーシス	$PaCO_2$の予想値より高値	＋呼吸性アシドーシス
	$PaCO_2$の予想値より低値	＋呼吸性アルカローシス
	（予想値より±2 Torr以上の逸脱）	
代謝性アルカローシス	$PaCO_2$の予想値より高値	＋呼吸性アシドーシス
	$PaCO_2$の予想値より低値	＋呼吸性アルカローシス
	（予想値より±5 Torr以上の逸脱）	

化が代謝性の場合は，この呼吸性変化が**急性（数日以内）**に起こった場合と**慢性（数日以上）**に起こった場合で代償の程度が異なってくる．この**代償変化の具体的な予想数値**を示したものが**表3**[2)]である．ちなみに，いくつかの計算式があるが，どの計算式を使ってもおおむね同じ数値に落ち着く．この代償変化は全て代償されるまで続くわけではなく限界があり，その**限界値**は**表4**[2)]のとおりである．

ところで，一次性変化に基づく代償変化の数値を計算して，予想代償値とおおむね一致すれば**単純性酸塩基平衡異常**で，酸塩基平衡異常は一つの病態である．しかし，予想代償値とはるかに離れている場合は**混合性酸塩基平衡異常**で，他の病態も加わっていることになる．混合性酸塩基平衡異常の病態をまとめたものが**表5**で，その具体例は**表6**[3)]のとおり

I 酸塩基平衡異常

表6 混合性酸塩基平衡異常の具体例 （文献[3]より引用）

1.	代謝性アシドーシス＋呼吸性アシドーシス 心肺停止，II型呼吸不全を合併したショック
2.	代謝性アシドーシス＋呼吸性アルカローシス 感染性ショック，サリチル酸中毒，肝腎症候群
3.	代謝性アルカローシス＋呼吸性アシドーシス 利尿薬治療中の肺性心，II型呼吸不全の$PaCO_2$を急激に補正した状態
4.	代謝性アルカローシス＋呼吸性アルカローシス 利尿薬治療中または頻回の嘔吐を伴う肝硬変
5.	代謝性アルカローシス＋代謝性アシドーシス（乳酸アシドーシス） 頻回の嘔吐による循環血液量減少性ショック，嘔吐を伴ったケトアシドーシス（糖尿病性，アルコール性）

表7 代謝性アシドーシスの重篤度分類

重篤度	pH
軽度～中等度アシドーシス	7.2～7.35
重度アシドーシス	＜7.2

である．このようにして一次性変化と代償変化を診断することにより，その原因疾患の診断と治療に役立てることができる．この後は，各酸塩基平衡異常の病態と原因疾患について説明を加える．

4 代謝性アシドーシス

代謝性アシドーシスとは，酸が貯まるかアルカリが失われるかの病態で，4つの酸塩基平衡異常の中で最も重篤である．代償性に **Kussmaul 呼吸（大きく深い呼吸）** が出現する．重篤度による分類は**表7**のとおりで，**軽度～中等度アシドーシス（pH：7.2～7.35）**と**重度アシドーシス（pH＜7.2）**に分けられる．重度アシドーシス（pH＜7.2）になると心収縮の障害がみられる．

原因は**表8**のとおりで，**アニオンギャップ（AG：anion gap）**上昇があるかないかで大別される．**AG上昇**の場合は，乳酸アシドーシス，ケトアシドーシス（糖尿病性，アルコール性），尿毒症性アシドーシス（進行した腎不全），薬物中毒（サリチル酸など）が，**AG正常**の場合は下痢，軽度～中等度の腎不全，尿細管性アシドーシスなどである．乳酸アシドーシスは，循環・呼吸不全（心肺停止，ショック，重症呼吸不全，一酸化炭素中毒）や著明な代謝亢進（全身痙攣，振戦）が原因で起こる．

治療は**表9**のとおりで，原因疾患の治療が基本である．**重炭酸ナトリウム（メイロン）**の投与は，重篤で緊急性がある場合（pH＜7.1）やAGが正常な場合に行う．

表8　代謝性アシドーシスの原因

1. AG 上昇
    1）乳酸アシドーシス
        循環・呼吸不全：心肺停止，ショック，重症呼吸不全，一酸化炭素中毒
        著明な代謝亢進：全身痙攣，振戦
    2）ケトアシドーシス：糖尿病性，アルコール性
    3）尿毒症性アシドーシス：進行した腎不全
    4）薬物中毒：サリチル酸，エチレングリコール，メタノール
2. AG 正常
    1）下痢（消化管からの HCO_3^- 喪失）
    2）軽度〜中等度の腎不全
    3）尿細管性アシドーシス

表9　代謝性アシドーシスの治療

原因疾患の治療
重炭酸ナトリウム（メイロン）を投与する場合 1．重篤で緊急性がある場合（pH＜7.1）：pH＝7.15〜7.20 を目安に投与する 2．AG が正常な場合

表10　代謝性アルカローシスの原因

1. 循環血液量減少（尿中 Cl^-＜10 mEq/L）
    1）嘔吐，胃液吸引（消化管からの H^+ の喪失）
    2）利尿薬（サイアザイド系・ループ利尿薬）（尿中への H^+ の喪失）
    3）慢性下痢
2. 循環血液量正常
    1）低 K 血症（細胞内への H^+ の移行）
    2）鉱質コルチコイド過剰
        （アルドステロン症，Cushing 症候群，Bartter 症候群）

5　代謝性アルカローシス

　代謝性アルカローシスとは，酸が失われるか，アルカリが貯まるかの病態である．原因は**表10**[4]のとおりで，循環血液量の減少があるかないかで大別される．循環血液量減少があるものとしては，嘔吐，胃液吸引，利尿薬（サイアザイド系・ループ利尿薬），慢性下痢があり，循環血液量減少がないものとしては，低 K 血症，鉱質コルチコイド過剰（アルドステロン症，Cushing 症候群，Bartter 症候群）などがある．臨床上よく遭遇する原因は**胃管の留置（胃液の吸引）や利尿薬（医原性が多い）**である．

　治療は原因疾患の治療であるが，**循環血液量減少による脱水**がある場合は代謝性アルカ

表11　呼吸性アシドーシスの原因

1. CO_2ナルコーシス，COPDの急性増悪
2. Ⅱ型呼吸不全（重症気管支喘息，緊張性気胸，呼吸調節障害など）
呼吸調節障害：中枢性として脳卒中や薬物中毒など
　　　　　　末梢性としてギラン・バレー症候群や重症筋無力症など

表12　呼吸性アルカローシスの原因

1. 過換気症候群
2. Ⅰ型呼吸不全（肺炎，肺水腫，肺塞栓など）
3. 脳疾患（中枢性過換気）
4. 薬剤（サリチル酸，テオフィリン）
5. 肝不全，敗血症

ローシスを増悪させる．脱水を伴う場合は，生食投与による脱水の補正が必要である．脱水を伴わない場合は，アセタゾラミド（ダイアモックス）の投与を行うことがある．

6　呼吸性アシドーシス

呼吸性アシドーシスとは，二酸化炭素の排泄が不十分，つまり呼吸が十分にできていない病態である．原因は**表11**のとおりで，**CO_2ナルコーシス，COPDの急性増悪，Ⅱ型呼吸不全（重症気管支喘息，緊張性気胸，呼吸調節障害など）**などである．治療は原因疾患の治療である．

7　呼吸性アルカローシス

呼吸性アルカローシスとは，呼吸が過剰な病態または，肺胞レベルでのガス交換が不十分な病態である．原因は**表12**のとおりで，過換気症候群，Ⅰ型呼吸不全（肺炎，肺水腫，肺塞栓など），脳疾患（中枢性過換気），薬剤（サリチル酸，テオフィリン），肝不全，敗血症などである．救急現場でよくみられるものは**過換気症候群，Ⅰ型呼吸不全（肺炎，肺水腫，肺塞栓など）**である．治療は原因疾患の治療である．

8　酸塩基平衡異常の総括

今まで，酸塩基平衡異常の総論と各論を述べてきた．最後に，症状・症候と酸塩基平衡

表13 症状・症候と酸塩基平衡異常

心肺停止	代謝性アシドーシス（乳酸アシドーシス）
呼吸停止　→②パターン	呼吸性アシドーシス （＋代謝性アシドーシス）
ショック	代謝性アシドーシス（乳酸アシドーシス）
呼吸不全　Ⅰ型（①）	呼吸性アルカローシス
Ⅱ型（②）	呼吸性アシドーシス
意識障害　（昏睡）→過呼吸	呼吸性アルカローシス
→呼吸抑制（②パターン）	呼吸性アシドーシス
痙攣	代謝性アシドーシス（乳酸アシドーシス）
過呼吸，深呼吸	呼吸性アルカローシス
徐呼吸，浅呼吸　→②パターン	呼吸性アシドーシス
嘔吐	代謝性アルカローシス
下痢	代謝性アシドーシス
腹痛（呼吸刺激：過呼吸）	呼吸性アルカローシス

異常のまとめを行う．そのまとめは表13のとおりである．心肺停止，ショックのような循環不全に関与する場合，痙攣のような著明な代謝亢進がある場合は，代謝性アシドーシス（乳酸アシドーシス）である．また，嘔吐では代謝性アルカローシス，下痢では代謝性アシドーシスである．そして，過換気やⅠ型呼吸不全パターン（低二酸化炭素血症）になる場合は呼吸性アルカローシス，呼吸停止や呼吸抑制が原因でⅡ型呼吸不全パターン（高二酸化炭素血症）になる場合は呼吸性アシドーシスである．

文　献

1) 小山寛介・布宮伸：輸液の知識と患者ケア．18-19，医学書院，2008
2) 飯野靖彦：一目でわかる血液ガス．20，メディカル・サイエンス・インターナショナル，2000
3) 今村　浩：ショックの臨床（編集：磯部光章）．101，医薬ジャーナル社，2002
4) 飯野靖彦：一目でわかる血液ガス．30，メディカル・サイエンス・インターナショナル，2000

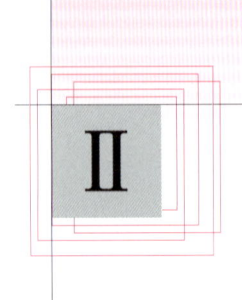

II ナトリウム異常（水代謝異常）

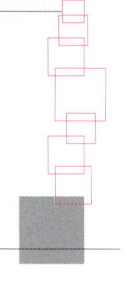

1 ナトリウム異常の概念

　ナトリウム（Na）の異常は，**Na 濃度の異常**であり，体内 Na 総量の過不足ではない．また，Na 単独の問題ではなく，常に水と関係しているため**水代謝異常**と捉えるべきである．Na 異常とは，具体的には**低 Na 血症**と**高 Na 血症**をさし，**電解質異常の中で最も頻度が高い**．ちなみに，低 Na 血症と高 Na 血症では，低 Na 血症の方が頻度は高い．

　Na^+の標準値は 140±5（135〜145）mEq/L で，**135 mEq/L 未満を低 Na 血症**，**145 mEq/L を超えたものを高 Na 血症**，**130 mEq/L 以下および 150 mEq/L 以上を異常**という．ちなみに，低 Na 血症による症状発現は一般的に 125 mEq/L 以下である．これらをまとめたものが図 1 である．

　Na 異常の主な症状は，低 Na 血症の場合は**脳細胞の浮腫**が原因で起こる症状で，高 Na 血症の場合は**脳細胞の脱水**が原因で起こる症状である．他には脱水が重篤になった場合はショック状態となる．ショックにまで至る脱水は，ほとんどが低 Na 血症の場合である．

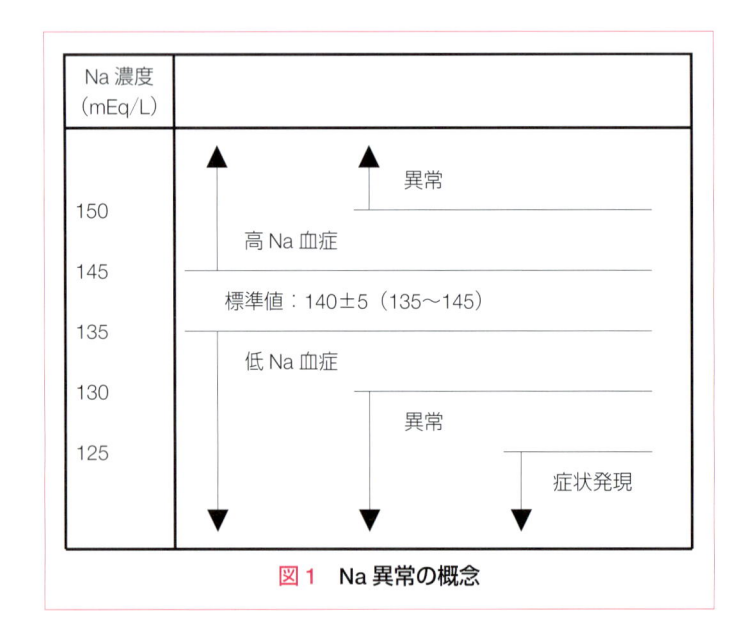

Na 濃度 (mEq/L)	
150	異常
145	高 Na 血症
135	標準値：140±5（135〜145）
130	低 Na 血症
125	異常
	症状発現

図 1　Na 異常の概念

表1　Na異常の症状

低Na血症	脳細胞の浮腫症状（頭痛，悪心・嘔吐，脱力，意識障害，痙攣など） 脱水が著明な場合はショックとなる
高Na血症	脳細胞の脱水症状（脱力，神経筋易刺激性，意識障害，痙攣など） 脱水著明によるショックにまで至る場合は稀

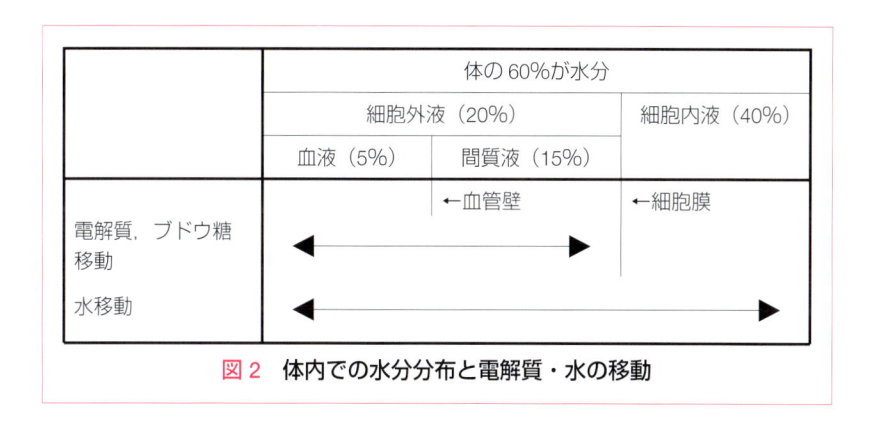

	体の60%が水分		
	細胞外液（20%）		細胞内液（40%）
	血液（5%）	間質液（15%）	
電解質，ブドウ糖移動	←血管壁		←細胞膜
	←――――→		←――――→
水移動	←――――――――→		

図2　体内での水分分布と電解質・水の移動

計算上血液浸透圧（mOsm/L）
＝2×[Na] ＋ 血糖（mg/dl）/18 ＋ BUN（mg/dl）/2.8
浸透圧ギャップ ＝ 実質浸透圧 － 計算上浸透圧

図3　計算上の血液浸透圧と浸透圧ギャップ

Na異常の症状のまとめは**表1**のとおりである．

2　体内の水分量

　体内の水分量は，体の60%を占める．その60%の分布は，**細胞内液が40%，細胞外液が20%**である．そして，細胞外液20%の分布は，**間質液が15%，血液が5%**である．血管と間質の間には血管壁が，細胞内と細胞外の間には細胞膜が存在する．電解質やブドウ糖は細胞膜を移動できないが，水は移動できる．つまり，水は細胞内外を移動できるため，細胞内外の浸透圧は一定に保たれる．これらをまとめたものが**図2**である．
　細胞外液の主な溶質は，**Na，ブドウ糖（血糖），尿素窒素（BUN）**である．そのため，計算上の**血液浸透圧**はこれらの要素の和として表され**図3**のとおりである．この式からもわかるように血液浸透圧を圧倒的に支配するのはNaであり，これが，Na異常は水代謝異常といわれるゆえんである．また，**浸透圧ギャップ**は実質浸透圧と計算上浸透圧の差（**図3**）

として表され，正常では 10 mOsm/L 以下であるが，それを超えるようなら，薬物中毒などによる外因性化合物が血中に存在することが疑われる．

3 脱水

脱水とは**体内の水分量が不足**した状態である．水の欠乏は同時に Na の欠乏も伴い，水と Na のどちらが多く欠乏しているかで，**Na 欠乏性脱水（低張性脱水）**と**水欠乏性脱水（高張性脱水）**の 2 つに分類される．Na 欠乏性脱水は低張性脱水ともいわれ，Na の欠乏が水の欠乏を上回ったもので，水欠乏性脱水は高張性脱水ともいわれ，水の欠乏が Na の欠乏を上回ったものである．一般的に，進行した Na 欠乏性脱水は**低 Na 血症**を，進行した水欠乏性脱水は**高 Na 血症**を呈する．その分類とそれぞれの原因疾患は**表 2** のとおりである．臨床現場でショックにまで至る脱水はほとんどが **Na 欠乏性脱水（低張性脱水）**で，外因性疾患（熱傷・出血）を除いてその原因疾患として重要なものは，**熱中症**や**絞扼性イレウス**，**急性膵炎**，**上腸間膜動脈閉塞症**などである．

脱水の診断は，自覚症状や他覚所見をみて判断するが，脱水の自覚症状・他覚所見は**表 3** のとおりである．この中で口渇，口腔内・舌の乾燥が最もよくみられる症状・所見であり，重度脱水では意識障害を起こす．脱水補正治療は，Na 欠乏性脱水（低張性脱水）には**等張液（生食，乳酸・酢酸リンゲル液）**の輸液，水欠乏性脱水（高張性脱水）には**低張液（1/2 生食，1 号液）〜等張液**の輸液による容量負荷である．脱水治療の要点は**表 4** のとおりである．

表 2　脱水の分類と原因疾患

1．Na 欠乏性脱水（低張性脱水）：Na が水より多く失われている脱水	
1）体外喪失	熱中症（発汗過剰），嘔吐・下痢症，利尿薬
2）体内喪失	絞扼性イレウス，急性膵炎，上腸間膜動脈閉塞症
3）その他	熱傷，出血
2．水欠乏性脱水（高張性脱水）：水が Na より多く失われている脱水	
1）体外喪失	尿崩症，浸透圧利尿（高血糖），発熱・発汗（不感蒸泄の増加）
2）その他	水分摂取不能

表 3　脱水の自覚症状・他覚所見

自覚症状	口渇，倦怠感，筋攣縮，意識障害
他覚所見	口腔内・舌の乾燥，皮膚の乾燥（ツルゴールの低下），尿量減少
検査所見	BUN・Cr の解離，ヘマトクリットの上昇

表4　脱水の治療

1．Na欠乏性脱水（低張性脱水）
　基本的には等張液の輸液
　高度脱水は循環血液量減少性ショックを起こすので大量輸液が必要
　ただし，急激なNaの上昇は避ける

2．水欠乏性脱水（高張性脱水）
　基本的には低張液～等張液の輸液
　循環血液量減少性ショックを伴うことは稀なので血液Na値を見ながら徐々に補正

表5　輸液製剤

低張液	低張性食塩水（0.45%食塩水：1/2生食），1号液（1/2～2/3生食）
等張液	等張性食塩水（0.9%食塩水：生食），等張性電解質液（乳酸・酢酸リンゲル液）
高張液	高張性食塩水（3%食塩水）
1号液（開始液）	1/2～2/3生食
2号液（脱水補給液）	1/3～1/2生食
3号液（維持液）	1/4～1/3生食
4号液（術後回復液）	1/5生食

　ここで，輸液製剤について簡単に触れておく．輸液製剤についてのまとめは表5のとおりである．低張液とは低張性食塩水（1/2生食：0.45%食塩水）や1号液を，等張液とは等張性食塩水（生食：0.9%食塩水）や等張性電解質液（乳酸・酢酸リンゲル液）を，高張液とは高張性食塩水（3%食塩水）をさす．また，1号液から4号液までの，生食と比較したNa濃度は表5のとおりである．

4　いっ水（浮腫）

　いっ水（浮腫）とは，**体液の水分量が過剰**な状態で，血管の外に水分が漏れて細胞間質に水が貯留し，浮腫を形成したものである．いっ水の自覚症状・他覚所見は表6のとおりで，自覚症状としては，体重増加，全身性浮腫（眼瞼，下腿，手背など）などで，他覚所見としては，腹水，胸水，肺水腫などである．いっ水に対する治療は，安静，塩分制限（一般に体内ナトリウムも過剰なため），利尿薬，胸腔・腹腔穿刺，透析などである．

Ⅱ ナトリウム異常（水代謝異常）

表6 いっ水の自覚症状・他覚所見

自覚症状	体重増加，全身性浮腫（眼瞼，下腿，手背など）など
他覚所見	腹水，胸水，肺水腫など

表7 低Na血症の原因分類

1．低張性低Na血症（低浸透圧性低Na血症）：大部分
　1）水分量は正常（またはやや過剰）・Na量が不足（またはほぼ正常）
　　SIADH（抗利尿ホルモン分泌異常症），甲状腺機能低下症，副腎不全，水中毒
　2）水分量・Na量ともに過剰
　　心不全，肝硬変（肝不全），腎不全
　3）水分量・Na量ともに不足
　　Na欠乏性脱水（熱中症，嘔吐・下痢，腹膜炎，利尿薬，出血，外傷，熱傷）
2．高張性低Na血症（高浸透圧性低Na血症）：特殊な病態
　1）重度高血糖
　2）浸透圧利尿薬（マンニトール，グリセオール）
3．偽性低Na血症（正常浸透圧性低Na血症）：稀で特殊な病態
　1）重度高中性脂肪血症
　2）重度高蛋白血症（多発性骨髄腫）
　3）測定問題：偽性低Na血症の大部分

5　低Na血症

1．低Na血症の概念

　低Na血症とはNa$^+$＜135 mEq/Lをいい，130 mEq/L以下を異常という．低Na血症による症状出現は一般的には**125 mEq/L以下**である．低Na血症の主な症状は**脳細胞の浮腫**による脳神経症状で，具体的には，**頭痛，悪心・嘔吐，脱力，意識障害，痙攣**などである．そして，脱水が著明な場合は**ショック**となる．

2．低Na血症の原因分類

　低Na血症の原因分類は**表7**のとおりで，**低張性低Na血症（低浸透圧性低Na血症），高張性低Na血症（高浸透圧性低Na血症），偽性低Na血症（正常浸透圧性低Na血症）**に大別されるが，**大部分は低張性低Na血症**である．低Na血症とは水に対してNaの濃度が低いので，Na以外に浸透圧に影響を与える要因が加わらなければ低張性（低浸透圧性）になるはずである．しかし，Na以外に浸透圧に影響を与える要因が加わると，高張性低Na血症や偽性低Na血症になる．これらはともに特殊な病態であり，特に偽性低Na血症は稀である．

　低張性低Na血症は水とNaの関係でさらに，**1）水分量は正常（またはやや過剰）・Na量が不足（またはほぼ正常），2）水分量・Na量ともに過剰，3）水分量・Na量ともに不

表8　SIADH の原因疾患

1. 脳疾患
   脳卒中，脳腫瘍，髄膜炎・脳炎，脳挫傷
2. 肺疾患
   慢性閉塞性肺疾患（COPD），肺炎，急性呼吸不全
3. 悪性腫瘍
   肺癌，膵癌，十二指腸癌など
4. 薬剤
5. その他
   疼痛，術後，甲状腺機能低下症

表9　低 Na 血症の治療

1. 低張性低 Na 血症
   1) 水分量は正常（またはやや過剰）・Na 量が不足（またはほぼ正常）
      原因治療，水制限，等張性〜高張性輸液による Na 投与
      Na の投与とともに，利尿薬を投与することもある
   2) 水分量・Na 量ともに過剰
      原因治療，Na 制限，利尿薬投与
      Na は不足していない（過剰になっている）ので Na 制限
      水も過剰になっているので利尿薬で水の排泄
   3) 水分量・Na 量ともに不足（Na 欠乏性脱水）
      原因治療，等張液投与
      Na 欠乏性脱水なので等張液による水と Na の投与
2. 高張性低 Na 血症
      原因治療
3. 偽性低 Na 血症
      原因治療

足，の3つに分けられる．1）の原因疾患は，SIADH，甲状腺機能低下症，副腎不全，水中毒など，2）の原因疾患は，体内に水が貯留する疾患群で，心不全，肝硬変，腎不全，3）の原因疾患は **Na 欠乏性脱水**を起こす疾患群である．**SIADH** の原因疾患は**表8**のとおりである．

3．低 Na 血症の治療

　低 Na 血症の治療は**表9**のとおりである．高張性低 Na 血症と偽性低 Na 血症に対しては原因治療である．また，低張性低 Na 血症に対しては，1）水分量は正常（またはやや過剰）・Na 量が不足（またはほぼ正常），2）水分量・Na 量ともに過剰，3）水分量・Na 量ともに不足（Na 欠乏性脱水），のそれぞれの病態で原因治療以外は治療方法が異なってくる．

　低 Na 血症治療の注意点は，**Na の投与速度を急激にしない**ことで，特に重症低 Na 血症

表10　重症低Na血症に対するNa補正方法

1．無症候性の場合
　等張液で，1時間に0.5 mEq/Lずつ補正（最初の24時間で最大12 mEq/L）

2．症候性の場合
　症状がコントロールできるまで高張液で1時間に1.0 mEq/Lずつ補正，症状のコントロールができれば等張液に戻す

Na補正方法
　Naの欠乏量＝［予定Na－現在のNa］×体重係数×体重
　体重係数：男性＝0.6，女性＝0.5

表11　高Na血症の原因分類

1．水分が不足している場合：大部分
　水欠乏性脱水（尿崩症，浸透圧利尿，発熱・発汗，下痢，水分不足）

2．Naが過剰な場合
　Na負荷（食塩の過剰投与，炭酸水素ナトリウムの過剰投与）
　アルドステロン症

ではNaの投与法が重要になってくる．重症低Na血症のNa補正方法は**表10**[1]のとおりで，無症候性の場合と症候性の場合で輸液製剤および投与速度が異なる．低Na血症を急激に補正すると**橋中心髄鞘崩壊症（CPM：central pontine myelinolysis，浸透圧性脱髄症候群）**を起こすことがあるため注意を要する．CPMを起こすと，**意識障害や球麻痺（構語障害，嚥下障害）**が現れる．

6　高Na血症

1．高Na血症の概念，原因

　高Na血症とは$Na^+>145$ mEq/Lをいい，**150 mEq/L以上を異常**という．高Na血症の主な症状は**脳細胞の脱水**による脳神経症状で，具体的には，**脱力，神経筋易刺激性，意識障害，痙攣**などである．脱水著明によるショックにまで至る場合は稀である．
　高Na血症の原因分類は**表11**のとおりで，**水分が不足している場合（水欠乏性脱水）**と**Naが過剰な場合**に分けられる．しかし，**大部分が，水欠乏性脱水（水分が不足している）**が原因で起こっている．

2．高Na血症の治療

　高Na血症の治療は**表12**のとおりで，水分が不足している場合（水欠乏性脱水）は**原因治療と低張液〜等張液投与（Naと水の投与）**で，Naが過剰な場合は**原因治療とNa制限**

表12　高Na血症の治療

1．水分が不足している場合（水欠乏性脱水）
　　原因治療，低張液～等張液によるNaと水の投与
　　　軽症（無症候性）：水分の経口または経鼻胃管からの投与
　　　中等症（症候性であるが重度でない）：低張液（1/2生食）の投与
　　　重症（症候性かつ重度）：等張液の投与

2．Naが過剰な場合
　　原因治療，Na制限

表13　高Na血症に対するNa補正方法

循環血液量減少性ショックを伴うことは稀なので
血液Na値を見ながら徐々に補正

1時間に0.5m～1.0Eq/Lずつ補正して，
最初の24時間で12mEq/L以下の低下に留める．
不足の残りはその後，48～72時間かけて投与
不足水分量（L）＝（Na＋－140/140）×体重係数×体重
　体重係数：男性は0.5，女性は0.4

である．水欠乏性脱水に対する治療は，重症度（軽症，中等症，重症）により治療法が若干異なる．また，Naの補正方法は，循環血液量減少性ショックを伴うことは稀なので，血液Na値を見ながら徐々に補正していくべきである．補正方法は**表13**[2]のとおりである．治療の注意点は，低Na血症と同様，**急激な補正は危険を伴う**．急激な補正は**脳浮腫**を生じ，**意識障害，痙攣，神経症状**をきたす危険がある．

文　献

1) American Heart Association：ACLS Resource Text. 391-393, 2005
2) American Heart Association：ACLS Resource Text. 389-391, 2005

III カリウム異常

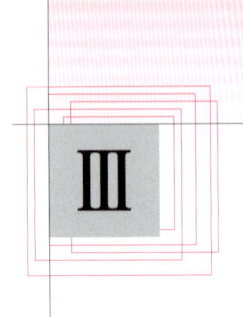

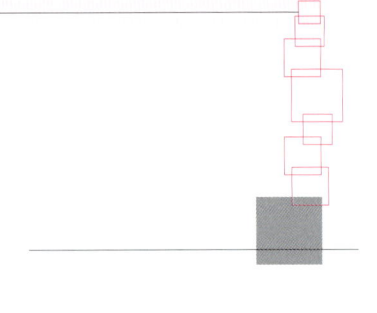

1 カリウム異常の概念

　カリウム（K）異常とは，具体的には**高K血症**と**低K血症**をさし，**電解質異常の中で最も緊急度・重篤度が高い**．K^+の標準値は3.5〜5.0 mEq/Lで，**3.5 mEq/L未満を低K血症，5.0 mEq/Lを超えたものを高K血症**という．K異常は，**神経・筋の機能異常**をきたし，特に心筋に異常をきたした場合は重篤な不整脈がみられたり，心停止になる．このことがK異常の緊急度・重篤度が高い理由である．ちなみに，高K血症の方が低K血症より緊急度・重篤度が高い．

　K異常の主な症状・所見は，神経・筋の機能障害によるものある．一般的には，一般骨格筋の障害であれば**脱力や麻痺など**，呼吸筋が障害されると**呼吸困難や低酸素血症・呼吸不全**，心筋が障害されると**不整脈出現や心停止**となる．

2 高K血症

1．高K血症の概念

　高K血症とはK^+＞5.0 mEq/Lをさし，電解質異常の中で最も緊急度・重篤度が高い．理由は心筋障害を起こす危険があるからだ．心筋は血清K濃度が上がると正常な収縮ができなくなり，重篤な不整脈や心停止を引き起こす．高K血症の重篤度による分類は**表1**のとおりで，1）軽度（K^+＝5〜6 mEq/L），2）中等度（K^+＝6〜7 mEq/L），3）重度（K^+＞7 mEq/L），の3つに分類され，この分類は高K血症の治療方法の指標となる．

表1　高K血症の重篤度分類

重篤度	K値
1．軽度	K^+＝5〜6 mEq/L
2．中等度	K^+＝6〜7 mEq/L
3．重度	K^+＞7 mEq/L

表2　高K血症の症状・所見

障害筋	症状・所見
一般骨格筋	脱力，麻痺
呼吸筋	呼吸困難，低酸素血症，呼吸不全
心筋	不整脈，心停止

※心臓の変化は突然何の前兆もなく起こることがある．

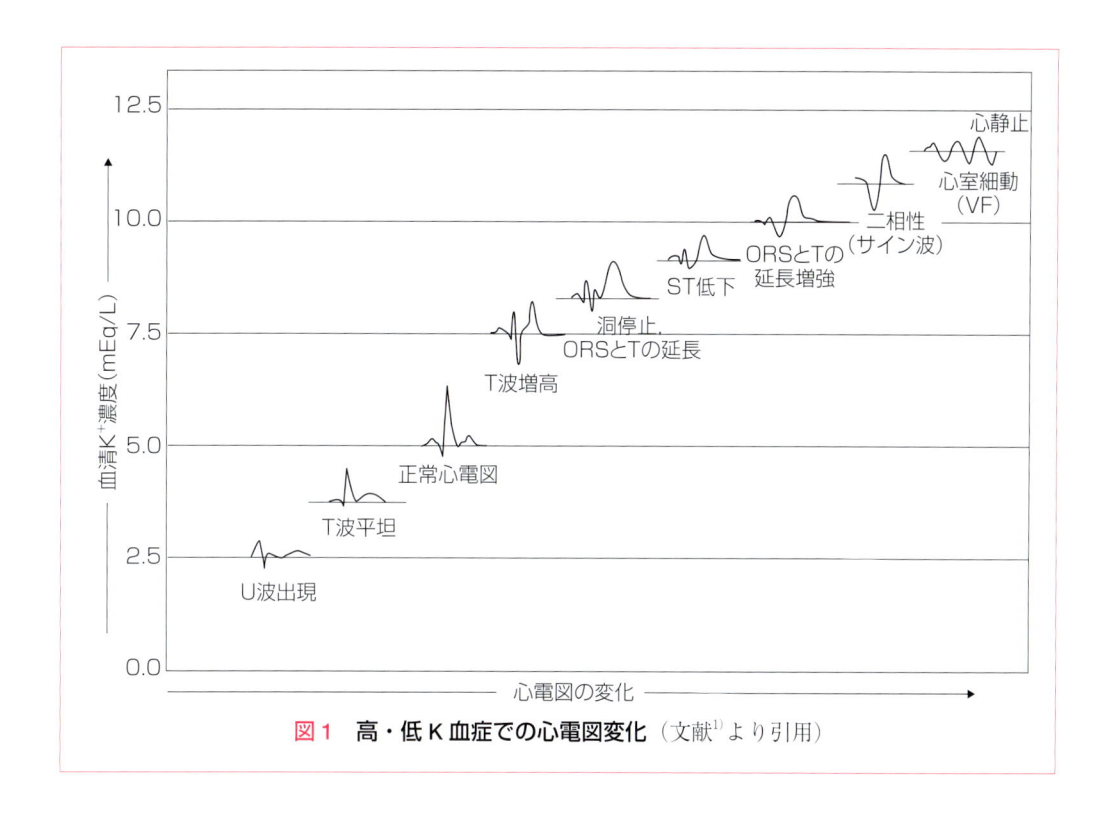

図1 高・低K血症での心電図変化（文献1)より引用）

表3 高K血症の原因

1. 腎不全
2. アシドーシス（代謝性，呼吸性）
3. 黄紋筋融解症
4. 薬剤（カリウム保持性利尿薬，ACE阻害薬など）
5. 副腎皮質機能不全（アジソン病）
6. 医原性
7. 溶血 ← 偽性高K血症（LDHの上昇がないかを確認）

2．高K血症の症状・所見，原因

　高K血症の症状・所見は，神経・筋の障害で起こり**表2**のとおりである．一般骨格筋障害では脱力，麻痺など，呼吸筋障害では呼吸困難，低酸素血症，呼吸不全，心筋障害では不整脈出現，心停止である．心臓の変化は突然何の前兆もなく起こることがある．心筋障害を起こすと心電図変化がみられ，一般的には，**テント上T→QRSとTの延長→ST低下→P消失→サイン波→VF→asystole**のような過程をたどる（**図1**)[1]．また，高K血症の原因は**表3**のとおりであるが，ほとんどが**腎不全**によるものである．

3．高K血症の治療

　高K血症の治療は**表4**[2]のとおりで，1) 軽度（$K^+ = 5 \sim 6$ mEq/L），2) 中等度（$K^+ =$

表 4 高 K 血症の治療

1．軽度（K⁺＝5〜6 mEq/L）：体内からの K 除去
　1）利尿薬：フロセミド 40〜80 mg 静注（ラシックス 2〜4 A 静注）
　2）樹脂類：ケイキサレート 15〜30 g を 50〜100 m*l* の 20％ソルビトールに溶解して経口投与または保留浣腸

2．中等度（K⁺＝6〜7 mEq/L）：細胞内への K 移動
　1）グルコース/インスリン療法（GI 療法）：
　　50％ブドウ糖 50 m*l* と 10 U レギュラーインスリンを混和して 15〜30 分で静注
　2）炭酸水素ナトリウム（メイロン）：50 mEq を 5 分かけて静注
　　（特に腎不全患者においては，単独投与は効果が低く，1）と 3）の併用が望ましい）
　3）アルブテロールの噴霧：10〜20 mg を 15 分かけて噴霧吸入

3．重度（K⁺＞7 mEq/L）：細胞内への K 移動と体内からの K 除去
○細胞内への K 移動
　1）塩化カルシウム：500〜1000 mg（5〜10 m*l*：カルチコール 1〜2.5 A）を 2〜5 分かけて静注（VF リスクを低下させる）
　2）炭酸水素ナトリウム（メイロン）：50 mEq を 5 分かけて静注
　　（末期腎不全患者にはあまり有効でないかもしれない）
　3）グルコース/インスリン療法（GI 療法）：
　　50％ブドウ糖 50 m*l* と 10 U レギュラーインスリンを混和して 15〜30 分で静注
　4）アルブテロールの噴霧：10〜20 mg を 15 分かけて噴霧吸入
○体内からの K 除去
　5）利尿薬：フロセミド 40〜80 mg 静注（ラシックス 2〜4 A 静注）
　6）樹脂類：ケイキサレート 15〜30 g を 50〜100 m*l* の 20％ソルビトールに溶解して経口投与または保留浣腸
　7）透析

6〜7 mEq/L），3）重度（K⁺＞7 mEq/L），に分けて考えるとわかりやすい．**軽度の場合は体内から K 除去**を目的に，**利尿薬**や**樹脂類**の投与である．**中等度の場合は細胞内への K 移動**を目的に，**グルコース/インスリン療法（GI 療法），炭酸水素ナトリウム（メイロン）**投与，アルブテロールの噴霧を行う．炭酸水素ナトリウム投与は，腎不全患者においては，単独投与は効果が低い．**重度の場合は細胞内への K 移動と体内からの K 除去**を目的に，細胞内への K 移動目的では，**塩化カルシウム**の投与，**炭酸水素ナトリウム（メイロン）**の投与，グルコース/インスリン療法（GI 療法），アルブテロールの噴霧を行い，体内からの K 除去を目的に，**利尿薬**投与，**樹脂類**投与を行い，最終的には**透析**という方法がある．

3　低 K 血症

1．低 K 血症の概念，症状・所見

低 K 血症とは K⁺＜3.5 mEq/L をさす．低 K 血症の重篤度による分類は**表 5**[3]のとおりで，1）軽度（K⁺＝3.0〜3.5 mEq/L），2）中等度（K⁺＝2.5〜3.0 mEq/L），3）重度（K⁺＝2.0〜2.5 mEq/L），4）致死的（K⁺＜2.0 mEq/L），である．

表5 低K血症の重篤度分類
（文献[3]より引用）

重篤度	K値
1．軽度	$K^+=3.0～3.5\,mEq/L$
2．中等度	$K^+=2.5～3.0\,mEq/L$
3．重度	$K^+=2.0～2.5\,mEq/L$
4．致死的	$K^+<2.0\,mEq/L$

表6 低K血症の症状・所見

障害筋	症状・所見
一般骨格筋	疲労感，脱力，麻痺，筋破壊（黄紋筋融解）
呼吸筋	呼吸困難，低酸素血症，呼吸不全
平滑筋	便秘，麻痺性イレウス
心筋	不整脈，心停止

※心停止にまで至ることは稀

表7 低K血症の重篤度と症状・所見 （文献[3]より引用）

重篤度	症状・所見
1．軽度　（$K^+=3.0～3.5\,mEq/L$）	症状なし
2．中等度（$K^+=2.5～3.0\,mEq/L$）	疲労感，脱力，便秘
3．重度　（$K^+=2.0～2.5\,mEq/L$）	筋破壊（黄紋筋融解），麻痺性イレウス
4．致死的（$K^+<2.0\,mEq/L$）	麻痺，呼吸機能障害，不整脈，心停止

※心停止にまで至ることは稀

表8 低K血症の原因

1．K摂取量不足
2．K排泄量の増加
　1）腎からのK排泄増加：利尿薬，アルドステロン症，クッシング症候群
　2）消化管からのK排泄増加：嘔吐，下痢
3．Kの細胞内への移動
　代謝性アルカローシス，インスリン投与

※臨床上多く見られるのは，K摂取量不足と利尿薬である

　低K血症の症状・所見は高K血症と同様に神経・筋の障害で起こり**表6**のとおりで，一般骨格筋障害では疲労感，脱力，麻痺，筋破壊（黄紋筋融解）など，呼吸筋障害では呼吸困難，低酸素血症，呼吸不全，平滑筋障害では便秘，麻痺性イレウス，心筋障害では不整脈出現，心停止である．心電図変化では，重篤な低K血症になると**T波の平坦化やU波出現，心室性不整脈**がみられる（**図1**）[1]．しかし，心停止にまで至ることは稀である．低K血症の重篤度と症状・所見の関係は**表7**[3]のとおりである．

2．低K血症の原因

　低K血症の原因は**表8**のとおりで，K摂取量の低下，K排泄量の増加（利尿薬，嘔吐，下痢など），Kの細胞内への移動（代謝性アルカローシス，インスリン投与）である．臨床上多く見られるのは，**K摂取量不足**と**利尿薬**である．

表 9　低 K 血症の治療

1. 一般
   経口投与：10〜30 mEq/日

2. 重度（K$^+$＜2.5 mEq/L）または心電図上明らかな異常が現れた場合
   K の静注：投与速度は 0.2 mEq/kg/時（10〜20 mEq/時）を超えない
   （医原性高 K 血症を誘発する危険がある）
   K 濃度の高い輸液はしばしば静脈炎の原因になる

3. 致死的（K$^+$＜2.0 mEq/L）な場合（心停止が切迫している場合）
   初回 20 mEq を 10 分かけて静注，次に 10 mEq を 10 分かけて静注
   （この場合は，その旨をチャートにきちんと記載すること）

3．低 K 血症の治療

　低 K 血症の治療は表 9 のとおりで[3]，低 K 血症の大部分が K の摂取不足か喪失過多であるため **K の補充**である．一般的には経口投与であるが，重度（K$^+$＜2.5 mEq/L）または心電図上明らかな異常が現れた場合は K の静注を行う．投与速度は 0.2 mEq/kg/時（10〜20 mEq/時）を超えてはいけない．医原性高 K 血症を誘発する危険があるからだ．また，K 濃度の高い輸液はしばしば静脈炎の原因になる．致死的（K$^+$＜2.0 mEq/L）な場合（心停止が切迫している場合）は，初回 20 mEq を 10 分かけて静注，次に 10 mEq を 10 分かけて静注する．この場合は，その旨をチャートにきちんと記載する必要がある．

▓▓▓　文　献　▓▓▓

1) 杉田学：輸液療法の進め方ノート（編集：杉田学），41，羊土社，2009
2) American Heart Association：ACLS Resource Text. 383-385, 2005
3) American Heart Association：ACLS Resource Text. 385-388, 2005

IV 血糖異常

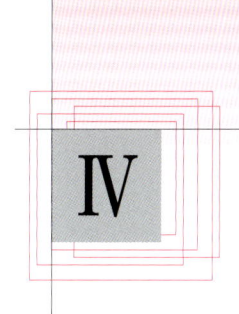

1 血糖異常の分類

血糖異常とは，**低血糖**（hypoglycemia）と**高血糖**（hyperglycemia）である．また，高血糖の原因には**糖尿病性ケトアシドーシス**（DKA：diabetic ketoacidosis）と**非ケトン性高浸透圧症候群**（NKHS：nonketotic hyperosmolar syndrome）がある．これらをまとめたものが**表1**である．血糖異常の主症状は意識障害であるが，低血糖状態の遷延は脳の不可逆的障害を起こしたり，重度低血糖はショックや心肺停止になる危険もある．

2 低血糖

1．低血糖の症状

低血糖とは，一般的に**血糖値≦50 mg/dl**の状態をいう．低血糖を放置すると，脳の不可逆的障害を起こしたり，ショックや心肺停止になる危険もあるため，高血糖よりも速やかな治療を要する．低血糖の症状は**表2**のとおりで，最も多い症状は**意識障害**である．しかし，血糖値が比較的緩やかに下がってきた場合，血糖値に対する両大脳半球の閾値の違いから優位半球の症状が先に出現するため**片麻痺**などの巣症状が起こる．日本人の優位半球

表1 血糖異常の疾患

1．低血糖
2．高血糖
　1）糖尿病性ケトアシドーシス（DKA）
　2）非ケトン性高浸透圧症候群（NKHS）

表2 低血糖の症状

1．意識消失	意識障害，痙攣，失神・失神性めまい
2．巣症状	片麻痺，言語障害
3．血圧低下	ショック，心肺停止

表 3 低血糖の原因

1. インスリン，血糖降下薬（糖尿病治療患者）
2. アルコール依存症
3. 薬剤（サリチル酸など）
4. インスリノーマ
5. 肝硬変，悪性腫瘍，副腎不全など
6. 食事摂取量の減少

※「低血糖＋低 Na 血症」をみれば，「急性副腎不全」を疑うこと

表 4 低血糖の治療

1. 意識障害がない場合（経口摂取が可能な場合）
   ブドウ糖 10～15 g を服用させる（砂糖，ジュースなどでも可）
   5～10 分で改善がなければ，さらに追加服用させる
2. 意識障害がある場合（経口摂取が不可能な場合）
   1）グルカゴン 1 バイアル（1 mg）1 回筋注（静注でも可），ただし肝硬変では無効
   2）10％ブドウ糖で血管確保し，50％ブドウ糖 20～40 m*l* を静注
      5～10 分で回復しない場合は，さらに 40 m*l* 静注
   3）10％ブドウ糖 500 m*l* を持続点滴

は大部分が左側であるため，低血糖による片麻痺は大部分が**右片麻痺**である．また，重度低血糖は**ショック**や**心肺停止**になる危険がある．

2．低血糖の原因と治療

　低血糖の原因は**表3**のとおりで，大部分は糖尿病患者の**インスリンや血糖降下薬の効きすぎ**によるものである．血糖降下薬（SU 剤）による低血糖は遷延することが多いので要注意である．そして，**低血糖＋低 Na 血症**をみれば，**急性副腎不全**を疑うことが重要である．

　低血糖に対する治療は**表4**のとおりで，意識障害がない場合（経口摂取が可能な場合）はブドウ糖（砂糖，ジュースなどでも可）の服用，意識障害がある場合（経口摂取が不可能な場合）は，グルカゴンの投与，**50％ブドウ糖の投与**と **10％ブドウ糖の持続投与**である．

3　糖尿病性ケトアシドーシス

1．DKA の病態と症状

　糖尿病性ケトアシドーシス（DKA）の主要病態は**表5**のとおりで，**高血糖，脱水，ケトアシドーシス，低 K 血症**の4つである．特徴的所見は**表6**のとおりで，**高血糖**（一般的には，血糖値＜800 mg/d*l*），**重症アシドーシス（pH＜7.2），AG 上昇，尿ケトン体強陽性，Kussmaul 呼吸（大きく深い呼吸），アセトン臭**などである．鑑別診断として，**非ケトン性**

表5　DKAの主要病態

1. 高血糖
2. 脱水
3. ケトアシドーシス
4. 低K血症

表6　DKAの特徴的所見

1. 高血糖（一般的に，血糖値＜800 mg/d*l*）
2. 重度アシドーシス（一般的に，pH＜7.2）
3. AG上昇
4. 尿ケトン体強陽性
5. Kussmaul呼吸（大きく深い呼吸），アセトン臭

表7　糖尿病性ケトアシドーシスと非ケトン性高浸透圧症候群の鑑別
（文献[1]より引用・一部改変）

	糖尿病性ケトアシドーシス	非ケトン性高浸透圧症候群
頻度	多い	少ない
発症	速い	遅い
年齢	若い	比較的高齢
糖尿病の型	Ⅰ型糖尿病に多い	Ⅱ型糖尿病に多い
脱水	中～高度	高度
腎前性腎不全	時々合併	必発
インスリン	必要	不要のこともあり
血糖値	一般的に　＜800 mg/d*l*	一般的に　＞800 mg/d*l*
血中ケトン	2＋以上	2＋未満
血漿浸透圧	＜340 mOsm/kg	＞340 mOsm/kg

表8　DKAの誘因（文献[2]より引用・一部改変）

1. 感染（肺炎，尿路感染症など）
2. 知識不足・教育不十分（糖尿病に対する理解不足）
3. 脳卒中（脳卒中による昏睡）
4. 急性心筋梗塞（関連するストレス，高アドレナリン状態）
5. アルコール（過激な飲酒）
6. 妊娠（糖尿病患者の妊娠）

高浸透圧症候群（NKHS）との鑑別が重要で，その比較は**表7**[1]のとおりである．DKAの誘因は**表8**[2]のとおりであるが，**感染**によるものが最も多い．

DKAの症状は多岐にわたり多様である．最も多くみられる症状は**腹痛，悪心，嘔吐**であり，この場合は急性腹痛疾患との鑑別が重要になる．また，血中アミラーゼ上昇もしばしば認められる．Ⅰ型糖尿病の初発症状の場合があり，最近では，**清涼飲料水ケトーシス（ペットボトル症候群）**によるDKAも増加している．これは，若年男性，肥満，大量の清涼飲料水摂取歴が特徴である．

2．DKAの治療[1)2)3)]

DKAの治療は，前述したDKAの4つの主要病態に対する治療で，**表9**のとおりである．

表9　DKA の治療

Ⅰ．輸液：脱水補正

水分欠乏量は体重の約 10％，予想脱水量（L）＝30×（浸透圧/280－1）

1．500～1000 m*l*/時にて 2～3 L の生食を投与
　　（高齢者，心不全を伴う場合は，500 m*l*/時とする．）

2．補正 Na 濃度を測定
　　　　補正 Na 濃度＝実質 Na＋（血糖値－100/100）×1.65
　1）補正 Na 濃度＜146 mEq/L：生食を継続，その後，補正 Na 濃度を随時再検しながら 1/2 生食に変更していく．
　2）補正 Na 濃度≧146 mEq/L：1/2 生食に変更
　　　1/2 生食に変更した後は，輸液速度は尿量・循環動態をみながら調整，通常 150～400 m*l*/時

Ⅱ．インスリン投与：血糖降下

血糖高値に対して大量のインスリンを用いて急激に血糖を下げてはいけない．
血糖の急激な低下は脳浮腫を引き起こすことがある．
ほとんどの場合，脱水補正で血糖値は速やかに下降しはじめる．

1．速効性インスリン（ヒューマリン R など）を，0.1 U/kg/時 で持続点滴
2．1 時間後に血糖を測定し，1 時間あたり 75～100 mg/d*l* の血糖低下を認めれば，そのままの速度で，低下を認めなければ速度を上げる．
　　1 時間あたり 100 mg/d*l* を超える速度で血糖を下げると脳浮腫の危険が出る．
　　血糖値が 100 mg/d*l* 低下するごとに，血清 Na 値は 1.6 mEq/L 上昇する．
3．血糖値が 250～300 mg/d*l* になるまで，1 時間ごとに血糖を測定する．
　　血糖値が 250～300 mg/d*l* になったら，点滴を生食から 3 号輸液に変更，インスリン投与速度を 1/2 に落とす．
4．血糖 200 mg/d*l* 位を目標値とし，安定したら皮下注射によるスライディング・スケールに移行する．

Ⅲ．K 投与：K 補正

DKA に対する全ての治療が血清 K を下げる．
DKA では，重度アシドーシスのため，当初の K 値は偽「正常」である場合が多い．
血糖低下に伴う，低 K 血症に注意する．
重度低 K 血症は重篤な不整脈や心停止を誘発する．

1．血清 K 値＞5.0 mEq/L の時　　　：投与せず
2．血清 K 値＝4.0～5.0 mEq/L の時：10 mEq/時で開始
3．血清 K 値＝3.0～4.0 mEq/L の時：20 mEq/時で開始

K の投与には KCl（1 A＝40 mEq）を使う．
尿量が 20 m*l*/時以下の場合，投与量を 1/2 にする．
1 時間毎に K をチェックし，3.5～5.0 mEq/L に調整する．

Ⅳ．炭酸水素ナトリウム（メイロン）投与：ケトアシドーシスの補正

1．原則として投与しない

2．炭酸水素ナトリウム投与の悪影響
　1）急激なアシドーシス補正は血清 K 値を致死的レベルまで下げて重症不整脈や心停止を引き起こす．
　2）ケトン体の産生を増やす（paradoxical acidosis）．
　3）中枢神経系のアシドーシスを増加して呼吸抑制を引き起こす．

3．炭酸水素ナトリウム投与の許容条件（非常に重篤な場合のみ許容）
　1）心電図上変化が見られる高 K 血症
　2）重度アシドーシス（pH＜7.0～7.1）
　3）HCO_3^-＜5 mEq/L
　4）ショック，昏睡
　5）心肺停止寸前の切迫状態

脱水に対しては輸液による脱水補正を，高血糖に対してはインスリン投与を，低K血症に対してはK投与によるK補正を行う．また，アシドーシス（ケトアシドーシス）に対しては，DKAの治療を行うことで大部分改善が見込まれる．

輸液による脱水補正については，脱水は重度水欠乏性脱水であるため生食（等張液）から開始して，まずは生食による輸液が一般的には数リットル必要である．その後，補正Na濃度をみながら1/2生食（低張液）へ移していく．

インスリン投与による血糖降下については，1時間あたり75～100 mg/dlの血糖低下を目安に血糖を下げていく．血糖の急激な低下は**脳浮腫**を引き起こすことがあるため要注意である．ほとんどの場合，脱水補正で血糖値は速やかに下降し始める．血糖値が250～300 mg/dlになるまでは頻回に血糖を測定し，200 mg/dl位を目標値として下げていく．そこまで下がって安定すれば，皮下注射によるスライディング・スケールに移行する．

K投与によるK補正については，DKAの全ての治療が血清Kを下げるため，その予防のためである．DKAでは，重度アシドーシスのため，当初のK値は**偽「正常」**である場合が多い．重度低K血症は重症不整脈や心停止を起こす危険があるため要注意である．

アシドーシス（ケトアシドーシス）は一般的にはDKAの治療を行うことで改善していく．そのため，**炭酸水素ナトリウム（メイロン）は原則として投与しない**．炭酸水素ナトリウム投与による最も問題になることは，重度低K血症による不整脈や心停止の誘発である．ただ，状態が非常に重篤な場合は，炭酸水素ナトリウムの投与が許容される．

また，誘因としての**感染症**に注意し，誘因が感染症の場合（誘因は感染症が最も多い）は，適切な抗菌薬を投与する．

4　非ケトン性高浸透圧症候群

非ケトン性高浸透圧症候群（NKHS）の病態は，ケトアシドーシス以外はDKAと基本的に同じで，**高血糖**，**脱水**，**低K血症**である．症状は**意識障害**の場合が多く，他には，精神症状，痙攣，ミオクローヌスなどがあり，脳卒中との鑑別が問題になる．特徴的所見は**表10**のとおりで，**高血糖（一般的には，血糖値＞800 mg/dl），高浸透圧（＞340 mOsm/L），pH＞7.2，HCO$_3^-$＞18 mEq/L，尿ケトン体陰性（陽性のこともある）**などである．

誘因は**表11**のとおりで，感染，薬剤（利尿薬，ステロイドなど），高カロリー輸液，経

表10　NKHSの特徴的所見

1. 高血糖（一般的に，血糖値＞800 mg/dl）
2. 高浸透圧＞340 mOsm/L
3. pH＞7.2，HCO$_3^-$＞18 mEq/L
4. 尿ケトン体陰性（陽性のこともある）

表11　NKHSの誘因

1. 感染
2. 薬剤（利尿薬，ステロイドなど）
3. 高カロリー輸液
4. 経管栄養

表12 NKHS の治療の考え方

1. ケトアシドーシスの治療以外,基本的治療の考え方は DKA と同じで,脱水の補正,血糖降下,K 補正が主たる目的である.
2. 脱水の程度は DKA より高度であり(体重の 10〜20％の水分欠乏),急速補充が必要である.
3. DKA よりも血糖値は高値となりやすいが,インスリン感受性は比較的良好であり,速やかに血糖が降下しやすい.

管栄養などである.治療の考え方は**表12**のとおりで,基本的にはケトアシドーシスの治療以外は DKA と同じで,**脱水の補正,血糖降下,K 補正**が主たる目的である.発症前は,糖尿病が軽度・不明の高齢者に多く,高齢者,感染症,基礎疾患等のため,DKA に比べ予後は不良である.

文 献

1) 杉田学:輸液療法の進め方ノート(編集:杉田学).130-133, 羊土社, 2009
2) American Heart Association:ACLS Resource Text. 404-407, 2005
3) 宇津貴:輸液療法パーフェクト(編集:飯野靖彦).165-169, 2009

第3章
疾患編

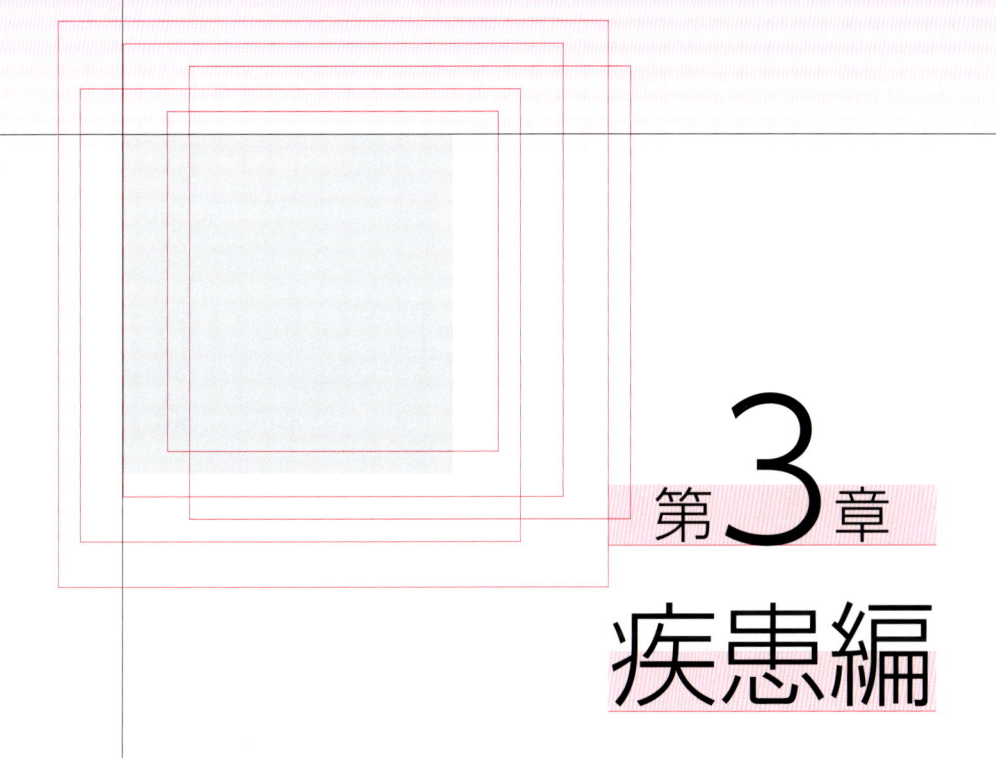

I 不整脈

［1］不整脈の全体像

1 不整脈とは

不整脈（arrhythmia）とは，P波とQRS波が1対1で正常に対応していないものをいう．よって，洞性徐脈や洞性頻拍は不整脈とはいわない．ただ臨床的には，洞性徐脈も洞性頻拍も他の不整脈と一緒に扱ったほうがわかりやすいので，この項でも一緒に扱う．

救急現場で重要な不整脈を理解していくうえで，心拍数を基準に分類すると理解しやすい．正常な心拍数は60回/分以上100回/分以下で，60回/分未満を**徐脈（bradycardia）**，100回/分を超えると**頻拍（tachycardia）**という（表1）．

2 刺激伝導系

不整脈を理解していくうえで，**刺激伝導系**の理解が必要である．刺激伝導系とは**洞結節→房室結節→ヒス束→心室（左脚・右脚→プルキンエ線維）**へと電気刺激が伝わり心臓の筋収縮活動を支配している系である．この中で洞結節が中心的な役割を担い多くの心臓リズムを支配する．正常な状態では洞結節からのリズムで電気刺激が伝わっていくが，上位からの電気刺激がこなかった場合にも対応できるように刺激伝導系内にはそれぞれのレベルで**自動能**が存在する．つまり，房室ブロックなどにより心室に正常な刺激が伝わらなかっ

表1 心拍数による分類

心拍数（回/分）	名称
60回/分未満（＜60回/分）	徐脈（bradycardia）
60回/分以上，100回/分以下	正常
100回/分を超える（＞100回/分）	頻拍（tachycardia）

図1 刺激伝導系の自動能

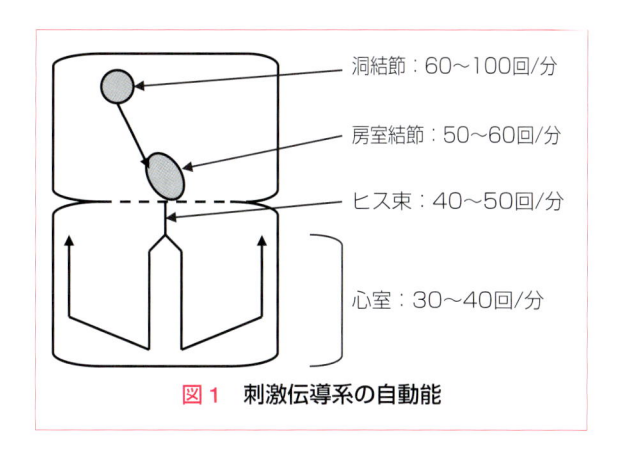

洞結節：60〜100回/分
房室結節：50〜60回/分
ヒス束：40〜50回/分
心室：30〜40回/分

た場合は房室結節以下での**補充収縮**が出現する．それぞれのレベルの自動能（心拍数）を図1に示す．ちなみに，補充収縮とは，房室ブロックなどが原因で洞結節からの刺激が途絶え心室興奮が長い間休止すると房室結節以下が個々の自動能で刺激を送り心筋を収縮させる現象をいう．

3 心電図の読み方

1．心拍数の決定

不整脈の診断は心電図で行うため，心電図の読み方の基本について前置きをしておく．心電図を読む場合，最初にしなければならないことは**心拍数（HR：heart rate）**の決定である．心拍数の計算方法は**HR（回/分）＝60/RR時間（秒）**，で行う．臨床現場では簡易的計算法を用いてある程度の心拍数を直ぐに求める必要がある．心拍数の簡易的計算法は図2，表2のとおりで，**HR（回/分）＝300/RR間隔（大きいマス目のメモリ数）**，から計算できる．次に，心電図上の各波・各部分の意味を図3，表3に示す．

2．心電図を読むための重要な4指標

不整脈の心電図診断を行っていく過程で重要な指標が4つある．それは，1）**QRS幅**，2）**RR間隔**，3）**PQ間隔**，4）**PとQRSの関係**，である．

1）QRS幅とは，QからSまでの時間（QRS時間）で，これが狭い（narrow）か，広い（wide）かに分けられる．狭いとは0.12秒未満（QRS<0.12秒）で，広いとは0.12秒以上（QRS≧0.12秒）である．ちなみに，正常波形の場合のQRS幅は狭い．

2）RR間隔とは，RとRの時間（RR時間）で，これは整（regular）か不整（irregular）に分けられる．RR間隔が整であれば，前述したとおりこの間隔から心拍数が算出できる．

3）PQ間隔とは，PQの時間（PQ時間）で，一定か不定（ばらばら）かに分けられる．

I 不整脈

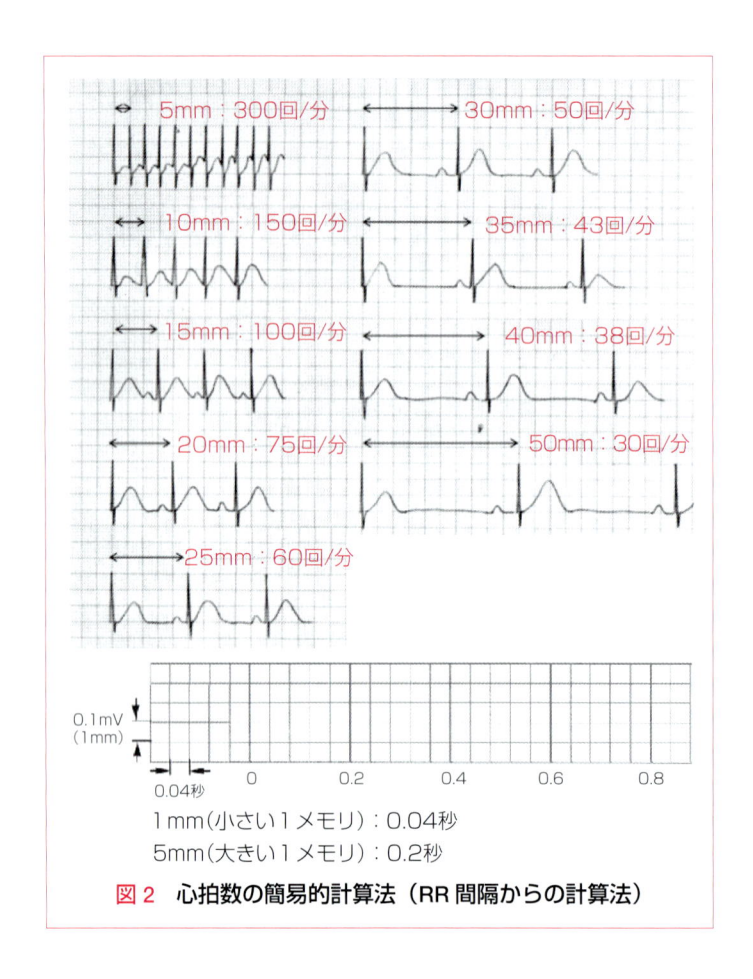

図2 心拍数の簡易的計算法（RR間隔からの計算法）

表2 RR間隔と心拍数の関係

RR間隔	RR時間（秒）	心拍数（回/分）
大きい1メモリ（5 mm）	0.2	300
大きい2メモリ（10 mm）	0.4	150
大きい3メモリ（15 mm）	0.6	100
大きい4メモリ（20 mm）	0.8	75
大きい5メモリ（25 mm）	1.0	60
大きい6メモリ（30 mm）	1.2	50
大きい7メモリ（35 mm）	1.4	43
大きい8メモリ（40 mm）	1.6	38
大きい9メモリ（45 mm）	1.8	33
大きい10メモリ（50 mm）	2.0	30

心拍数（回/分）＝60/RR時間（秒）

なお，正常は0.12〜0.20秒（0.12秒≦PQ≦0.20秒），0.21秒以上（PQ≧0.21秒）を延長という．

図3 心電図の用語，意味

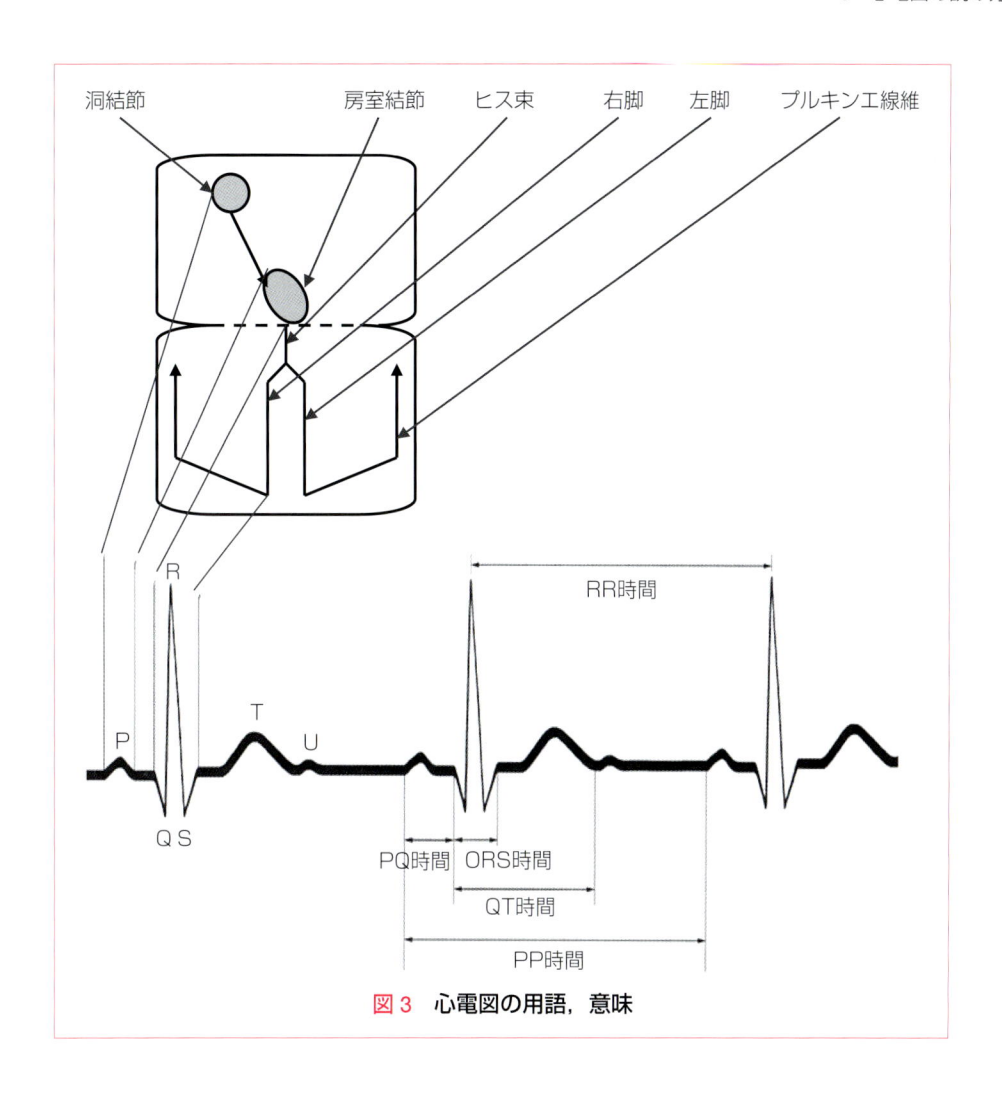

表3 心電図上の波・部分の意味

波・部分	説明	意味
P波		心房の興奮（脱分極）
QRS波		心室の興奮（脱分極）
J点	QRS波の終了点	
ST部分	J点からT波の始まりまで	心室興奮の極期
T波		心室が興奮からさめる過程（再分極）
U波	T波に続く緩やかな波	成因不明

4）PとQRSの関係とは，Pに対するQRSの対応状況のことで，心電図診断的には，PQ間隔が一定の場合にP・QRSがセットで脱落するかQRSのみの脱落であるかが重要

表4　心電図における不整脈診断のための重要指標

指標	判定項目
QRS幅 （QRS時間）	狭い（narrow） 広い（wide）
RR間隔 （RR時間）	整（regular） 不整（irregular）
PQ間隔 （PQ時間）	一定（正常または延長） 不定（ばらばら）
PとQRSの関係	PとQRSは1：1に対応 P・QRSがセットで脱落する Pは存在するがQRSのみ脱落する PとQRSは無関係

表5　各時間（各間隔）の正常値

QRS幅	正常（狭い）	0.12秒未満 （QRS＜0.12秒）
	広い	0.12秒以上 （QRS≧0.12秒）
PQ間隔	正常	0.12〜0.20秒 （0.12秒≦PQ≦0.20秒）
	延長	0.21秒以上 （PQ≧0.21秒）
QT間隔	正常	0.30〜0.45秒 （0.30秒≦QT≦0.45秒）
	延長	0.45秒を超える （QT＞0.45秒）

になる．これらをまとめたものが**表4**であり，各時間（各間隔）の正常値は**表5**のとおりである．

4　不整脈の分類

　不整脈を心拍数の違い，つまり，**正常心拍数**（HR＝60〜100回/分），**徐脈**（HR＜60回/分），**頻拍**（HR＞100回/分）の3つで分けたものが**表6**である．ちなみに，洞性徐脈，洞性頻拍も含めている．

　心拍数が正常なときに起こる不整脈は**期外収縮**と**心房細動・心房粗動**である．ところで，心房細動・心房粗動が臨床現場で問題となるのはそれらが頻拍発作を起こしたとき，つまり，発作性心房細動（頻拍性心房細動），2：1伝導の心房粗動のときであるため，心房細動，心房粗動についての詳細な説明は頻拍のところで行う．

　表6に示した不整脈分類の中で救急現場において重要なものが徐脈・頻拍ともに5つずつある．徐脈では，**洞性徐脈，1度房室ブロック，2度Ⅰ型房室ブロック（Wenckebach型），2度Ⅱ型房室ブロック（MobitzⅡ型），3度房室ブロック（完全房室ブロック）**，の5つで，頻拍では，**洞性頻拍，発作性上室性頻拍，心房粗動（2：1伝導），心房細動（頻拍性心房細動），心室頻拍（単形性心室頻拍）**，の5つである．

5　心拍数の調整

　心拍数の調整は心臓の収縮をコントロールしている**交感神経**と**副交感神経（迷走神経）**

5 心拍数の調整

表6 不整脈の分類（洞性徐脈，洞性頻拍を含む）

心拍数	病態	不整脈名	
Ⅰ．正常心拍数	1．期外収縮	1）上室性期外収縮 　　心房性期外収縮，接合部期外収縮 2）心室性期外収縮	
	2．心房細動・心房粗動	1）心房細動 2）心房粗動	
Ⅱ．徐脈	1．洞結節・心房伝導異常	1）**洞性徐脈** 2）洞房ブロック 3）洞停止	
	2．房室ブロック	1）**1度房室ブロック** 2）**2度Ⅰ型房室ブロック（Wenckebach型）** 3）**2度Ⅱ型房室ブロック（MobitzⅡ型）** 4）2：1伝導房室ブロック 5）高度房室ブロック 6）**3度房室ブロック（完全房室ブロック）**	
Ⅲ．頻拍	1．上室性	1）**洞性頻拍** 2）**発作性上室性頻拍** 3）**心房粗動（2：1伝導）** 4）**心房細動（頻拍性心房細動）** 5）多源性心房頻拍	QRS幅狭い
		6）変行伝導を伴う上室性頻拍 7）偽性心室頻拍（WPW＋AF）	QRS幅広い
	2．心室性	1）**単形性心室頻拍（心室頻拍）** 2）多形性心室頻拍（ほとんど無脈性） 3）Torsades de pointes（ほとんど無脈性）	

※救急現場で重要なものを太字で示す

表7 心拍数の調整

	分布		刺激	抑制
副交感神経（迷走神経）	心房	現象	心拍数低下	心拍数上昇
		方法	迷走神経刺激	アトロピン
交感神経	心房・心室	現象	心拍数上昇	心拍数低下
		方法	カテコラミン	β遮断薬

で行われている．その機序は，交感神経を刺激すると心拍数上昇，副交感神経を刺激すると心拍数減少が起こり，抑制するとその逆の現象が起こる．また，交感神経と副交感神経の心臓への分布は，交感神経は心房・心室へ分布しているが，副交感神経は，心房が主で，心室にはほとんど分布していない．交感神経・副交感神経の刺激・抑制を行う方法・薬剤も含めて，心拍数の上昇・低下を起こす機序を**表7**，**図4**[1)]に示す．

　前述したとおり副交感神経の心臓への分布は心房のみであるため，副交感神経の心室へ

I 不整脈

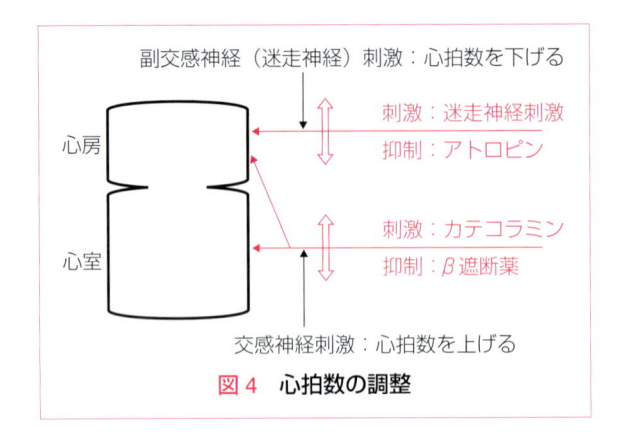

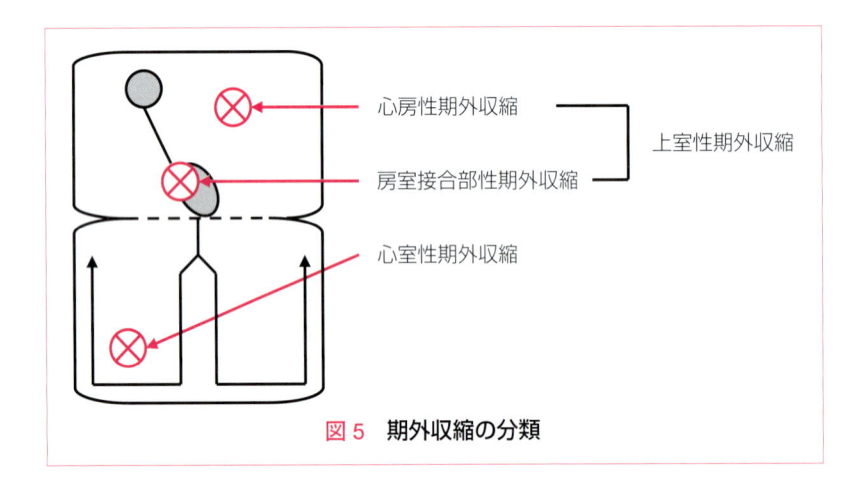

図4 心拍数の調整

図5 期外収縮の分類

の刺激・抑制は，刺激伝導系を通して行われ，直接には届かない．この理由から，房室ブロックなどの心室内伝導障害がある場合はアトロピン投与による副交感神経抑制を行っても心拍数を上げる効果は期待できない．

［2］期外収縮

1 期外収縮（premature contraction）とその分類

期外収縮とは，洞結節による刺激よりも早期に洞結節以外から興奮（刺激）が起こったものをいい，具体的には心房，房室接合部，心室からの異所性興奮による収縮である．異所性興奮の部位により図5のとおり3つに分類され，心房由来の**心房性期外収縮**（PAC：premature atrial contraction），房室接合部由来の**房室接合部性期外収縮**（PJC：prema-

3 心室性期外収縮（PVC：premature ventricular contraction）

表8 期外収縮の波形分類

不整脈名	QRS幅	P波
1．上室性期外収縮 　1）心房性期外収縮 　2）接合部期外収縮	狭い	基本調律とは異なるP波 不明，逆転P波
2．心室性期外収縮	広い	認められない

ture junctional contraction），心室由来の**心室性期外収縮（PVC：premature ventricular contraction）**がある．心房性期外収縮と接合部期外収縮は区別が困難な場合もあり，それらを合わせて**上室性期外収縮（PSVC：premature supraventricular contraction）**という．期外収縮の心電図波形についてのまとめを**表8**に示す．

2　上室性期外収縮（PSVC：premature supraventricular contraction）

　上室性期外収縮とは，心房または房室接合部での異所性興奮であるが，心電図上では，本来出るべきP・QRSの位置よりも早く現れたものと，通常の心拍の間に割り込んだものがある．心房性期外収縮も接合部期外収縮もQRS幅は正常（狭いQRS）で基本調律と同じQRS波形となる（変行伝導を伴う場合はQRS波が変化）．P波については，心房性期外収縮では基本調律とは異なるP波となり（**図6-1**），接合部期外収縮ではQRSの中に隠れて不明であったり，逆転P波になっている（**図6-2**）．

　通常，出現頻度が低ければ問題はないが，頻度が高ければ基礎疾患を考えなければならない．基礎疾患としては，虚血性心疾患をはじめとする各種心疾患である．日常生活との関連については，ストレス，疲労，睡眠不足，コーヒーやアルコールの飲みすぎでもみられる．なお，上室性期外収縮の頻発が**心房細動**，**心房粗動**，**発作性上室性頻拍**の引き金となることがある．心房性期外収縮が3連発以上続いたものを**反復性心房頻拍**という．

3　心室性期外収縮（PVC：premature ventricular contraction）

　心室性期外収縮とは，心室での異所性興奮であるが，異所性興奮が通常の心拍より早く出るものと通常の心拍間に割り込んだものがある．通常P波は認められず（時に逆転Pがみられる場合がある），QRS幅は広く，T波が逆転していることが多い（**図6-3**）．

　出現頻度が低い場合は問題ないが，出現頻度が高くなると問題で，**Lownによる心室性期外収縮の重症度分類**（**表9**）の3〜5度，つまり，**多源性（波形の違うQRS）**（**図7-1**），**連発（short run）**（**図7-2**），**R on T（Tの上にRが乗っている形）**（**図7-3**）の場合は，心

189

図6 期外収縮の機序と心電図

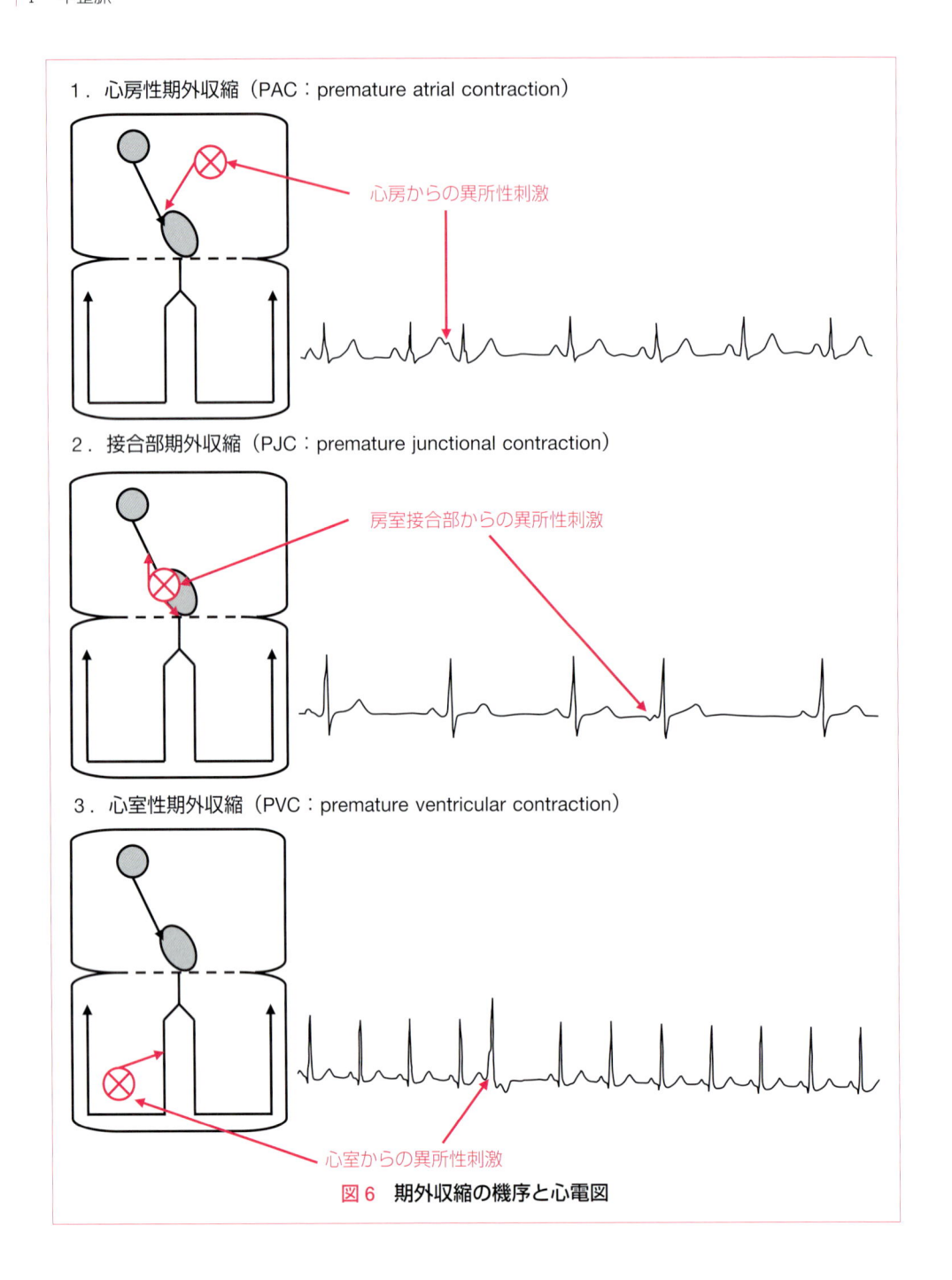

室頻拍や心室細動へ移行しやすいので危険である．RonTから心室頻拍への移行心電図を**図7-4**に示す．このような危険な期外収縮から心室頻拍・心室細動への移行シェーマを**図8**に示す．基礎疾患としては，虚血性心疾患をはじめとする各種心疾患である．日常生活との関連についてはストレス，疲労，睡眠不足でもみられる．

3 心室性期外収縮（PVC：premature ventricular contraction）

表9 心室性期外収縮の重症度（Lown分類）

度	心室性期外収縮
0	なし
1	散発性（30回/時間未満）
2	多発性（30回/時間以上）
3	多源性
4-a	2連発
4-b	3連発以上
5	R on T

※3～5度が心室頻拍や心室細動に移行しやすいため危険

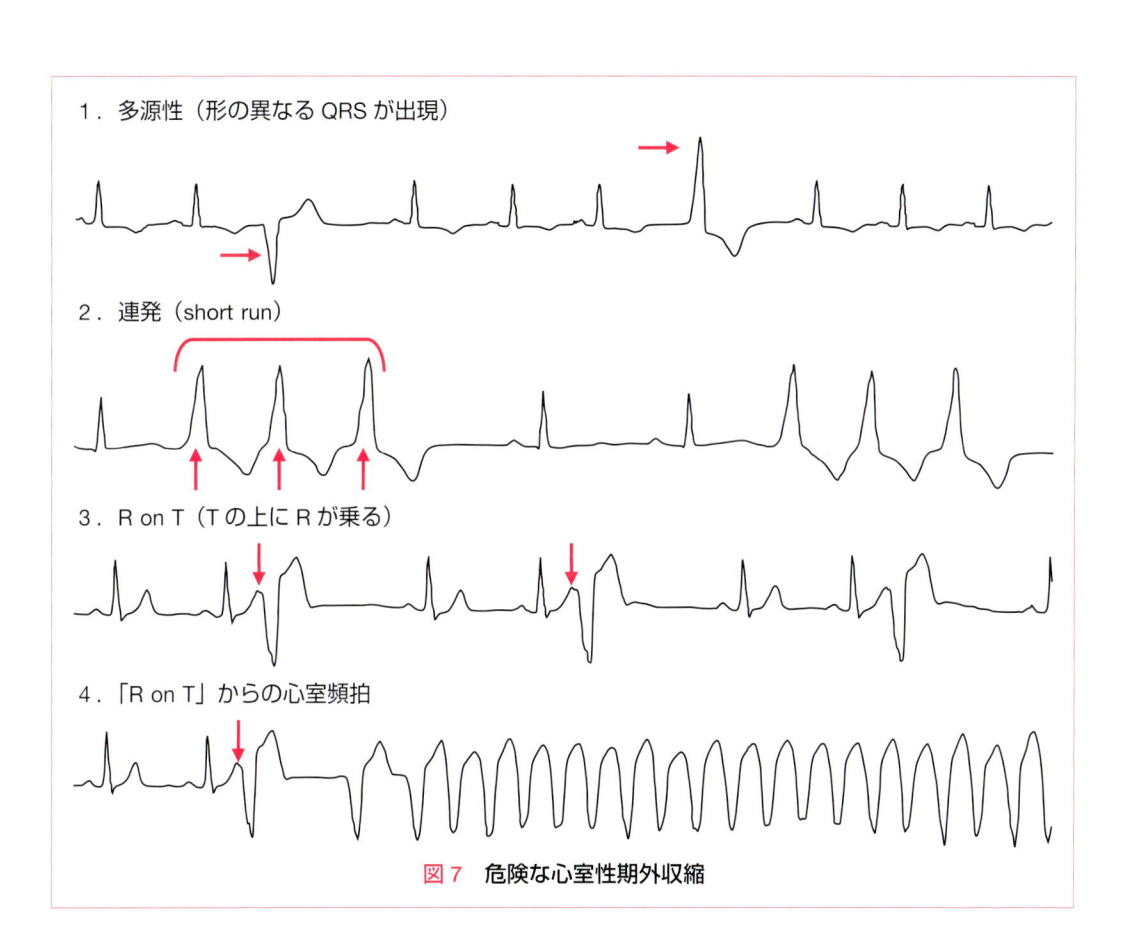

1．多源性（形の異なるQRSが出現）

2．連発（short run）

3．R on T（Tの上にRが乗る）

4．「R on T」からの心室頻拍

図7 危険な心室性期外収縮

図8　心室性期外収縮から心室頻拍・心室細動への移行シェーマ

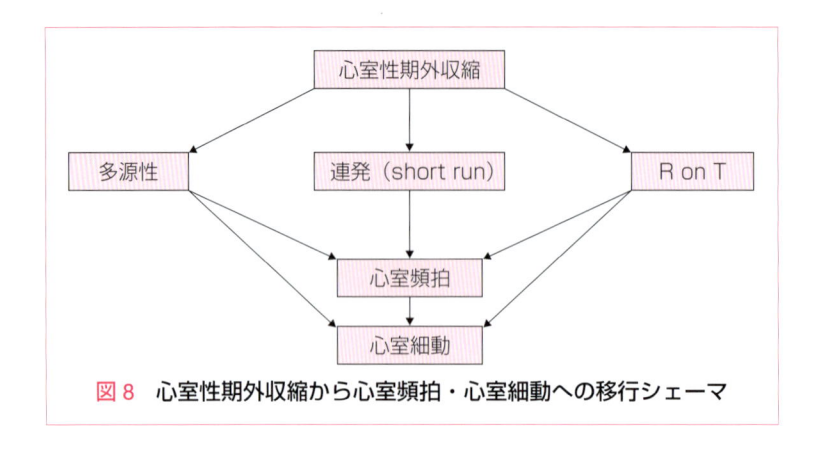

表10　洞機能不全症候群の分類（Rubensteinらによる分類）

型	概念
Ⅰ型	特定の原因のない持続性洞性徐脈
Ⅱ型	洞房ブロックまたは洞停止
Ⅲ型	Ⅰ・Ⅱ型があり，かつ少なくとも1回の発作性上室性頻拍，心房細動，心房粗動を伴うもの（徐脈頻脈症候群）

［3］徐脈の概念と診断

1　徐脈の概念と洞機能不全症候群（SSS：sick sinus syndrome）

　徐脈は大きく分けて，1）洞結節・心房伝導異常と2）房室ブロックの2つに大別される（**表6**）．この中で救急現場で重要なものは，前述したとおり，**洞性徐脈**と4つの房室ブロック（**1度房室ブロック，2度Ⅰ型房室ブロック，2度Ⅱ型房室ブロック，3度房室ブロック**）の計5つである．これらの詳細は後述する．

　ところで，徐脈を起こしうる病態に**洞機能不全症候群**という概念があるため説明を追加しておく．これは洞結節の慢性的な機能低下を主とする症候群であり，その分類を**表10**に示す．この中で**洞性徐脈**は洞結節からの刺激が遅くなる状態で，**洞房ブロック・洞停止**は洞結節の刺激が心房に伝わらない状態である．洞房ブロックと洞停止の心電図波形の違いは**表11**のとおりで，洞房ブロックはその時間が短く，洞停止はその時間が長いものである．洞房ブロックと洞停止の心電図波形を**図9**に示す．洞機能不全症候群は高齢者にみられることが多く，加齢による心房筋の変性や線維化が考えられている．治療は，必要であればペースメーカー植込みである．

表11 洞停止と洞房ブロックの心電図所見

波形	心電図所見
洞房ブロック	洞調律のPP間隔（PP時間）の整数倍（3倍まで）
洞停止	PP間隔（PP時間）が3秒以上または洞調律のPP間隔の3倍を超える 延長したPP間隔は洞調律のPP間隔（PP時間）の整数倍にならない

1．洞房ブロック

BC間隔がAB間隔の整数倍（この場合は3倍）

2．洞停止

BC間隔がAB間隔の3倍を超え，整数倍にならない

図9　洞房ブロック，洞停止の心電図

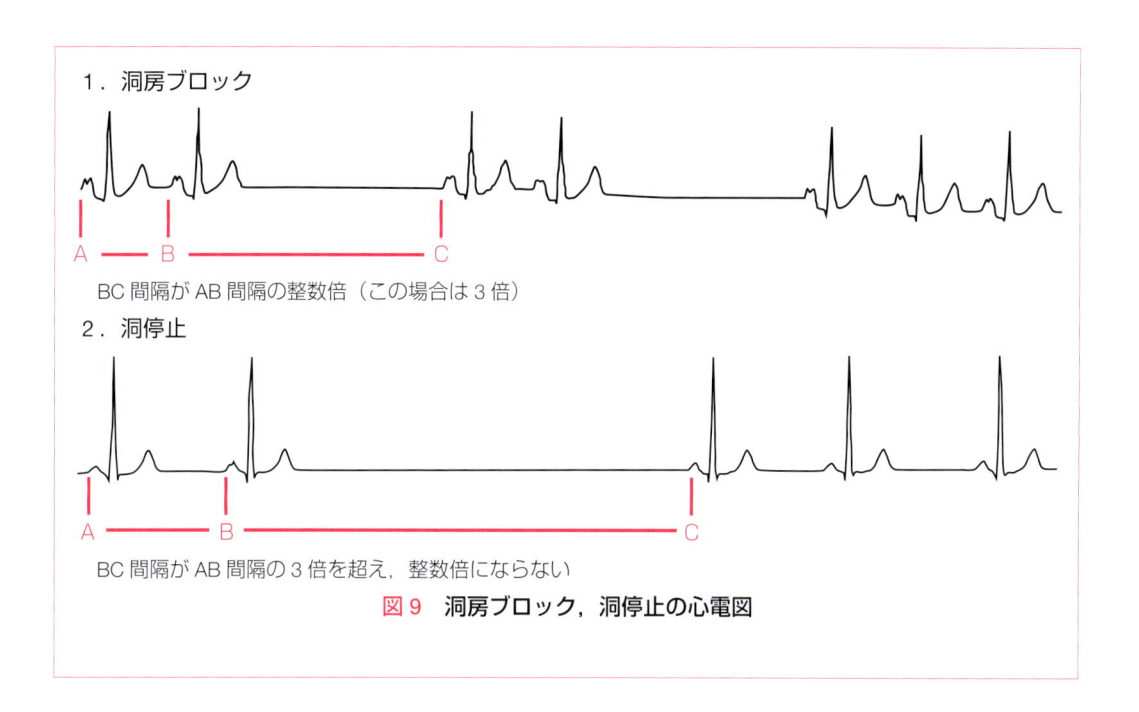

表12　洞性徐脈の機序と心電図所見

機序	洞結節からの刺激が遅くなる（60回/分未満） 洞結節からの刺激は毎回規則正しく心室に届く
心電図	波形は正常（洞性調律）であるが心拍数が遅い（60回/分未満）

2　洞性徐脈（sinus bradycardia）

洞性徐脈とは，洞結節から出る刺激が遅くなっている（60回/分未満）が，その刺激は確実に心室には届いていて，心電図ではP波とQRS波が1対1に対応しているものをいう（**表12，図10**）．洞性徐脈の心拍数が遅くなると心臓が必要な心拍出量を送ることができなくなり，いずれ**PEA（無脈性電気活動）**や **asystole（心静止）**になる危険がある．原因としては，**虚血性心疾患，薬物（β遮断薬，Ca拮抗薬など），低酸素血症，血管迷走神経反射**などがある．臨床的に重要なものは，何らかの原因があり**症候性徐脈**（後述）の範疇に

193

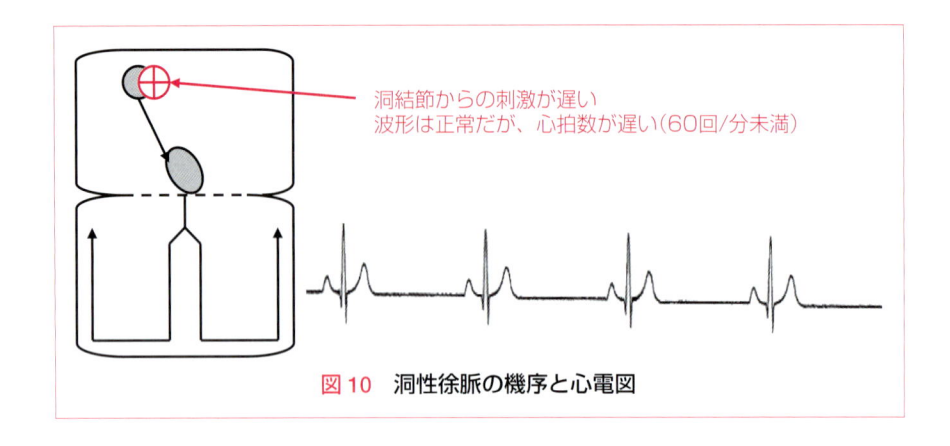

I 不整脈

図10　洞性徐脈の機序と心電図

洞結節からの刺激が遅い
波形は正常だが、心拍数が遅い（60回/分未満）

入るもので，症候性徐脈に対する緊急治療と原因疾患の治療が必要である．

　ところで，洞性徐脈には大別して，ある原因が存在してそれにより引き起こされるものと，洞機能不全症候群の中に含まれるもの（特定の原因のない持続性洞性徐脈）の2つがある．救急現場で重要な洞性徐脈は前者であり，以後の洞性徐脈の記載は前者について行う．

3　房室ブロック（AV block：atrio-ventricular block）

　房室ブロックとは，心房心室間の刺激伝導が遅延または遮断された状態で，房室結節，ヒス束，心室の，どのレベルでも起こりうる．なお，ブロックの部位で最も多いのは房室結節である．ブロックの機序により通常，**1度房室ブロック（first-degree AV block）**，**2度Ⅰ型房室ブロック（second-degree AV block type Ⅰ：Wenchebach型）**，**2度Ⅱ型房室ブロック（second-degree AV block type Ⅱ：MobitzⅡ型）**，**3度房室ブロック（third-degree AV block：complete AV block）**の4つに分けられる．これらは基本的に**伝導遅延型**と**伝導切断型**に分類され，1度房室ブロックと2度1型房室ブロックは伝導遅延型，2度2型房室ブロックと3度房室ブロックは伝導切断型である．ところで，2度房室ブロック（Ⅰ型・Ⅱ型とも）の中で，心房心室間の伝導が2回に1回途絶える（QRSが2回に1回脱落する）場合を**2：1伝導房室ブロック**，心房心室間の伝導が連続して2回以上途絶える（QRSが2つ以上連続して脱落する）場合を**高度ブロック**といい，房室ブロックを詳細に分類した場合はこれらを含めて6つに分類されることになる．なお，3度房室ブロックは心房からの伝導が完全に切断されているため**完全房室ブロック**ともいう．房室ブロックは，ブロックの部位が下位に下がるにつれ（房室結節→ヒス束→心室），QRS幅は広くなり危険な状態となる．それぞれの機序と心電図波形は**表13**，**表14**，**図11**のとおりである．

　房室ブロックの原因は主に心筋の虚血（虚血性心疾患）や炎症であるため，その基礎疾

3 房室ブロック（AV block：atrio-ventricular block）

表13　房室ブロックの機序

波形	機序	
1度房室ブロック	心房心室間の伝導に遅延があるが 洞結節からの刺激は毎回規則正しく心室に届く．	伝導遅延型
2度Ⅰ型房室ブロック	心房心室間の伝導の遅延が1回1回増していき最後に伝導が途絶える． そのパターンが繰り返される．	
2度Ⅱ型房室ブロック	心房心室間の伝導が何の前触れもなく途絶える． 心房心室間の伝導が正常なときには遅延はない．	伝導切断型
2：1伝導房室ブロック	心房心室間の伝導が2回に1回途絶える． 心房心室間の伝導が正常なときには遅延はない．	
高度房室ブロック	心房心室間の伝導が連続して2回以上途絶える． 心房心室間の伝導が正常なときには遅延はない．	
3度房室ブロック	心房心室間の伝導がすべて途絶える． 房室結節以下での補充収縮により心室の収縮が行われている．	

表14　房室ブロックの心電図所見

波形	心電図所見	
1度房室ブロック	PR間隔がすべて一定に延長する． P波とQRS波は1対1に対応している．	伝導遅延型
2度Ⅰ型房室ブロック	PQ間隔がだんだん延長して最後にQRS波が脱落する． そして，そのパターンが繰り返される．	
2度Ⅱ型房室ブロック	突然P波の後のQRS波が脱落する． PQ間隔の延長はない．	伝導切断型
2：1伝導房室ブロック	2回に1回P波の後のQRS波が脱落する． PQ間隔の延長はない．	
高度房室ブロック	P波の後のQRS波が連続して2回以上脱落する． PQ間隔の延長はない．	
3度房室ブロック	P波はP波で，QRS波はQRS波で，それぞれまったく無関係に出現する． QRS波のレートはP波のレートより遅い．	

患の診断・治療が重要である．1度房室ブロック，2度Ⅰ型房室ブロックは，一般的に良性で特別な治療は不要であるが，時に2度Ⅱ型・3度房室ブロックへの移行がみられることがあるので注意を要する．治療としては，基礎疾患への対応である．伝導切断型である2度Ⅱ型房室ブロックと3度房室ブロックは症候性徐脈（後述）になることが多く，症候性徐脈の緊急治療と原因疾患の治療が必要である．

1．1度房室ブロック

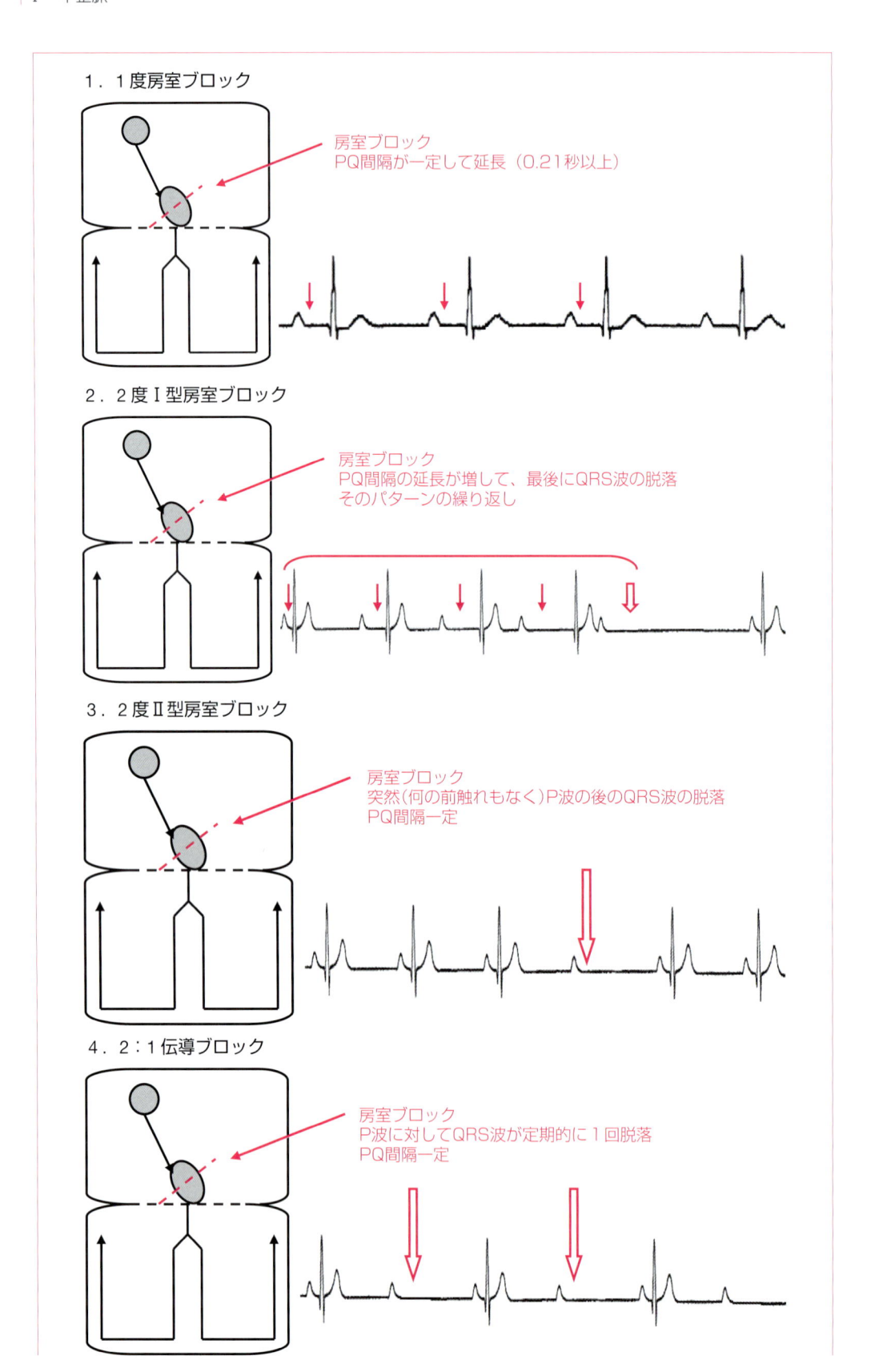

房室ブロック
PQ間隔が一定して延長（0.21秒以上）

2．2度Ⅰ型房室ブロック

房室ブロック
PQ間隔の延長が増して、最後にQRS波の脱落
そのパターンの繰り返し

3．2度Ⅱ型房室ブロック

房室ブロック
突然（何の前触れもなく）P波の後のQRS波の脱落
PQ間隔一定

4．2：1伝導ブロック

房室ブロック
P波に対してQRS波が定期的に1回脱落
PQ間隔一定

図11 房室ブロックの機序と心電図

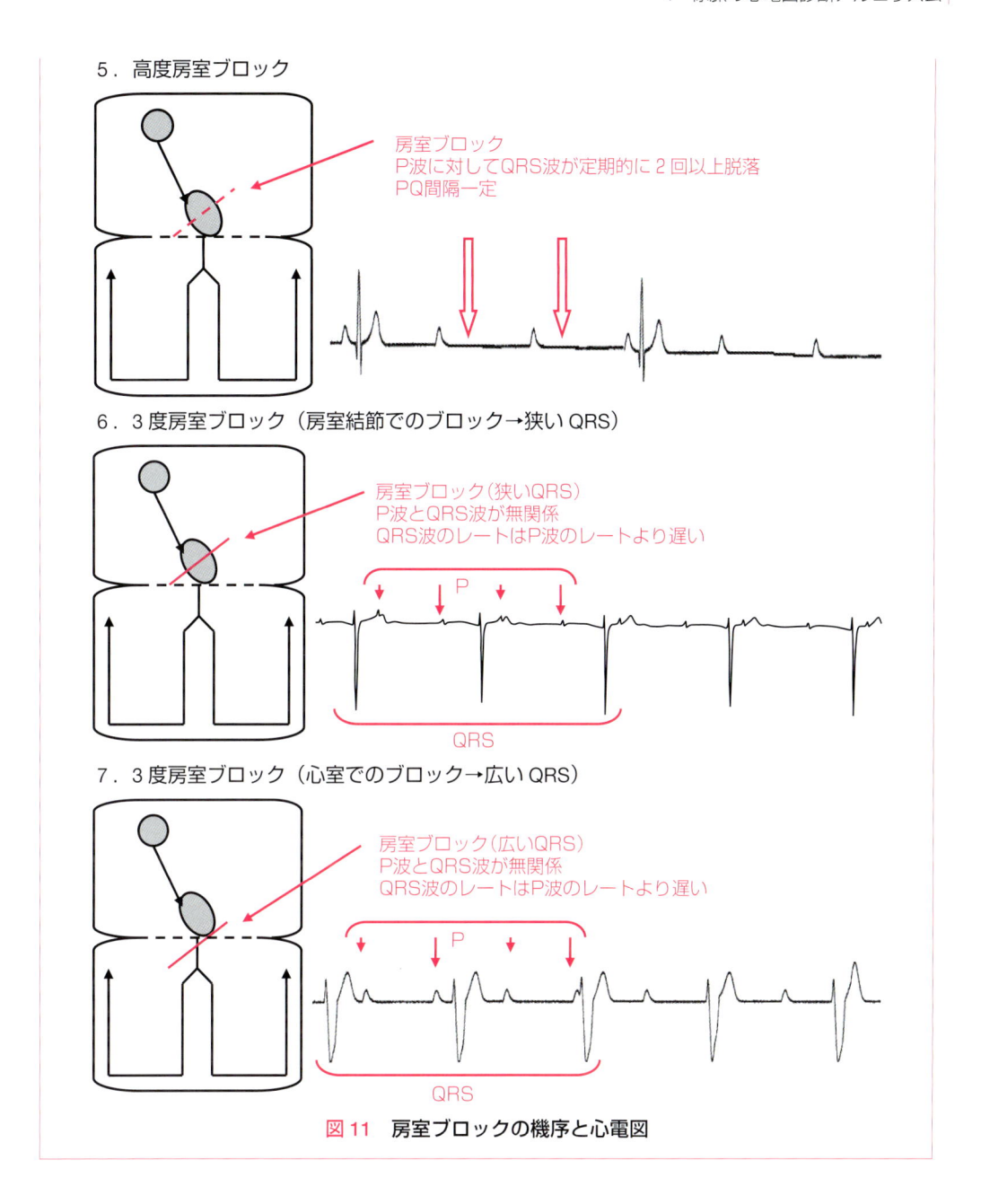

4 徐脈の心電図診断アルゴリズム

　心電図診断アルゴリズムを**表15**，**図12**にまとめる．心電図診断のための指標は，1) RR間隔が整か不整か，2) PR間隔が一定か不定（ばらばら），3) PとQRSの関係（P・QRS，QRSの脱落など），である．この3つの指標を順番に判定することで心電図診断は容易に行うことができる．

I　不整脈

診断指標
①RR間隔
②PQ間隔
③PとQRSの関係

徐脈
心拍数＜60回/分

RR間隔が整 ／ RR間隔が不整

▶ PQ一定，PとQRSの関係正常
→ 洞性徐脈

▶ PQ一定，RR間隔延長部にP・QRSの脱落
（洞房ブロックと洞停止の違いは「表11，図9」のとおり
→ 洞房ブロック
→ 洞停止

洞結節・心房伝導異常 ／ 房室ブロック

▶ PQ一定，PQ延長（0.21秒以上）
→ 1度房室ブロック

▶ PQ不定，PQ間隔が延びて突然QRSが脱落
→ 2度房室ブロックⅠ型

▶ PQ一定，に対してQRSが1または2回以上脱落
1回脱落 → 2：1伝導ブロック
2回以上脱落 → 高度房室ブロック

▶ PQ一定，RR間隔延長部でPに対してQRSの脱落
→ 2度房室ブロックⅡ型

▶ PQ不定，PとQRSが無関係
→ 3度房室ブロック（完全房室ブロック）

図12　徐脈の診断アルゴリズム

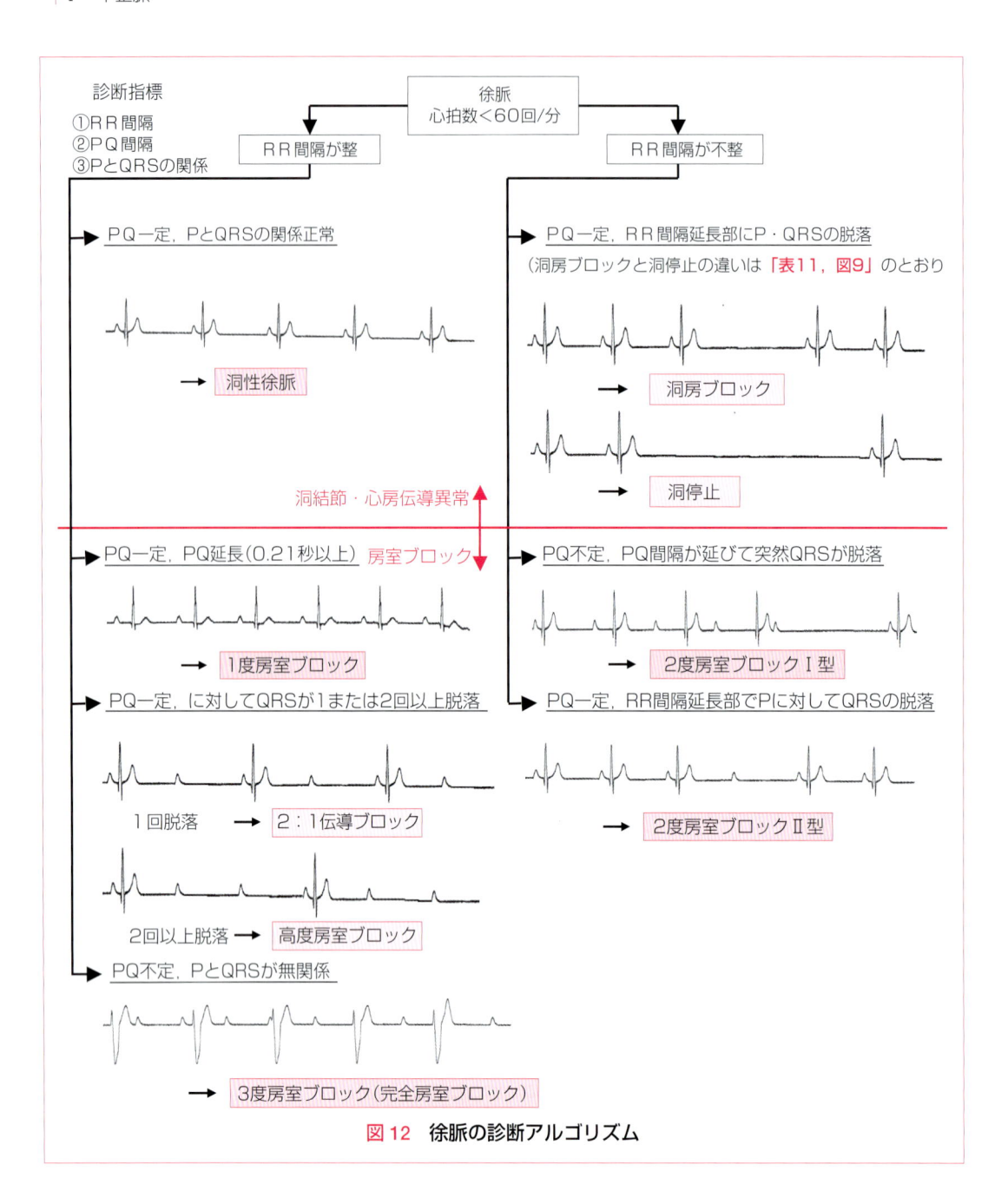

表15　徐脈の波形診断

RR間隔	PQ間隔	PとQRSの関係	波形診断
整	一定	正常	洞性徐脈
		PQ延長（0.21秒以上）	1度房室ブロック
		Pに対してQRSが1回脱落	2：1伝導房室ブロック
		Pに対してQRSが2回以上脱落	高度房室ブロック
	不定	PとQRSは無関係	3度房室ブロック
不整	一定	RR間隔延長部にP・QRSの脱落あり RR間隔は基本調律の整数倍（3倍まで）	洞房ブロック
	一定	RR間隔延長部にP・QRSの脱落あり RR間隔は3秒以上，または 基本調律の3倍を超え，整数倍ではない	洞停止
	不定	PQ間隔が延びて突然QRSが脱落	2度Ⅰ型房室ブロック
	一定	RR間隔延長部にPは存在するが， Pに対してQRSの脱落	2度Ⅱ型房室ブロック

[4] 頻拍の概念と診断

1　頻拍の概念

　頻拍は大きく分けて，**1）上室性**と**2）心室性**の2つに大別される（**表6**）．この中で救急現場で重要なものは，前述したとおり，**洞性頻拍**，**発作性上室性頻拍**，**心房粗動**，**心房細動**，**心室頻拍**の計5つである．これらの詳細は後述する．

　ところで，頻拍の機序および心電図所見を理解するうえで2つの重要な概念がある．それは**1）リエントリー**と**2）WPW症候群**である．リエントリー（reentry）とは，心臓内に異所性刺激（正常でない刺激）が起こり，それが回路を形成して旋回してしまう現象をいう．この回路が新たな刺激起源となり頻拍性不整脈を起こす．リエントリーは心房，心室のどこでも起こり，不整脈全体の約半数にみられ，不整脈の原因で最も多い．**リエントリー性不整脈**としては，**期外収縮**，**心房細動**，**心房粗動**，**発作性上室性頻拍**，**心室頻拍**などがある．リエントリー性不整脈は，開始と終了が突然で，心房細動を除き規則正しい（RR間隔が整）．ちなみに，心房細動によるリエントリーを**ランダムリエントリー**という．WPW症候群については後述する．

2 洞性頻拍（ST：sinus tachycardia）

洞性頻拍は前述したとおり不整脈ではなく，何らかの原因により洞結節での刺激が速くなったものである．心電図では心拍数が速い以外に異常はないが，一般的には **150回/分以下**である．洞性頻拍の機序のシェーマと心電図を図13に示す．洞性頻拍はその原因が問題となり，洞性頻拍をみた場合は必ず**原因検索**が必要である．洞性頻拍の原因を表16に示す．洞性頻拍の治療はその原因治療である．

洞結節からの刺激が速い（心拍数＞100回/分）
波形は正常、通常心拍数≦150回/分

図13　洞性頻拍の機序と心電図

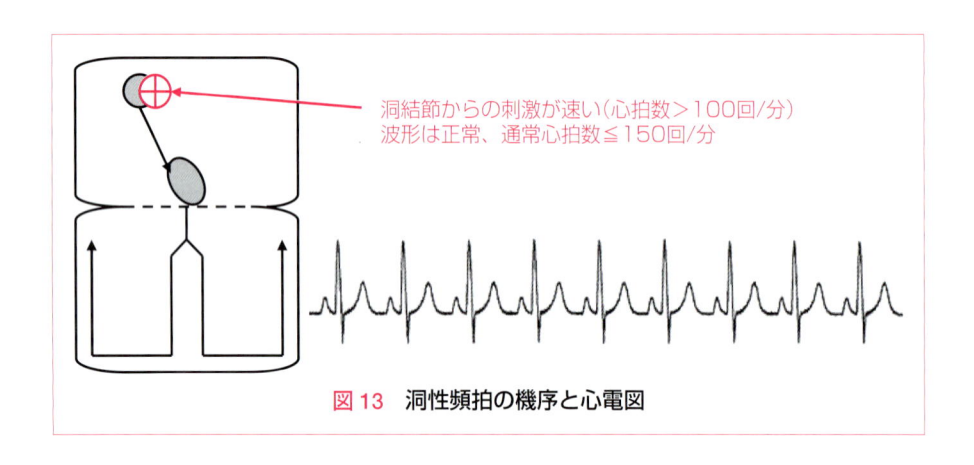

表16　洞性頻拍の原因

1．日常的出来事	運動 緊張，不安，興奮 アルコール，喫煙，コーヒー
2．心因性	過換気症候群 心臓神経症
3．循環血液量関連病態	出血・脱水 発熱 貧血
4．心疾患	器質的心疾患または，それらによる心不全 　（虚血性心疾患，心臓弁膜症，心筋症，心筋炎など）
5．内分泌・代謝疾患	甲状腺機能亢進症 褐色細胞腫 低血糖
6．慢性呼吸器疾患	慢性閉塞性肺疾患など
7．薬剤	アトロピン，カテコラミン

3 発作性上室性頻拍(PSVT：paroxysmal supraventricular tachycardia)

発作性上室性頻拍とは，房室結節，心房心室間，洞結節，心房内でリエントリー回路を作った不整脈である．発作性上室性頻拍の機序のシェーマと心電図を図14に示す．リエントリーの部位は房室結節が最も多く，2番目に多いのが心房心室間で，この2つで発作性上室性頻拍の約90％を占める．房室結節でのリエントリーによるものを**房室結節リエントリー性頻拍**（AVNRT：atrioventricular nodal reentrant tachycardia）（図14-1），心房心室間でのリエントリーによるものを**房室回帰性頻拍**（AVRT：atrioventricular reentrant tachycardia）（図14-2）という．ちなみにAVRTは**WPW症候群**の頻拍発作のときにみられるものである．心拍数は，150回/分前後から250回/分ぐらいで，心電図では，QRS幅は狭く，RR間隔は整で，QRSの前に通常P波はみえない．P波については，AVNRTではQRS波の中に完全または部分的に埋もれて不明であり，AVRTでは**QRSの後の逆転P波**として認められる．

基礎疾患としてはWPW症候群，虚血性心疾患，心臓弁膜症，高血圧性心疾患，甲状腺機能亢進症などがあり，過労や不眠も原因となる．頻拍が安定している場合は，**迷走神経**

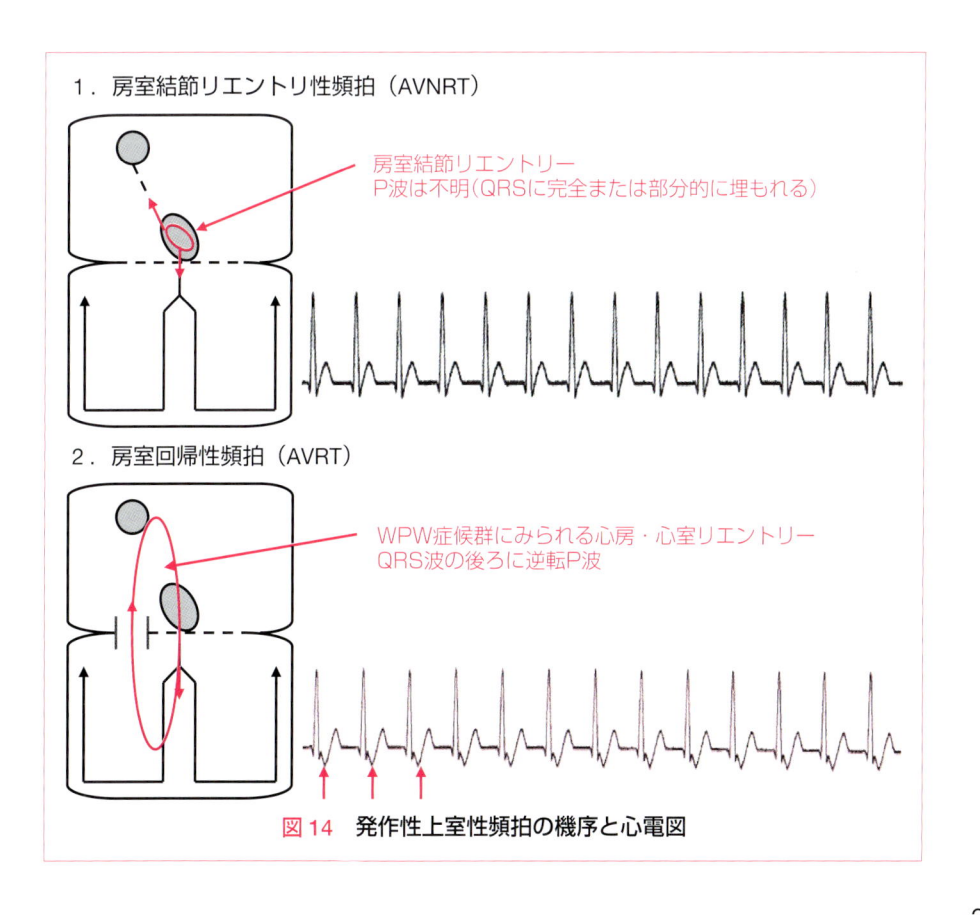

図14　発作性上室性頻拍の機序と心電図

刺激またはアデノシン（ATP）で大部分が洞調律に戻る（後述）．

4　心房細動（AF：atrial fibrillation）

1．心房細動とは

心房細動とは心房内のいたるところで異所性刺激が高頻度（350～600回/分）に起こった不整脈をいう．そして，この高頻度に発生した異所性刺激を**ランダムリエントリー**という．心房細動の機序のシェーマと心電図を図15-1に示す．高頻度の心房の異所性刺激はすべてが心筋まで伝導されることはなく房室結節によってセレクトされ，心拍数が決まってくる．

心電図上ではP波は消失して不規則な**細動波**が生じ，それによる**基線のゆれ**が現れる．また，RR間隔は不整であり，そのため**絶対的不整脈**ともいわれる．心房細動では左室の充満が不十分になり心拍出量の低下，左房内うっ血をきたす．この左房内うっ血が左房内血栓の原因である．心房細動の基礎疾患としては，虚血性心疾患，僧帽弁狭窄症，高血圧性心疾患，甲状腺機能亢進症，心膜炎などがある．

心房細動は絶対的不整脈であるためRR間隔は不整である．しかし，**3度房室ブロックを合併**した場合はRR間隔が整になる（図15-2）．

2．発作性心房細動，頻拍性心房細動

心房細動はよくみられる不整脈の1つであるが，臨床上最も問題となるのは，動悸，胸痛，呼吸困難などの重篤な症状が出現する**発作性心房細動**を起こしたときである．発作性心房細動の中には，心房細動が頻拍発作を起こした**頻拍性心房細動**（図15-3）やWPW症候群が心房細動を合併した**偽性心室頻拍**（図15-4）（後述）などがある．また，発作性心房細動の中では頻拍性心房細動が最も多い．頻拍性心房細動では，頻拍が安定している場合はまずレートコントロールをCa拮抗薬やβ遮断薬を使って行う．偽性心室頻拍は，心室頻拍や心室細動に移行する可能性があり危険である．

5　心房粗動（AFL：atrial flutter）

心房粗動とは心房内に250～350回/分（300回/分前後）の**マクロリエントリー**回路が生じ，さまざまな伝導比で心室に伝わる不整脈である．心房粗動の機序のシェーマと心電図を図16に示す．一般的には**偶数比での伝導**（2：1伝導，4：1伝導）が多く，2：1伝導，4：1伝導の場合の心拍数はそれぞれ120～180回/分（150回/分前後），60～90回/分（75回/分前後）となる．なかでも頻拍として重要なものは**2：1伝導（HR：120～180回/分：**

5 心房粗動（AFL：atrial flutter）

1．心房細動一般

心房でのランダムリエントリー（350〜600回/分）
P波がなく、基線のゆれ（細動波）

2．3度房室ブロックを合併した心房細動

心房でのランダムリエントリー
P波がなく、基線のゆれ（細動波）
RR間隔が整

3．頻拍性心房細動（発作性心房細動）

心房でのランダムリエントリー
P波がなく、基線のゆれ（細動波）

4．WPW症候群を合併した心房細動（偽性心室頻拍）

WPW症候群のAF発作
基線のゆれ（細動波）、デルタ波

図15　心房細動の機序と心電図

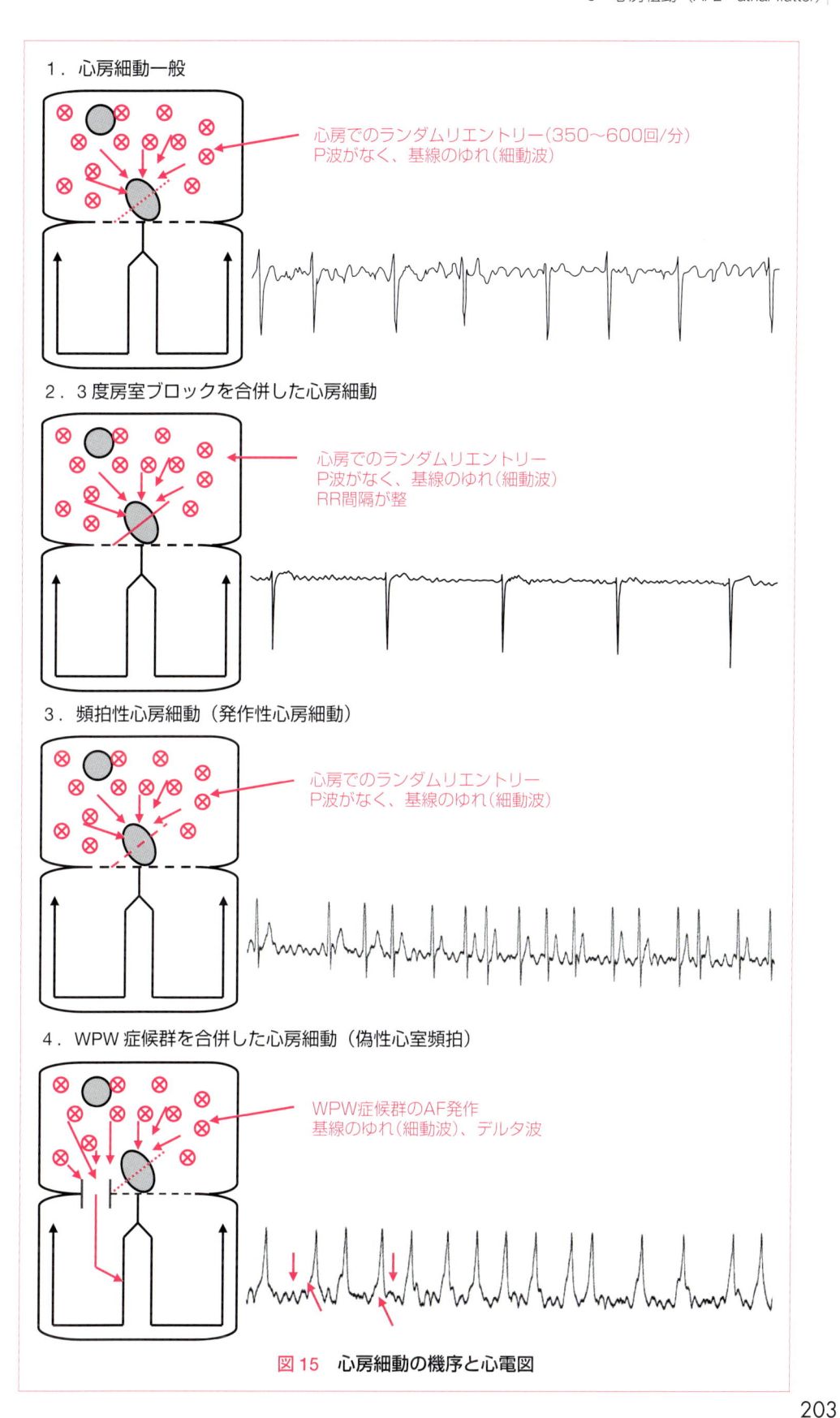

203

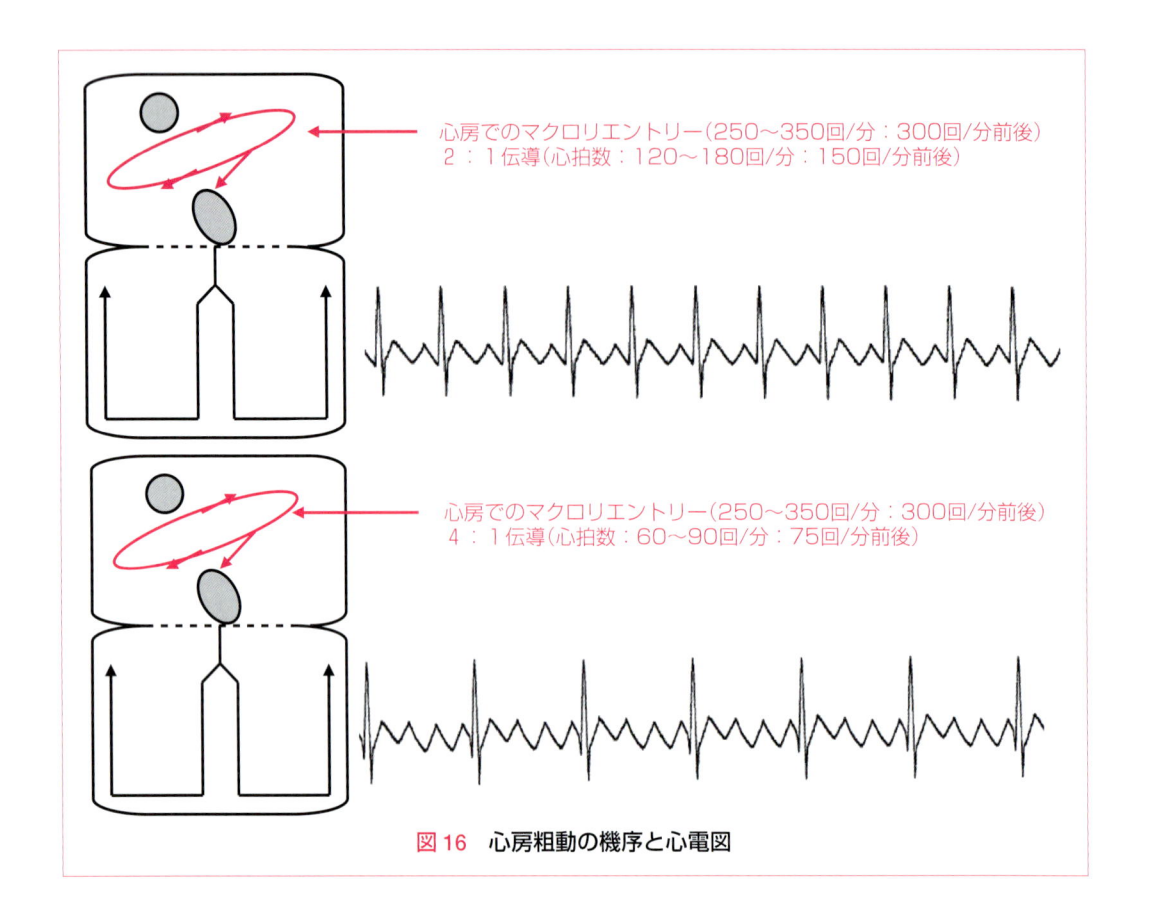

I 不整脈

図16 心房粗動の機序と心電図

心房でのマクロリエントリー（250〜350回/分：300回/分前後）
2：1伝導（心拍数：120〜180回/分：150回/分前後）

心房でのマクロリエントリー（250〜350回/分：300回/分前後）
4：1伝導（心拍数：60〜90回/分：75回/分前後）

150回/分前後）である．**1：1伝導**になると心拍数が250〜350回/分（300回/分前後）となり非常に危険な状態である．

　心電図では，このマクロリエントリー回路が250〜350回/分（300回/分前後）の**粗動波（鋸歯状波，F波）**として認められ，その伝導比（心拍数）に応じたQRSが出現し，RR間隔は一定である．基礎疾患としては，虚血性心疾患，心臓弁膜症，慢性閉塞性肺疾患，心筋症などがある．2：1伝導の頻拍では，安定している場合はまずレートコントロールをCa拮抗薬やβ遮断薬を使って行う．心房粗動は心房細動に比べてまれな疾患である．

6　多源性心房頻拍（MAT：multifocal atrial tachycardia）

　多源性心房頻拍は心房内の数箇所で**異所性自動能の亢進**が起こり発生する不整脈である．この不整脈はリエントリー回路形成ではなく自動能の亢進によるものである．多源性心房頻拍の機序のシェーマと心電図を図17に示す．心電図では3種類以上のP波が認められ，RR間隔は不整である．大部分が高度の**慢性閉塞性肺疾患（COPD）**が原因で起こり，頻度は低い．治療も原因疾患の治療となる．

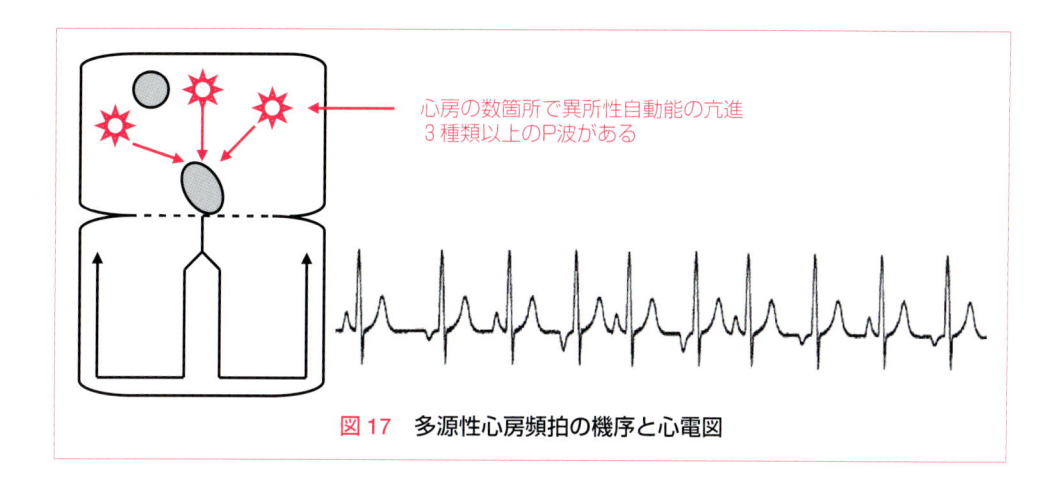

図17　多源性心房頻拍の機序と心電図

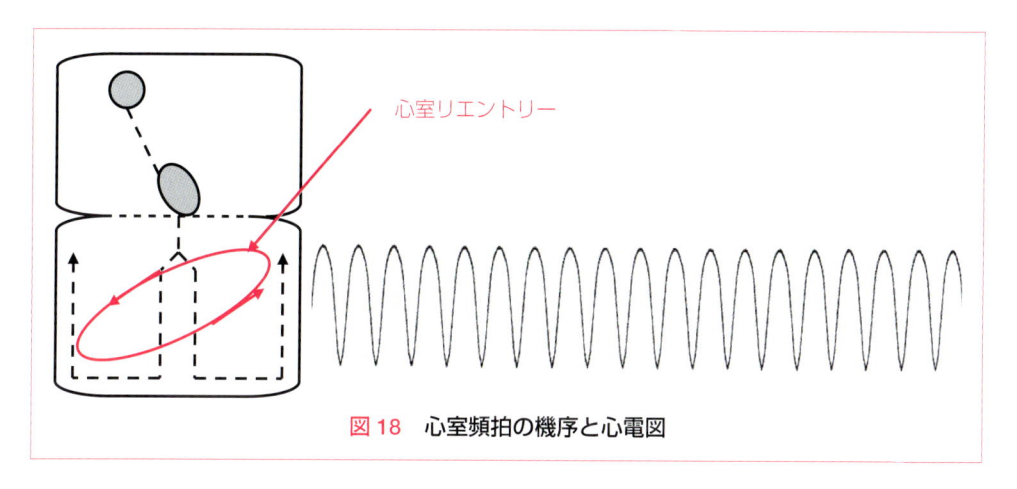

図18　心室頻拍の機序と心電図

7　心室頻拍（VT：ventricular tachycardia）

1．心室頻拍とは

　心室頻拍とは，心室内のリエントリー回路の形成で起こったもので，**心室性期外収縮が継続**したものである．心室頻拍の機序のシェーマと心電図を**図18**に示す．危険な心室性期外収縮は**心室頻拍**や**心室細動**（**図19**）に移行しやすい．危険な心室性期外収縮とは前述したが，1) 多源性，2) ショートラン，3) R on T，の3つである．心室頻拍の心拍数は一般的には120回/分〜250回/分である．

2．心室頻拍の分類

　QRS波形の形により，同じ波形が続きRR間隔が整なものを**単形性心室頻拍**，QRS波形が異なりRR間隔が不整なものを**多形性心室頻拍**という．また，持続時間により，30秒未

図19　心室細動の機序と心電図

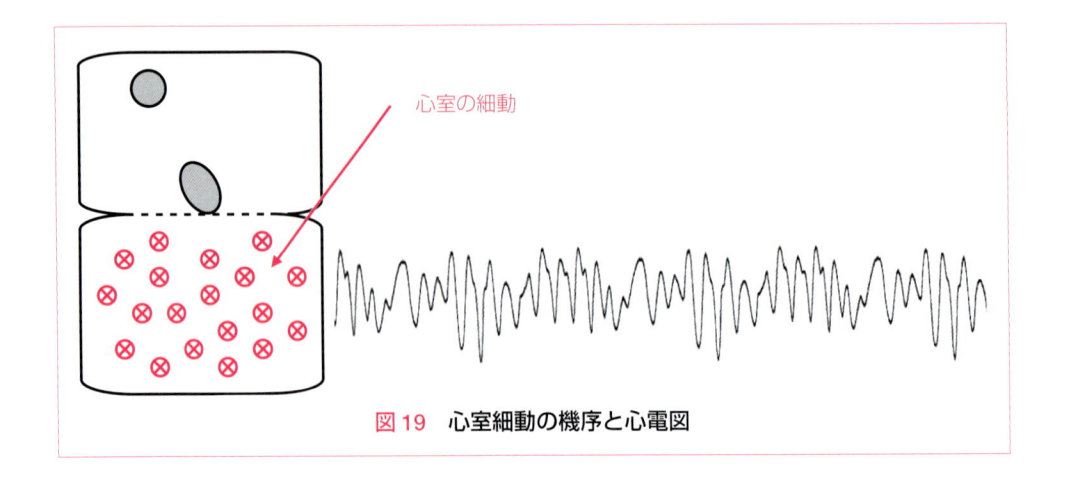

満を**非持続性心室頻拍**，30秒以上を**持続性心室頻拍**という．心電図では，QRS幅は広く，P波はほとんど認められないが存在する．**多形性心室頻拍**は，ほとんどが**非持続性心室頻拍**で，通常急速に**無脈性心室頻拍**や**心室細動**に移行する．ちなみに，一般的にいわれる心室頻拍（VT）とは単形性心室頻拍のことである．

3．torsades de pointes（TdP）

多形性心室頻拍の亜型に torsades de pointes がある．これは，心電図上で RR 間隔が不整であるが QRS に**紡錘−結節パターン**を認めたものである．

　心室頻拍は通常，単形性と多形性の2つに分類されるが，これに torsades de pointes を加えて3つに分類する方法がある．一般的な多形性心室頻拍と torsades de pointes では治療が異なるためこのような3つの分類が存在する．心室頻拍を単形性と多形性の2つに分類した場合は，torsades de pointes は多形性に分類され，多形性心室頻拍の亜型として扱われる．心室頻拍を3つに分類したときのそれぞれの波形を図20に示す．

8　WPW症候群と頻拍発作

1．WPW症候群とは

　WPW症候群とは，正常な刺激伝導系とは別に心房心室間に **Kent束**といわれる**副側伝導路**が存在し，洞結節からの刺激がこの2つの伝導路を通して心室に伝わっているものをいう（図21）[2]．Kent束を通る副側伝導路は正常の刺激伝導系より高速に刺激が伝わるため，心電図波形では**デルタ波**がみられる（図21-1）．これをシェーマにしたものが図21-2である．臨床的にWPW症候群が問題になるのは，WPW症候群が頻拍発作を起こしたときで，最も多い頻拍発作が**発作性上室性頻拍**，2番目が**心房細動**であり，この2つが重要で

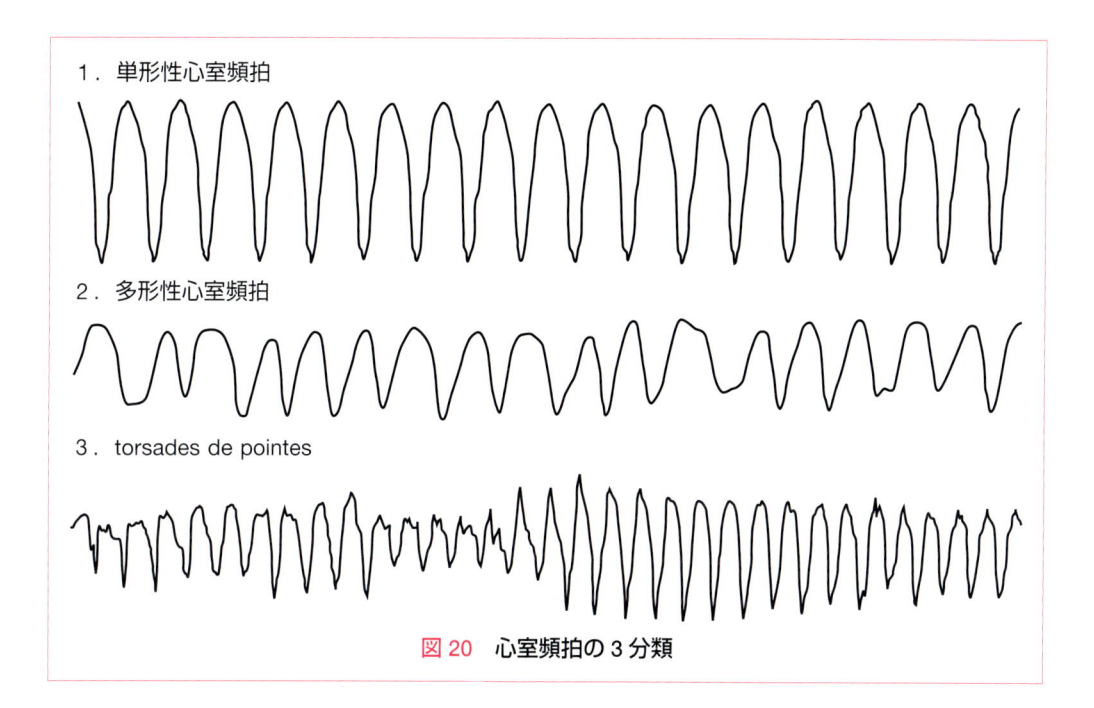

図20　心室頻拍の3分類
1．単形性心室頻拍
2．多形性心室頻拍
3．torsades de pointes

ある．

2．WPW症候群の頻拍発作

　発作性上室性頻拍発作は，前述した**房室回帰性頻拍（AVRT）**で，Kent側を通るリエントリー回路が逆行性に回ったものである（図21-3）．心房細動発作は，**偽性心室頻拍（pseudo VT：WPW＋AF）**といわれ，心房のランダムリエントリーがKent束を通って心室内に多量に下りてきたものである．そのため，偽性心室頻拍の心電図では，**基線のゆれ（細動波）**と**デルタ波**がみられる（図21-4）．偽性心室頻拍は心房細動発作ではあるが，上室性不整脈に使用される抗不整脈薬である，**アデノシン**，**β遮断薬**，**Ca拮抗薬**，**ジギタリス**の使用は禁忌である．これらの薬剤を使うと房室結節での正常な刺激伝導系をブロックしてしまい，それにより高速バイパスとなっているKent束に一気に刺激が流れ心室の負加が異常に高まるためである．

9　見逃してはならない心電図異常（突然死の原因）

1．QT延長症候群　→　torsades de pointes

　QT延長症候群とは，QT時間が延長したもので，**遺伝子異常による先天性**の要因が多いが，後天的には**電解質異常（低K血症，低Mg血症，低Ca血症）**や**薬剤過量（特にQT延**

I　不整脈

1. WPW症候群の機序と心電図（文献[1]より引用）

Kent束

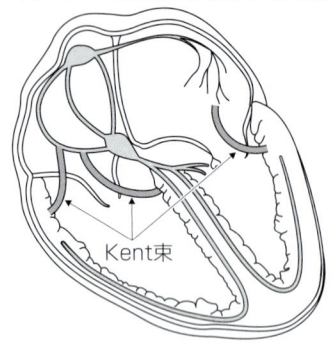

デルタ波

PQ短縮　QRS幅延長

2. WPW症候群のシェーマ

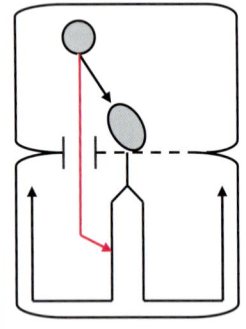

WPW症候群のシェーマ
高速バイパスを形成

3. 房室回帰性頻拍（AVRT）の機序と心電図

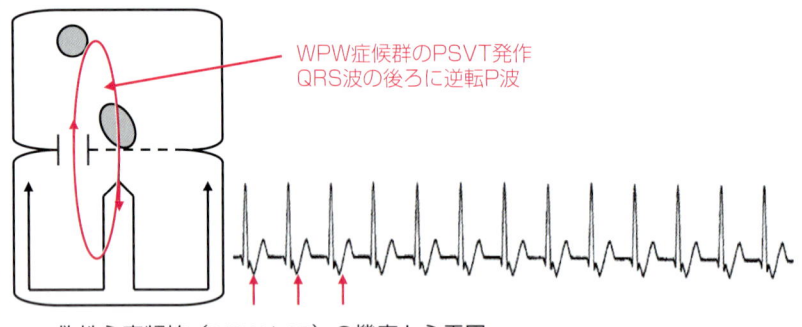

WPW症候群のPSVT発作
QRS波の後ろに逆転P波

4. 偽性心室頻拍（WPW＋AF）の機序と心電図

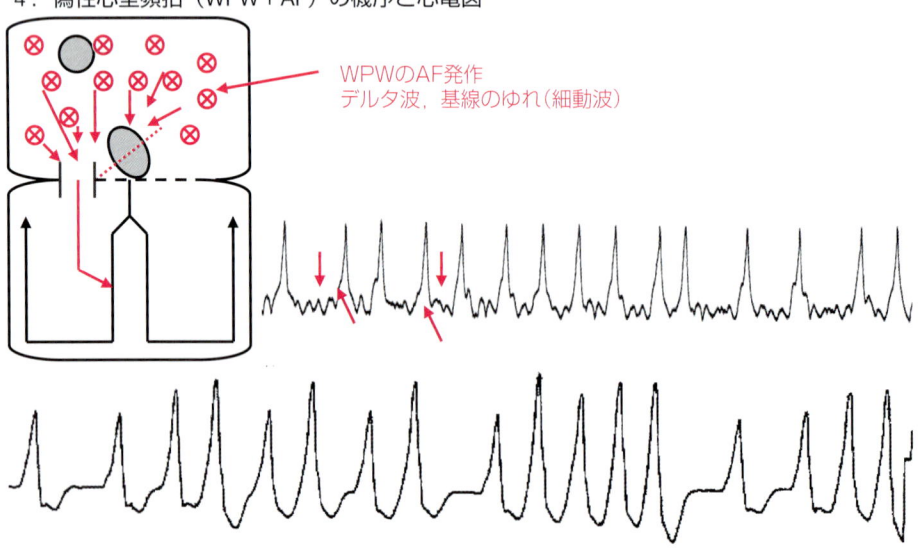

WPWのAF発作
デルタ波，基線のゆれ（細動波）

図21　WPW症候群（1は文献[2]より引用）

長を起こす薬剤：プロカインアミド，キニジン，三環系抗うつ剤）によって起こる．頻度は低いが若年者の突然死の原因のひとつである．その原因は **torsades de pointes**（前述）を誘発するためである．Torsades de pointes が起こった場合は常にこのような基礎原因を考え，それを速やかに治療すべきである．一般的にはマグネシウム製剤の投与が第一選択とされる．

2．Brugada 症候群（特発性心室細動） → 心室細動（VF）

原因となる基礎疾患がなく，突然心室細動が発症するものを**特発性心室細動**という．特発性心室細動の一疾患群の中に **Brugada 症候群**（1992 年に Brugada らが報告）がある．これは，$V_1 \sim V_3$ で右脚ブロックを伴った coved 型または saddle-back 型の ST 上昇を呈し（図22）[2)3)]，突然に心室細動（VF）へ移行するものである．比較的若年健常者に多く見られ遺伝性 Na チャンネル異常と考えられている．このような心電図が見られ，失神や失神性めまいがある場合はホルター心電図を実施し，VF の有無を調べる必要がある．

10　頻拍の診断アルゴリズム

1．頻拍の診断アルゴリズム総論

心電図診断アルゴリズムを**表17**，**図23～25** にまとめる．心電図診断のための指標は，1) QRS 幅が狭いか広いか，2) RR 間隔が整か不整か，3) QRS 幅が狭い場合，QRS の前の P があるかないか，この3つの指標を基に順番に判定することで心電図診断はおおむね可能になる．

2．発作性上室性頻拍と心房粗動（2：1 伝導）の鑑別

QRS 幅が狭い頻拍の診断で問題になるのは，RR 間隔が整で，QRS の前の P 波がないまたは不明な場合で，**発作性上室性頻拍**と**心房粗動（2：1）**の2つの波形が鑑別診断として残ってくる．これらの鑑別は**図26** のとおりである．両者の心電図による鑑別は，理論的には基線水平部の確認，または QRS の後の逆転 P 波が確認できれば発作性上室性頻拍であり，F 波（鋸歯状）が確認できれば心房粗動である．しかし，臨床現場では両者の鑑別が難しい場合がある．その場合は**迷走神経刺激**や**アデノシン（ATP）**投与により鑑別することができる（詳細は後述）．ちなみに，迷走神経刺激やアデノシン（ATP）投与は，発作性上室性頻拍には治療にもなる．これらにより，フラットラインが認められるかまたは洞調律に復帰すれば発作性上室性頻拍であり，F 波が確認されれば心房粗動である．

3．QRS 幅が広い頻拍の鑑別

QRS 幅が広い頻拍は大部分（約 80～90％）が**心室頻拍**で，重篤な場合が大部分である．

209

I 不整脈

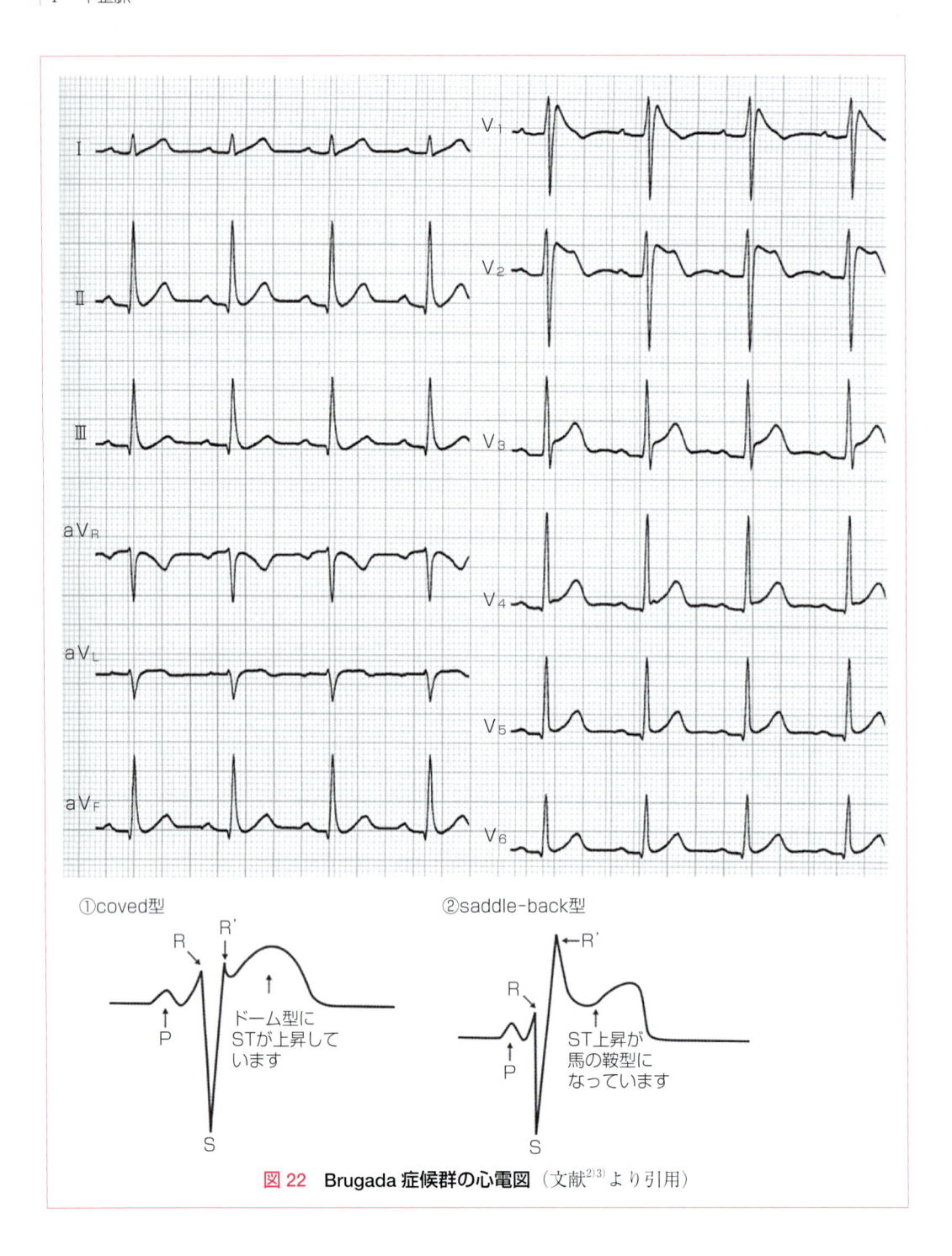

図22 Brugada症候群の心電図（文献2)3)より引用）

①coved型: ドーム型にSTが上昇しています
②saddle-back型: ST上昇が馬の鞍型になっています

そのため，初期診療対応の1番は専門家へのコンサルテーションである．このグループに対する心電図診断アルゴリズムの詳細は図25のとおりである．

　まず，QRS幅が広い頻拍に対しては前述したとおりRR間隔が整か不整に分ける．RR

1 徐脈・頻拍に対する臨床的対応の全体像

表17　頻拍の波形診断

QRS 幅	RR 間隔	QRS の前の P の有無	最終判断	波形診断
狭い	整	あり（正常）		洞性頻拍
		なし（不明）	基線の水平部あり QRS 後の逆転 P	発作性上室性頻拍
			F 波の存在	心房粗動
	不整	あり（3つ以上）		多源性心房頻拍
		なし（基線のゆれ）		心房細動
広い	整		規則的な QRS	単形性心室頻拍
			脚ブロックを伴うなど	変行伝導を伴う上室性頻拍
	不整		不規則な QRS	多形性心室頻拍
			基線のゆれ（細動波）デルタ波の存在	偽性心室頻拍（WPW＋AF）

　間隔が整であればおおむね**単形性心室頻拍**である．しかし時に，**変行伝導を伴う上室性頻拍**の場合もあり鑑別が必要になる．安定していれば，変行伝導を伴う上室性頻拍との鑑別にアデノシン（ATP）投与が許容されている．アデノシン（ATP）投与により，変行伝導を伴う上室性頻拍であれば一時的に徐脈になるか洞性リズムに復帰するが，単形性心室頻拍であれば無効である[4]．

　次に RR 間隔が不整であれば，**多形性心室頻拍**か**偽性心室頻拍（WPW＋AF）**である．偽性心室頻拍（WPW＋AF）では基線のゆれ（細動波）やデルタ波がみられる．心室頻拍の心電図診断は前述したとおりであるが，臨床的には多形性心室頻拍（Torsades de pointes を含む）はほとんど無脈性である．

［5］徐脈・頻拍に対する臨床的対応

1　徐脈・頻拍に対する臨床的対応の全体像

　徐脈・頻拍の診療を行う場合に重要なことは，その徐脈・頻拍が不安定な状態にあるかどうかの判定（診断）である．不安定な状態にある徐脈を**症候性徐脈（symptomatic bradycardia）**，頻拍を**不安定な頻拍（unstable tachycardia）**という．また，不安定な状態にある徐脈・頻拍は心拍数が不安定領域に入っており，臨床的には緊急かつ重篤な状態である．徐脈の不安定領域とは心拍数が **50 回/分未満**で，頻拍の不安定領域とは心拍数が

I 不整脈

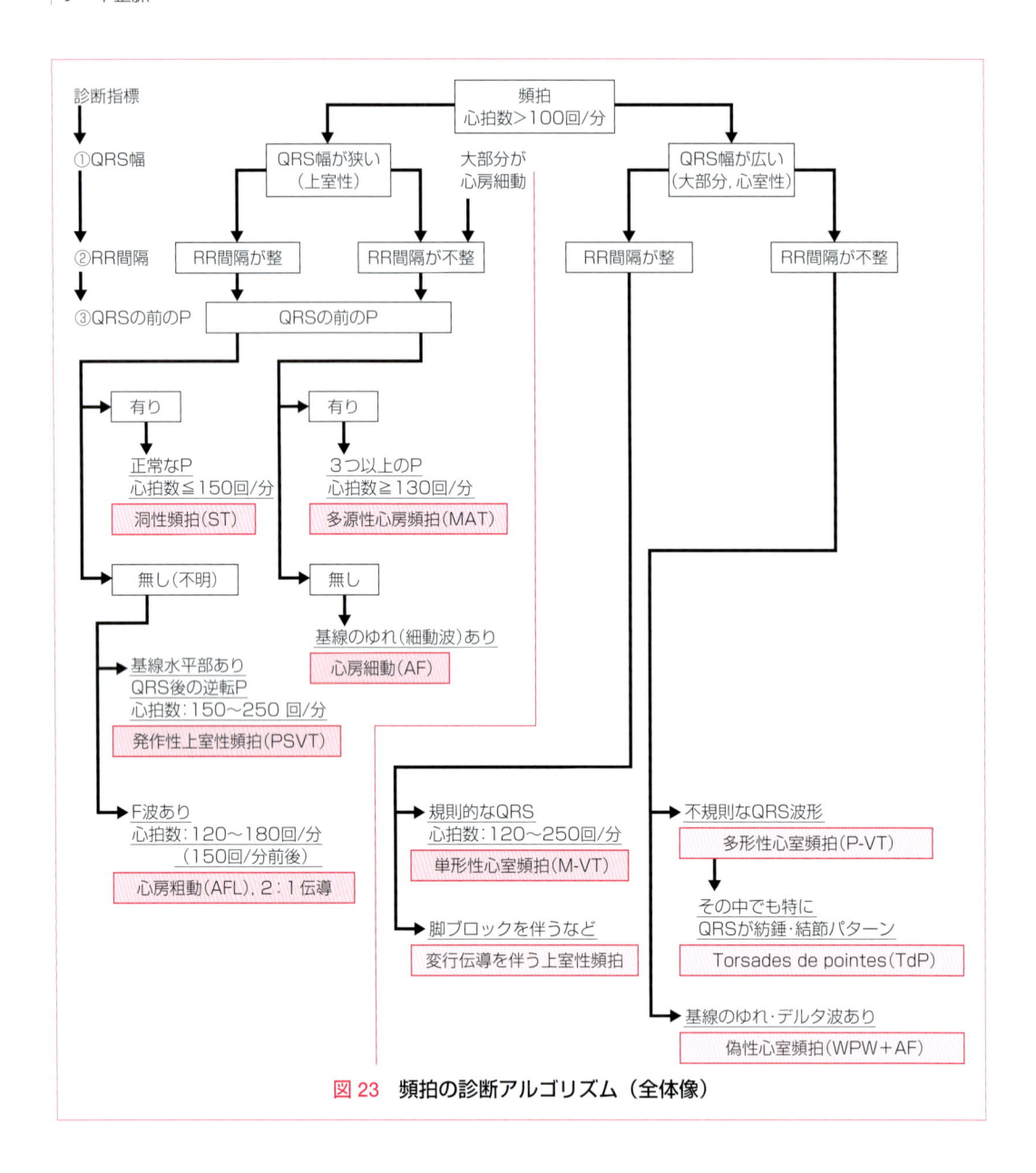

図23 頻拍の診断アルゴリズム（全体像）

150回/分を超える場合である（図27）．逆に言えば，不安定領域に入っていない徐脈・頻拍は不安定な状態とは考えられず，現時点では緊急かつ重篤な状態ではない．このあと，徐脈・頻拍の診療アルゴリズムについて説明するが，診療アルゴリズムで最も重要なことは症候性徐脈，不安定な頻拍の判定（診断）である．

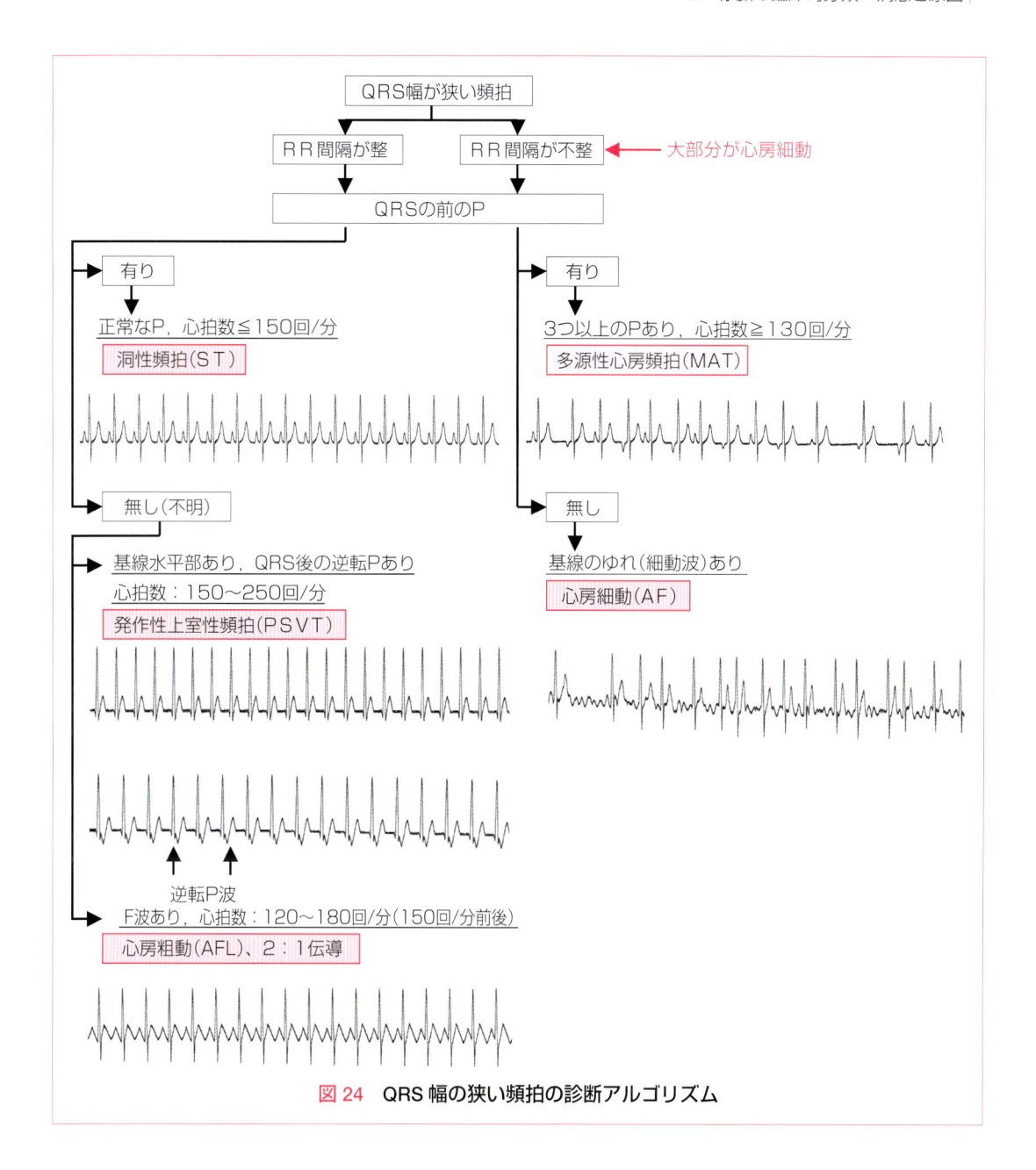

```
                    ┌─────────────────┐
                    │ QRS幅が狭い頻拍 │
                    └─────────────────┘
                  ┌──────────┐  ┌──────────────┐
                  │RR間隔が整│  │RR間隔が不整  │ ← 大部分が心房細動
                  └──────────┘  └──────────────┘
                          ↓         ↓
                    ┌─────────────────┐
                    │   QRSの前のP    │
                    └─────────────────┘
```

┌─ 有り ─┐   ┌─ 有り ─┐

正常なP, 心拍数≦150回/分   3つ以上のPあり, 心拍数≧130回/分
洞性頻拍（ST）   **多源性心房頻拍（MAT）**

┌─ 無し(不明) ─┐   ┌─ 無し ─┐

基線水平部あり, QRS後の逆転Pあり   基線のゆれ（細動波）あり
心拍数：150〜250回/分   **心房細動（AF）**
発作性上室性頻拍（PSVT）

　　　　↑　↑
　　　逆転P波
F波あり, 心拍数：120〜180回/分（150回/分前後）
心房粗動（AFL）、2：1伝導

図24　QRS幅の狭い頻拍の診断アルゴリズム

2　徐脈の臨床的分類・病態と原因

　徐脈とは基本的に心拍数の絶対値が60回/分未満をいい，これを**絶対的徐脈（absolute bradycardia）**という．一般的にいう徐脈とは絶対的徐脈のことである．しかし，ショック状態（典型的には循環血液量減少性ショック，感染性ショックなど）で，本来は頻拍（洞性頻拍）であるべき状況にもかかわらず，心拍数が早くない場合は心拍数が60回/分以上

213

I 不整脈

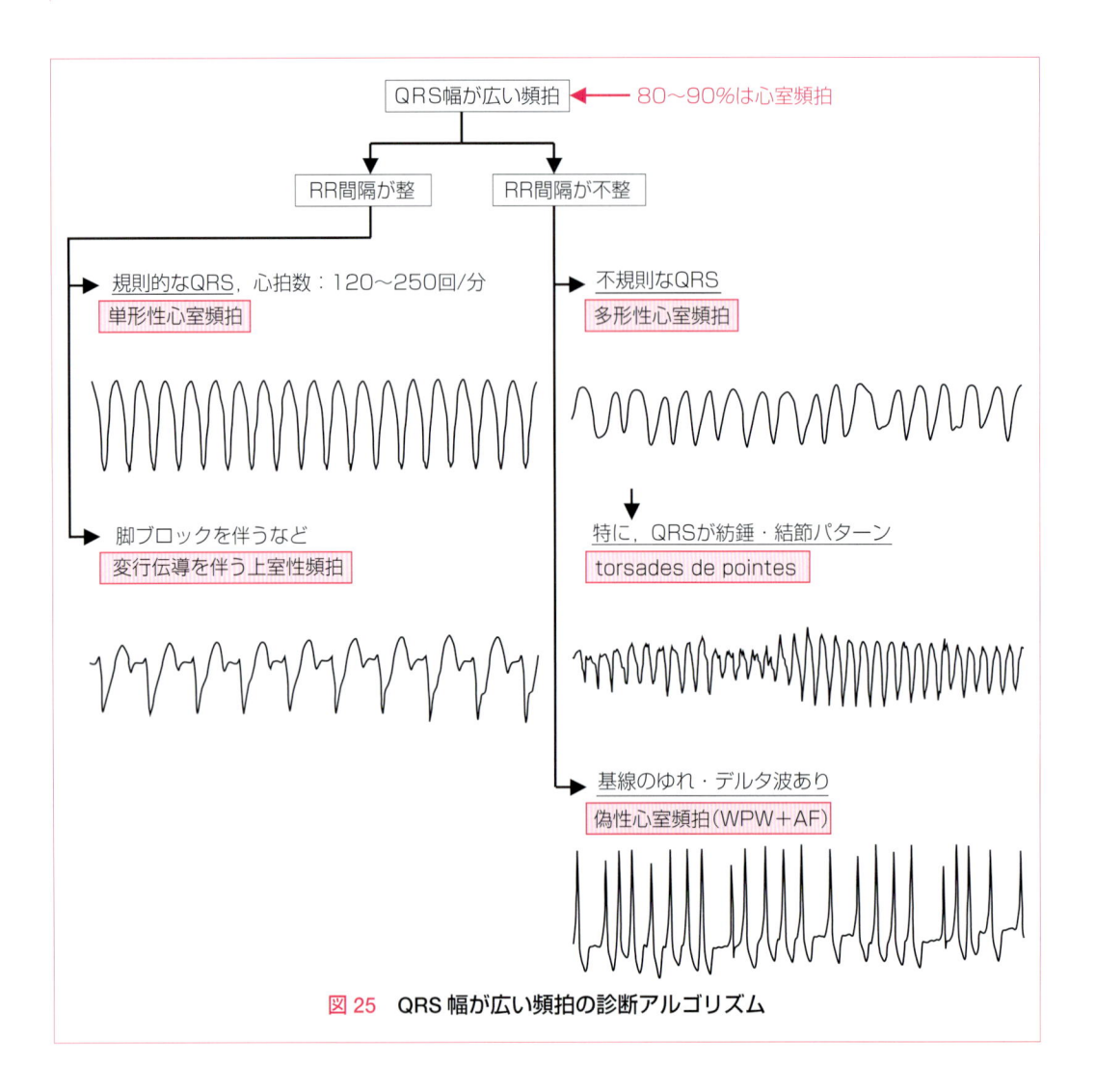

図25 QRS幅が広い頻拍の診断アルゴリズム

であっても徐脈と考え，これを**相対的徐脈**（related or functional bradycardia）という．相対的徐脈の病態は，代償期には頻拍となっていて，これが必要心拍数であるにもかかわらず，病状悪化とともに心拍数が落ちてきたものである．相対的徐脈も徐脈として対処する．絶対的徐脈と相対的徐脈の病態は**図28**のとおりである．また，感染性ショックの場合の代償期の予想心拍数を現在の体温から求める式があるが，**図29**のとおりである．

徐脈をみた場合，第一にしなければならないことは，前述したとおりその徐脈が**症候性徐脈**であるかどうかの判定（診断）である．症候性徐脈であれば，次にできるだけ早くその原因治療を行わなければならないため，その原因診断が重要である．絶対的徐脈，相対的徐脈に分けたこれらの主な原因は**表18**のとおりである．絶対的徐脈の場合は，その原因として頻度の高い 1）急性冠症候群，2）薬物中毒（β遮断薬，Ca拮抗薬，ジギタリス），3）高・低カリウム血症，4）低酸素血症（呼吸不全）について鑑別診断を行う必要がある．

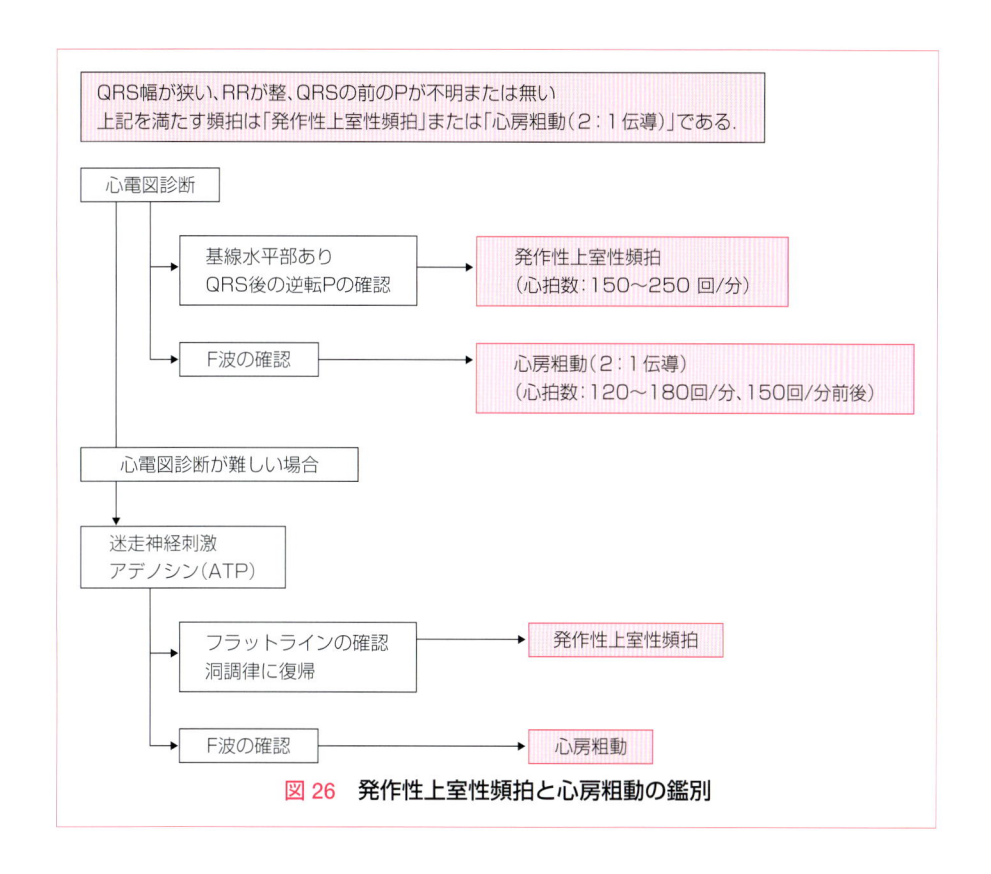

図26 発作性上室性頻拍と心房粗動の鑑別

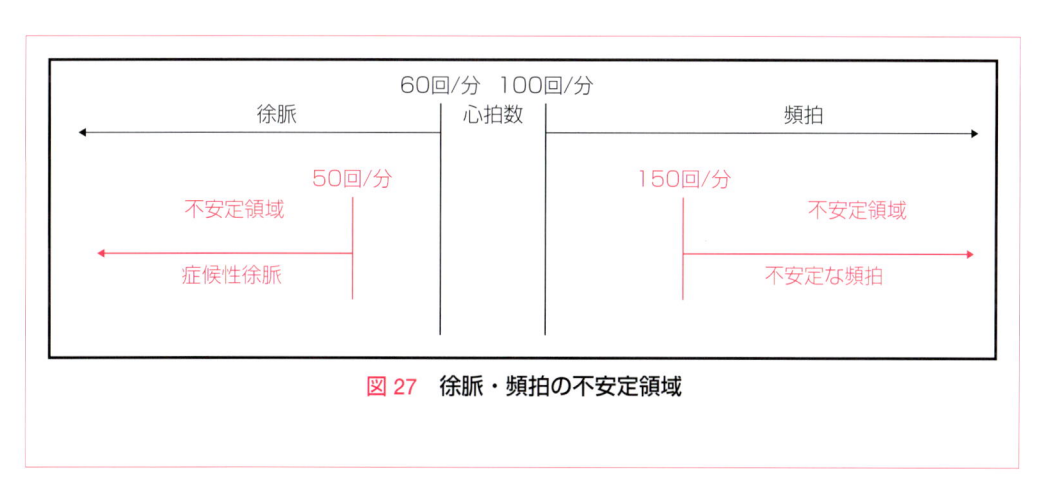

心電図診断
- 基線水平部あり QRS後の逆転Pの確認 → 発作性上室性頻拍（心拍数：150～250回/分）
- F波の確認 → 心房粗動（2：1伝導）（心拍数：120～180回/分、150回/分前後）

QRS幅が狭い、RRが整、QRSの前のPが不明または無い
上記を満たす頻拍は「発作性上室性頻拍」または「心房粗動（2：1伝導）」である．

心電図診断が難しい場合
迷走神経刺激 アデノシン（ATP）
- フラットラインの確認 洞調律に復帰 → 発作性上室性頻拍
- F波の確認 → 心房粗動

図27 徐脈・頻拍の不安定領域

心拍数 60回/分　100回/分
徐脈 ← → 頻拍
50回/分　　150回/分
不安定領域　　不安定領域
症候性徐脈　　不安定な頻拍

相対的徐脈に対しては，その原因となるショック（主に，**循環血液量減少性ショック**，**感染性ショック**など）に対する緊急治療と原因疾患に対する原因治療である．ショックの詳細病態は**ショック**の項を参照していただきたい．

I 不整脈

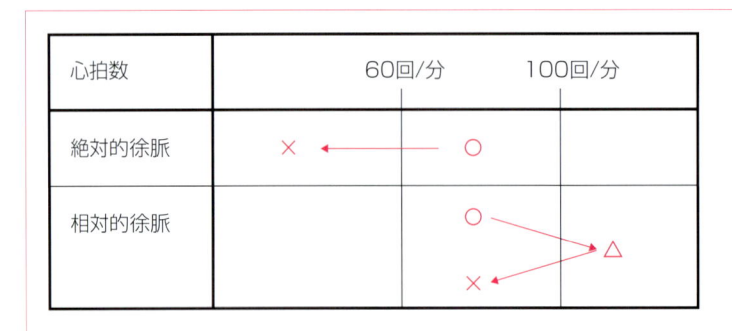

心拍数	60回/分	100回/分
絶対的徐脈	× ← ○	
相対的徐脈		○ △ ×

正常時：○　　代償時：△　　現在（徐脈時）：×
相対的徐脈のバックグラウンド：頻拍（洞性頻拍）になるようなショック状態
（循環血液量減少性ショック，感染性ショック）

図 28　絶対的徐脈と相対的徐脈の病態

予想心拍数＝（現在の体温－平熱/0.55）×10＋普段の心拍数
平熱・普段の心拍数がわからない場合は，平熱：36.5℃，普段の心拍数：80 とする

図 29　体温と心拍数の関係（代償期の予想心拍数）

表 18　症候性徐脈の主な原因

分類	主な原因
絶対的徐脈	1．急性冠症候群 2．薬物中毒（β遮断薬，Ca 拮抗薬，ジギタリス） 3．高・低カリウム血症 4．低酸素血症（呼吸不全）
相対的徐脈	1．循環血液量減少性ショック（出血，脱水） 2．感染性ショック（敗血症，各種感染）

3　徐脈診療のアルゴリズム[5]

　徐脈に対する診療アルゴリズムの全体的な流れは図 30 のとおりである．最初のステップは，前述したとおり，その徐脈が症候性徐脈であるかどうかの判定である．**症候性徐脈**とは，重篤な自覚症状や他覚所見が，徐脈が原因で起こったものである．症候性徐脈の心拍数は通常 50 回/分未満であり，50 回/分以上では症候性徐脈とは考えにくい．判定基準の詳細は表 19 のとおりであるが，現実的な診断基準として重要な要素は，**心拍数 50 回/分未満**，**血圧低下（ショック）**，**重篤な自覚症状・他覚所見**の存在の 3 つである．それから，

```
徐脈確認（相対的徐脈を含む）
   ↓
Ⅰ．症候性徐脈の診断
    1．心拍数は通常 50 回/分未満である．
    2．重篤な自覚症状がある．                    症候性徐脈ではない
       胸痛，呼吸困難，意識障害，失神・失神性めまいなど      ↓
    3．重篤な他覚所見がある．                     経過観察
       血圧低下（ショック），心不全・肺水腫，
       急性冠症候群，心室性期外収縮（PVC）など
    4．上記「2」〜「3」は，徐脈が原因で起こっている．
   ↓
Ⅱ．波形診断
       症候性徐脈である（心拍数＜50 回/分，重篤な自覚症状，血圧低下：ショック）
   ↓
Ⅰ．緊急治療
    1．アトロピン
       原則として第一選択，0.5 mg を静脈内投与，3〜5 分ごとに最大 3 mg（6 A）まで
    2．TCP（経皮的ペーシング）
       以下の場合に適応，特に，2），3）の場合は TCP が症候性徐脈に対して第一選択
       原則として意識がある患者に対しては鎮静を行ってから使用
       1）アトロピンに反応しない場合
       2）アトロピンの有効性が見込めない場合（2 度Ⅱ型・3 度房室ブロック）
       3）重度の症状を呈している場合
    3．カテコラミン（アドレナリン，ドパミン）
       アトロピンまたは TCP が無効であった場合や低血圧の場合に投与
       TCP 使用に時間がかかる場合は TCP の前に投与してもよし
       切迫している場合はアドレナリンを選択
       1）アドレナリン：2〜10 µg/分（1 mg を生食 500 ml に溶いて 60〜300 ml/時で投与）
       2）ドパミン：2〜10 µg/kg/分（単独またはアドレナリンと併用）
Ⅱ．原因治療（主な原因）
    絶対的徐脈  1．急性冠症候群  2．薬物中毒（β遮断薬，Ca 拮抗薬，ジギタリス）
              3．高・低カリウム血症  4．低酸素血症（呼吸不全）
    相対的徐脈  1．循環血液量減少性ショック（出血，脱水）  2．感染性ショック（敗血症他）
```

図 30　徐脈診療のアルゴリズム

同時に徐脈の波形診断も行う．また，症候性徐脈になるような波形は，一般的には**洞性徐脈，2 度Ⅱ型房室ブロック，3 度房室ブロック**などである．

症候性徐脈を診断すると，次は治療である．治療には症候性徐脈に対する緊急治療と原因治療があるが，臨床現場では同時に行われるはずである．主な原因は**表 18** のとおりで，原因診断ができれば，原因に対しての早急な治療が必要である．緊急治療は，基本的な考え方として①**アトロピン**→② **TCP**→③**カテコラミン**の順番で行われるが，臨床現場では原

Ⅰ　不整脈

表19　症候性徐脈の診断基準

以下の1〜4を満たしたものを症候性徐脈という．

1．心拍数は通常 50 回/分未満である．
2．重篤な自覚症状がある．
　　胸痛，呼吸困難，意識障害，失神・失神性めまいなど
3．重篤な他覚所見がある．
　　血圧低下（ショック），心不全・肺水腫，急性冠症候群，心室性期外収縮（PVC）など
4．上記 2・3 は，徐脈が原因で起こっている．

因により臨機応変な対応が必要で，特に TCP の準備には時間がかかる場合が多く，その場合はカテコラミンを先に投与してもよい．

4　頻拍の診断・治療の基本的な考え方[6]

　頻拍に対する診療アルゴリズムの全体的な流れは図 31 のとおりである．最初のステップは，前述したとおり，その頻拍が不安定な頻拍であるかどうかの判定である．**不安定な頻拍**とは，重篤な自覚症状や他覚所見が，頻拍が原因で起こったものである．不安定な頻拍の心拍数は通常 150 回/分を超え，150 回/分以下では不安定な頻拍とは考えにくい．判定基準の詳細は表 20 のとおりであるが，現実的な診断基準として重要な要素は，**心拍数 150 回/分を超える**，**血圧低下（ショック）**，**重篤な自覚症状・他覚所見**の存在の 3 つである．それから，同時に頻拍の波形診断も行う．

　不安定な頻拍と診断されれば治療は**カルディオバージョン**である．ただし，多形性心室頻拍に対しては**非同期下ショック**となる．非同期下ショックの詳細については**心肺停止・呼吸停止**の項を参照していただきたい．カルディオバージョン・非同期下ショックのエネルギー量は図 31 のとおりである．

　不安定な頻拍ではないと診断されれば**安定した頻拍（stable tachycardia）**となる．典型的な安定した頻拍とは，動悸以外の重篤な自覚症状がなく，重篤な他覚所見もない頻拍であるが，心拍数は必ずしも 150 回/分以下とは限らない．安定した頻拍に対する治療は，心電図診断を行った後，各頻拍に対して原則薬剤治療が 1 剤のみ許容される．これで効果がなかった場合は，2 剤目はカルディオバージョンである．ちなみに，アデノシン（ATP）は半減期が非常に短いため薬剤治療の 1 剤とは考えない．薬剤治療が 1 剤のみの使用である理由は，すべての抗不整脈薬は催不整脈作用を有するため，複数の薬剤を使用することは逆に催不整脈作用の懸念があるためである．安定している場合の各頻拍の治療のまとめは表 21[7] のとおりである．

4　頻拍の診断・治療の基本的な考え方

頻拍確認

Ⅰ．不安定な頻拍の診断

1．心拍数は通常 150 回/分を超える．

2．重篤な自覚症状がある．
動悸，胸痛，呼吸困難，意識障害，失神・失神性めまいなど

3．重篤な他覚所見がある．
血圧低下（ショック），心不全・肺水腫，急性冠症候群

4．上記「2」～「3」は，頻拍が原因で起こっている．

Ⅱ．波形診断

不安定な頻拍（心拍数＞150 回/分，重篤な自覚症状，血圧低下：ショック）

カルディオバージョン（多形性心室頻拍には非同期下ショック）

発作性上室性頻拍，心房粗動	50～100 J より開始（50→100→150 J）
心房細動，偽性心室頻拍	120～200 J（150→200 J）
単形性心室頻拍	100 J より開始（100→150 J）
多形性心室頻拍	150 J（非同期）

※上記エネルギーは 2 相性のもの

安定した頻拍（典型的には症状は動悸のみ，血圧正常，心拍数は 150 回/分を超える場合もある）

心電図診断→薬剤療法（1 剤のみ可，アデノシンは 1 剤とは考えない）
　　　　　→薬剤で効果がなければカルディオバージョン

洞性頻拍	原因治療
多源性心房頻拍	原因治療（重度の慢性閉塞性肺疾患患者にみられる場合が多い）
発作性上室性頻拍	迷走神経刺激，アデノシン（3 回まで可）， 効果がなければ専門医に相談　→　Ca 拮抗薬，β 遮断薬
心房細動，心房粗動	専門医に相談　→　レートコントロール（Ca 拮抗薬，β 遮断薬）
単形性心室頻拍	専門医に相談　→　プロカインアミド，アミオダロン，ソタロール
変行伝導を伴う上室性頻拍	専門医に相談　→　アデノシン
偽性心室頻拍	専門医に相談　→　プロカインアミド，アミオダロン

図 31　頻拍診療のアルゴリズム

I　不整脈

表20　不安定な頻拍の診断基準

以下の1〜4を満たすものを不安定な頻拍という．

1．心拍数は通常150回/分を超える．

2．重篤な自覚症状がある．
　　動悸，胸痛，呼吸困難，意識障害，失神・失神性めまいなど

3．重篤な他覚所見がある．
　　血圧低下（ショック），左心不全・肺水腫，急性心筋梗塞，など

4．上記2・3は，頻拍が原因で起こっている．

表21　安定した頻拍の治療のまとめ

1．洞性頻拍（sinus tachycardia：ST）
　原因治療が必要である．原因の代表的なものとして発熱，貧血，ショック，過換気症候群，甲状腺機能亢進症などがある．

2．多源性心房頻拍（multifocal atrial tachycardia：MAT）
　原因治療が必要である．重度の慢性閉塞性肺疾患（COPD）患者にみられる場合が多い．

3．発作性上室性頻拍（paroxysmal supraventricular tachycardia：PSVT）
　迷走神経刺激やアデノシン投与を行う（詳細は前述）．

4．心房細動（atrial fibrillation：AF），心房粗動（atrial flutter：AFL）
　診断がつけば，専門医にコンサルテーションする．
　治療の第1はレートコントロールである．レートコントロールのために使う薬剤は「Ca拮抗薬（ジルチアゼム，ベラパミル）」，「β遮断薬」などであるが，肺疾患やうっ血性心不全がある患者の場合はβ遮断薬を慎重に投与する必要がある．

5．単形性心室頻拍（monomorphic VT）
　QRS幅の広い頻拍を診た時点で専門医にコンサルテーションする．
　治療はプロカインアミド，アミオダロン，ソタロールの投与である．

6．変行伝導を伴う上室性頻拍
　QRS幅の広い頻拍を診た時点で専門医にコンサルテーションする．
　安定していれば診断のためにアデノシンの投与が許容されている．
　アデノシン投与で一時的に徐脈になるか洞性リズムに復帰する．

7．偽性心室頻拍（pseudo VT）：WPW＋AF
　QRS幅の広い頻拍を診た時点で専門医にコンサルテーションする．
　治療はプロカインアミド，アミオダロンの投与である．
　房室結節遮断薬（アデノシン，β遮断薬，Ca拮抗剤，ジゴキシンなど）は避ける．

5　発作性上室性頻拍の治療

5．発作性上室性頻拍の治療

　発作性上室性頻拍の治療は，**迷走神経刺激**と**アデノシン（ATP）**投与の2つがある．迷走神経刺激とは，副交感神経である迷走神経を刺激して心拍数を落とすもので，洞調律への

表22　頸動脈洞マッサージ

禁忌	年齢（中年後期以上：50代以上），頸動脈雑音 動脈硬化の危険因子（高血圧，糖尿病，高脂血症など） これらの危険因子の1つでもあれば頸動脈洞マッサージはするべきではない
部位	右側頸動脈分岐部（甲状軟骨の頂点の高さで胸鎖乳突筋のくぼみ） 両方の総頸動脈を同時にマッサージしてはいけない
方法	2本の指で1回に5〜10秒間，5〜10秒間あけて2〜3回まで可
副作用	脳梗塞，失神，洞停止，房室ブロック，心静止
備考	心電図モニターを装着し静脈ラインをとり， アトロピンと経皮的ペーシングがいつでも使えることを確認する

頸動脈洞マッサージに右側を選択する第一の理由は，もし脳梗塞（マッサージによる脳塞栓）を起こした場合，日本人の優位半球はほとんどが左側のため，左脳梗塞より右脳梗塞の方が失語等の優位半球症状の出る確率が低いからである．二番目の理由が，右側のほうが洞調律への復帰率が高いためである．

表23　バルサルバテスト（息こらえ試験）

1．	大きく息を吸った後，実際に息を吐き出さずに，息を吐き出すような努力をして胸腔内圧を上げてもらう
2．	または，空気を胸いっぱいに吸い込んだ後，がんばれるところまで息を止めてもらう
3．	この方法は心臓の迷走神経を刺激し，心拍数を遅くする効果がある

復帰率は20〜25％と低い[8]．それに対して，アデノシン（ATP）投与はアデノシンが直接リエントリー回路を切断するため3回までのアデノシン（ATP）投与により約90％が洞調律に復帰する[8]．アデノシン（ATP）の投与は3回まで許容され，3回のアデノシン（ATP）投与により洞性リズムに復帰しない場合は，専門医へのコンサルテーションが必要となる．

　迷走神経刺激には，**頸動脈洞マッサージ**と**バルサルバテスト（息こらえ試験）**の2つの方法がある．これらの詳細は**表22**と**表23**のとおりである．頸動脈洞マッサージは直接頸動脈洞を刺激して副交感神経である迷走神経を刺激する方法であり，バルサルバテストは息こらえにより胸腔内圧を上げることにより迷走神経を刺激する方法である．

　アデノシンは，日本ではアデノシン三リン酸ナトリウム（ATP）が使われる．ちなみに米国ではアデノシン二リン酸ナトリウム（ADP）が使われ，米国で使われるADP 6 mgは日本で使われるATP 10 mgと同じ効力である．アデノシン（ATP）の使用法は**表24**のとおりである．

表24　アデノシン（ATP）の使用法

製品名	1．アデホスL（1 A＝10 mg/2 m*l*） 2．アデノシンL（1 A＝20 mg/2 m*l*）
適応	1．発作性上室性頻拍と心房粗動の鑑別 2．安定した発作性上室性頻拍の治療
禁忌	気管支喘息患者には相対的禁忌（気管支収縮作用あり）
投与量	1．初回量は10 mgを静注，生食20 m*l*で後押し，反応がなければ1～2分後に同様の方法で20 mgを投与 2．それでも反応がなければ，再度1～2分後に同様の方法で20 mgを投与 3．3回まで行っても反応がない場合は専門医にコンサルテーション 4．アデノシンは半減期が非常に短いため，生食20 m*l*での後押しが必要 5．投与時は12誘導心電図を流すかモニターを記録する
副作用	1．一過性の副作用として皮膚紅潮，胸痛，胸部圧迫感 2．短時間の心静止，徐脈，心室性期外収縮など 長い心静止が発生した場合は， 患者に咳をしてもらうと心拍が現れることが多い
備考	1．万が一に備えて気道確保の準備をし，硫酸アトロピンと経皮的ペーシングを準備しておく． 2．投与直後に一時的に気分が悪くなるかもしれないが心配ないことを患者に説明しておく

文　献

1) 森経春：心電図「再」入門. 15, 南江堂, 2000
2) 土居忠文：心電図を読む. 71-73, 南江堂, 2003
3) 山澤埼宏：よくわかる心電図. 84-85, エルゼビア・ジャパン, 2003
4) 2010 American Heart Association guidelines for CPR & ECC：754-755, 2010
5) American Heart Association：Advanced Cardiovascular Life Support. 104-114, 2011
6) American Heart Association：Advanced Cardiovascular Life Support. 114-130, 2011
7) 2010 American Heart Association guidelines for CPR & ECC：750-757, 2010
8) American Heart Association：Advanced Cardiovascular Life Support. 129, 2011

II 急性冠症候群

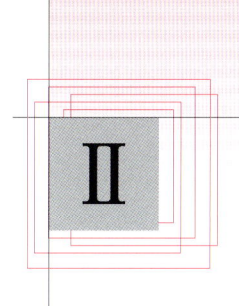

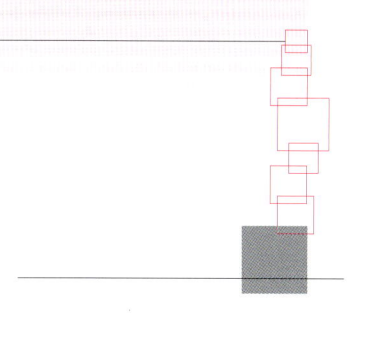

1 虚血性心疾患と急性冠症候群の概念

1．虚血性心疾患

虚血性心疾患（IHD：ischemic heart disease）とは，心筋が虚血に陥り胸痛等の症状を発症する疾患を総称したもので，**安定狭心症（stable angina）**，**不安定狭心症（unstable angina）**，**急性心筋梗塞（AMI：acute myocardial infarction）**，**冠攣縮性狭心症（coronary spastic angina）**からなる．この中で不安定狭心症と急性心筋梗塞は同じ病態のため総括して**急性冠症候群（ACS：acute coronary syndromes）**といわれる．これらの病態の説明とシェーマをまとめたものが図1[1]である．

2．安定狭心症

安定狭心症とは，冠動脈に器質的な狭窄はあるが普段は問題なく労作時などの心筋需要が高まったときのみ血液供給が不足して症状が出現するもので，心筋梗塞への移行は稀である．

3．急性冠症候群

急性冠症候群は，**急性心筋梗塞（心臓性突然死を含む）**と**不安定狭心症**からなり，この2つの疾患は程度の差はあるものの同じ病態である．心筋が壊死に陥ったものが急性心筋梗塞，心筋が壊死を免れたものが不安定狭心症である．そのため，不安定狭心症は心筋梗塞へ移行する危険が高い．急性冠症候群の病態は，冠動脈の狭窄部位である**粥状動脈硬化病変（冠動脈プラーク）の破綻とそれに伴う血栓形成**が基盤となっており，この血栓が冠動脈を閉塞または狭窄することにより発症する．

後述する**ST上昇型心筋梗塞（STEMI：ST-segment elevation myocardial infarction）**は冠動脈が閉塞したもの，**非ST上昇型心筋梗塞（NSTEMI：non ST-segment elevation myocardial infarction）**および不安定狭心症は冠動脈が狭窄したものである．冠動脈の狭窄・閉塞による血流量の低下または途絶が心筋虚血や心筋壊死を起こし，さらには致命的な不整脈を合併する．

II 急性冠症候群

分類	病態
1．安定狭心症	冠動脈の器質的狭窄のみ，労作時に心筋の需要が高まり血液の供給不足となり症状出現
2．急性冠症候群	冠動脈の狭窄部位である粥状動脈硬化病変（冠動脈プラーク）の破綻とそれに伴う血栓形成，安静時にも症状出現
1）不安定狭心症	心筋が壊死を免れたもの
2）急性心筋梗塞	心筋が壊死に陥ったもの
3．冠攣縮性狭心症	冠動脈の攣縮が原因で冠動脈の狭窄，心筋虚血が起こったもの 冠攣縮性狭心症の中でST上昇がみられたものを異型狭心症という

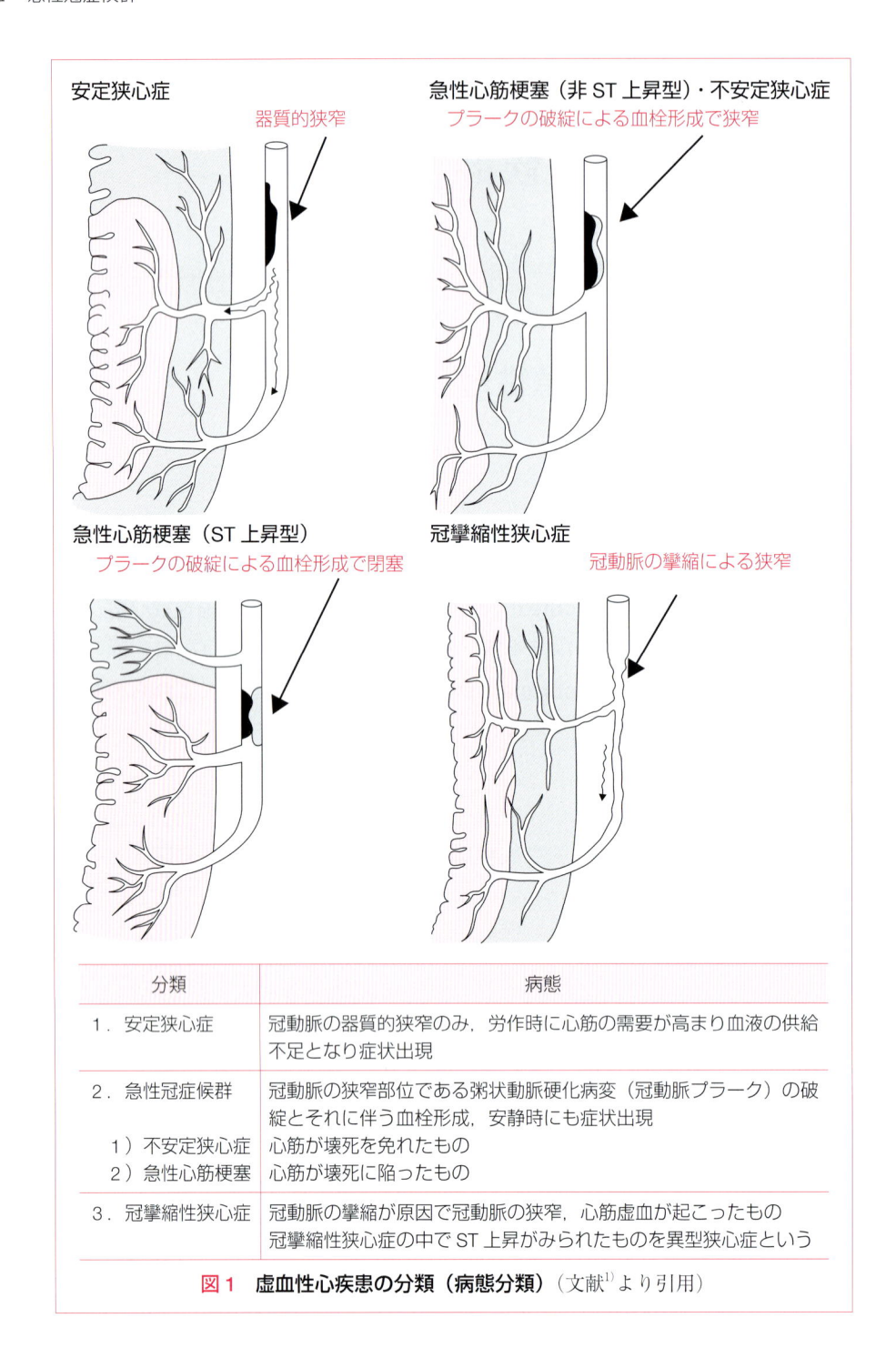

図1 虚血性心疾患の分類（病態分類）（文献[1]より引用）

4．冠攣縮狭心症

　冠攣縮性狭心症とは，冠動脈の攣縮が原因で冠動脈の狭窄，心筋虚血を起こしたものである．冠攣縮性狭心症の中で心電図上ST上昇が認められたものを**異型狭心症**という．

2　急性冠症候群の臨床的分類

　急性冠症候群の臨床的分類は**表1**のとおりで，**1）ST上昇型心筋梗塞（STEMI）**，**2）非ST上昇型心筋梗塞（NSTEMI）**，**3）不安定狭心症**，の3つに分けられる．STEMIは心電図上ST上昇が認められた急性心筋梗塞で，NSTEMIは心電図上ST上昇が認められなかった急性心筋梗塞である．STEMIの中には，超急性期の心筋梗塞でみられる**高い超急性期T波**（図2）[2]も含まれる．NSTEMIではST低下や陰性Tが認められる場合が多いが，心電図上ST・Tの変化がない場合もある．

　急性心筋梗塞と不安定狭心症の診断学的な違いは，経時的観察で心筋特異性の高い**トロポニン上昇**があるかないかで，トロポニン上昇を認めたものが急性心筋梗塞，認めなかったものが不安定狭心症である[3]．これら3つの病態では治療法が異なるため診断が重要になってくる．特にSTEMIに対する治療は時間制限があるため早急な診断が必要である．STEMIは3本の主要冠動脈のうち最低1本が閉塞したもので，初期診療の対応レベルにより予後が変わってくる．

3　急性冠症候群の心電図分類

　急性冠症候群の心電図分類は**表2**のとおりで，**1）ST上昇または新規の左脚ブロック**，**2）ST低下・陰性T**，**3）心電図変化がない・診断不能**，の3つに分けられる．ST上昇または新規の左脚ブロックが認められれば，急性心筋障害が強く疑われSTEMIである．ST低下・陰性Tが認められれば心筋虚血が疑われ，NSTEMIまたは高リスク不安定狭心症である．心電図変化がない・診断不能な場合はNSTEMIまたは中・低リスク不安定狭心症である．

　臨床的分類と心電図分類を総合することにより急性冠症候群の理解が容易になる．急性心筋梗塞のうち，ST上昇を認めるのは約50％，ST低下・陰性T波・脚ブロックを認めるのが約40％，正常心電図を呈するのが約10％である[3]．また，不安定狭心症の特徴は，心筋虚血発作時にSTは低下するものの，虚血の寛解に伴いSTは心筋虚血発作前の状態に改善する．

4　急性冠症候群の病理学的分類

　急性冠症候群の病理学的分類は**表3**のとおりで，**1）Q波心筋梗塞**，**2）非Q波心筋梗塞**，**3）不安定狭心症**，の3つに分けられる．Q波心筋梗塞は冠動脈の血栓形成が過大で内腔を

225

Ⅱ 急性冠症候群

表1 急性冠症候群の臨床的分類

1．ST上昇型心筋梗塞（STEMI：ST-segment elevation myocardial infarction）
    心電図上ST上昇または新規もしくは新規と思われる左脚ブロックが認められ，トロポニンの上昇が認められたもの．
    超急性期の心筋梗塞でみられる高い超急性期T波（図2）もこの範疇に入る

2．非ST上昇型心筋梗塞（NSTEMI：non ST-segment elevation myocardial infarction）
    心電図上ST上昇が認められず（ST低下や陰性Tが認められる場合が多い），トロポニンの上昇が認められたもの．
    心電図上ST・T変化がない場合があるため要注意である．

3．不安定狭心症（UAP：unstable angina pectoris）
    心電図上ST上昇が認められず（ST低下や陰性Tが認められる場合もある），トロポニンの上昇が認められなかったもの．
    心電図上ST・T変化がない場合もあるため要注意である．

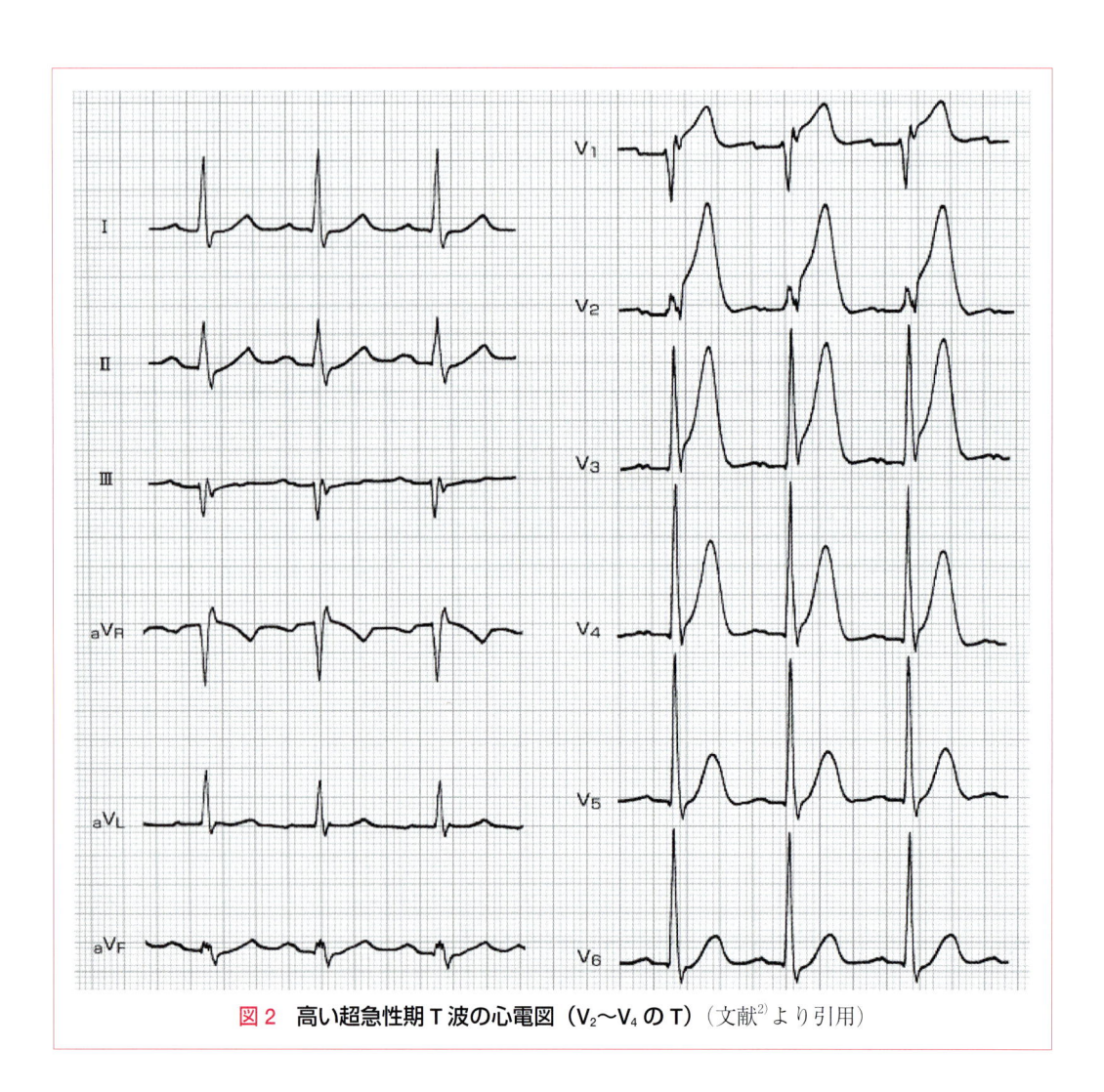

図2 高い超急性期T波の心電図（V_2〜V_4のT）（文献[2]より引用）

表2　急性冠症候群の心電図分類

心電図所見/病態	診断
1．ST上昇または新規の左脚ブロック／心筋障害が強く疑われる	ST上昇型心筋梗塞（STEMI）
2．ST低下またはT波陰性化／心筋虚血が強く疑われる	非ST上昇型心筋梗塞（NSTEMI） 高リスク不安定狭心症
3．正常または診断不能／急性冠症候群の疑い	中・低リスク不安定狭心症 非ST上昇型心筋梗塞（NSTEMI）

表3　急性冠症候群の病理学的分類

分類	病態
1．Q波心筋梗塞（貫壁性梗塞）	最終的に心電図上異常Q波が形成されたもの 血栓形勢が過大で，内腔を完全閉塞し心筋壊死になった病態
2．非Q波心筋梗塞（心内膜下梗塞）	最終的に心電図上異常Q波が形成されなかったもの いったん閉塞した血栓が流出して早期に再開通したが一部心筋壊死になった病態
3．不安定狭心症	冠動脈の狭窄（不完全閉塞）にとどまり，血栓形成が亜完全閉塞で心筋虚血にとどまり，心筋壊死をのがれた病態

完全閉塞し，心筋が壊死になった病態で，最終的に心電図上異常Q波が形成される．非Q波心筋梗塞はいったん閉塞した冠動脈の血栓が流出して早期に再開通し，一部の心筋が壊死になった病態で，最終的に心電図上異常Q波が形成されなかったものである．不安定狭心症は冠動脈の狭窄（不完全閉塞）にとどまり，血栓形成が亜完全閉塞で心筋虚血にとどまり，心筋壊死をのがれた病態である．このように急性心筋梗塞と不安定狭心症は血栓量の紙一重の差で相互に移行しうる．

5　急性冠症候群の診断

1．急性冠症候群診断の3指標

　急性冠症候群の診断は**1）自覚症状，2）心電図，3）心筋マーカー**，の3つの指標から行う．これらをまとめたものが表4である．

2．症状による診断

　急性冠症候群の症状としては，大部分が**数分間（心筋梗塞の場合は普通15分以上）持続する虚血性胸痛（胸骨の奥の絞やく感を伴う胸痛）**を訴え，上腕・肩・頸部・下顎・歯・背中・心窩部への**放散痛**も一般的な症状である．他には呼吸困難，意識障害，失神，動悸，発汗，悪心などがある．また，**糖尿病，女性，高齢者**の条件を満たすほど非典型的な症状

表4 急性冠症候群の初期診断（救急部門での診断）

1. 自覚症状
    1）虚血性胸痛：典型的には，胸骨の奥の絞やく感を伴う胸痛
    2）放　散　痛：肩痛，上腕痛，頸部痛，下顎痛，歯痛，背部痛，心窩部痛
    3）そ　の　他：呼吸困難，意識障害，失神，動悸，冷汗，悪心・嘔吐
2. 心電図（大部分は心電図変化が出現する）
    ST上昇，ST低下，陰性T
3. 心筋マーカー
    CPK，CK-MB，トロポニンT・I，H-FABPの上昇または陽性化
    H-FABPはトロポニンTに比べて感度は高いが特異度が低い．
    心筋特異性の高いトロポニンが急性心筋梗塞と不安定狭心症の診断基準に採用され，経時的観察でトロポニン上昇を認めたものが急性心筋梗塞，認めなかったものが不安定狭心症である．

表5 生命予後に関与する胸痛の鑑別診断

1. 虚血性心疾患（特に急性冠症候群）
2. 胸部大動脈解離
3. 肺塞栓症
4. 心タンポナーデ（急性心膜炎）
5. 自然気胸
6. 食道破裂

を呈する可能性が高い．生命予後に関与する胸痛の鑑別疾患として**表5**の6疾患を考えなければならない．胸痛の鑑別詳細については**胸痛**の項を参照していただきたい．

3．心電図による診断

　急性冠症候群の心電図変化および心電図分類は前述したとおりで，大部分は心電図変化が出現する．STEMIの心電図経時的変化の基本は，**①T波増高→②ST上昇→③異常Q波やT波の陰性化**，であり，この変化は**図3**[4]のとおりである．ST上昇とは，隣接する2つ以上の胸部誘導または関連する2つ以上の四肢誘導でSTが1 mm以上上昇しているもの，もしくは新規に出現したか出現したと推定される左脚ブロックがある場合をいう．ちなみに，STとは，S波の終末部（Jポイント）からT波の始まりまでをいう．
　STEMIの梗塞部位診断は，12誘導心電図のどの誘導でST上昇が認められるかによっておおむね診断でき，責任血管との関係も含め**表6**に示す．**右冠動脈**の閉塞は**下壁梗塞**や**右室梗塞**を起こし，心電図ではⅡ・Ⅲ・aV$_F$の**ST上昇**がみられる．特に，右室梗塞では**右胸部誘導（V$_3$R・V$_4$R）**でのST上昇を確認しなければならない．右室梗塞の詳細については後述する．**左前下行枝**の閉塞は**前壁中隔の梗塞**を起こし，主に**V$_1$〜V$_4$のST上昇**を起こす．**左回旋枝**の閉塞は**側壁の梗塞**を起こし，**V$_5$・V$_6$・Ⅰ・aV$_L$のST上昇**を起こす．前壁中隔梗塞の心電図（V$_1$〜V$_4$のST上昇）を**図4**に，下壁梗塞の心電図（Ⅱ・Ⅲ・aV$_F$のST上昇）を**図5**に示す．

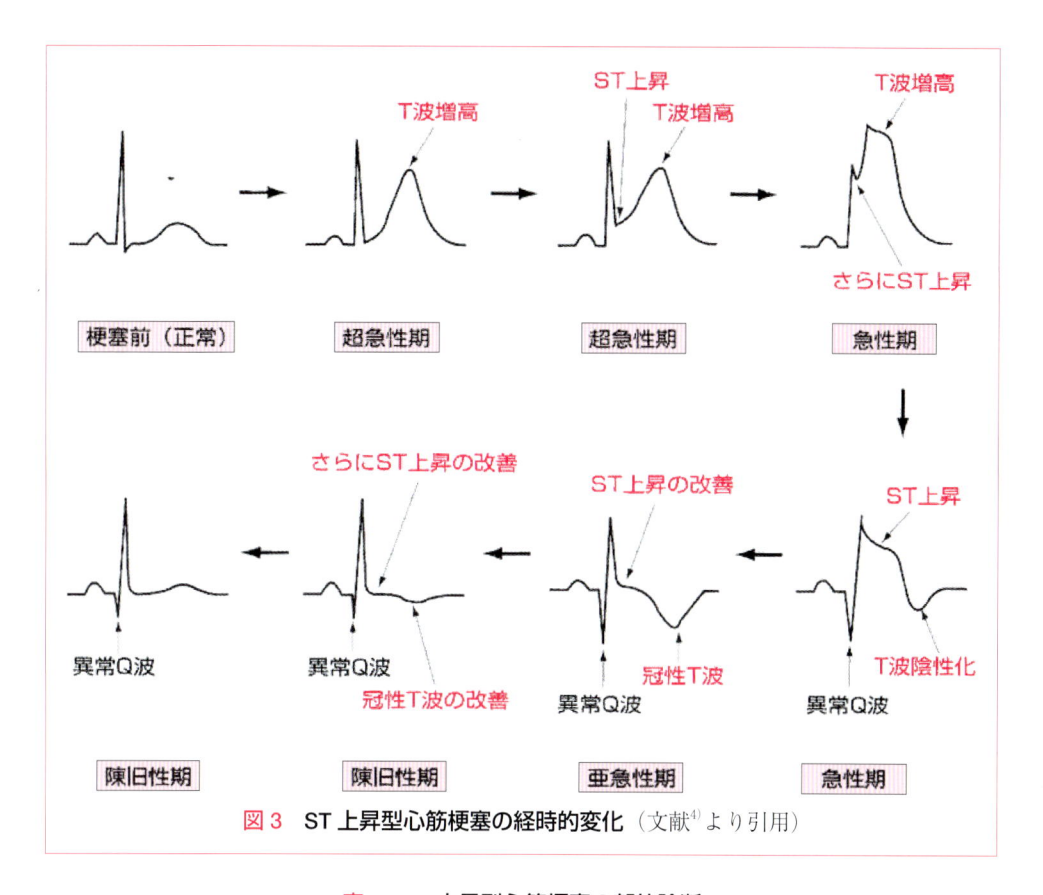

図3 ST上昇型心筋梗塞の経時的変化（文献4)より引用）

表6 ST上昇型心筋梗塞の部位診断

ST上昇の誘導	心筋梗塞部位	責任血管
$V_1 \sim V_4$	前壁中隔	左前下行枝
$V_5 \cdot V_6 \cdot$ I $\cdot aV_L$	側壁	左回旋枝
II $\cdot$ III $\cdot aV_F$	下壁または下壁右室	右冠動脈
II $\cdot$ III $\cdot aV_F + V_3R \cdot V_4R$	下壁右室	右冠動脈

※$V_3R \cdot V_4R$：右胸部誘導（$V_3 \cdot V_4$誘導を，正中を境にして右側に持っていった誘導）

I	側壁	V_1	
II	下壁	V_2	前壁中隔
III	または下壁右室	V_3	
aV_R		V_4	
aV_L	側壁	V_5	側壁
aV_F	下壁または下壁右室	V_6	

4．心筋マーカーによる診断

　心筋細胞傷害の心筋マーカーとして，**CPK**，**CK-MB**，**H-FABP（心臓型脂肪酸結合蛋白）**，**トロポニン**などが用いられる．このうち，心筋特異性の高いトロポニンが急性心筋梗塞と

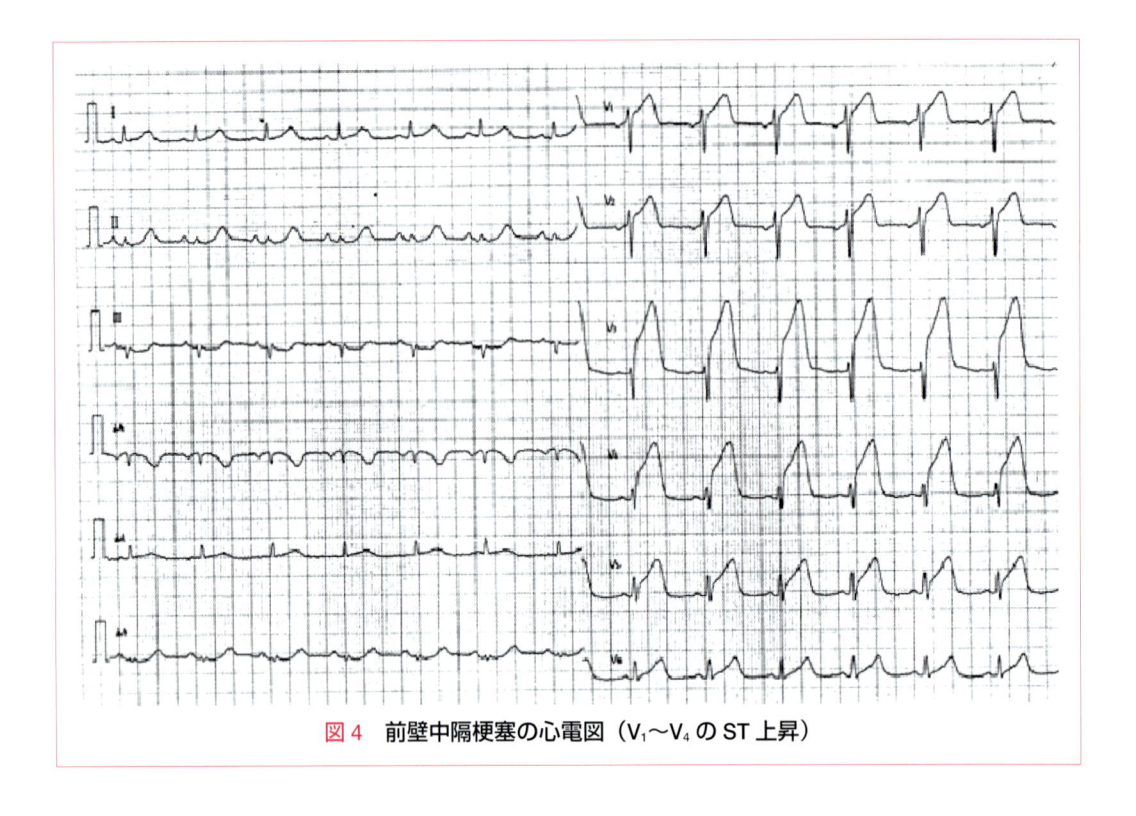

図4 前壁中隔梗塞の心電図（V₁〜V₄のST上昇）

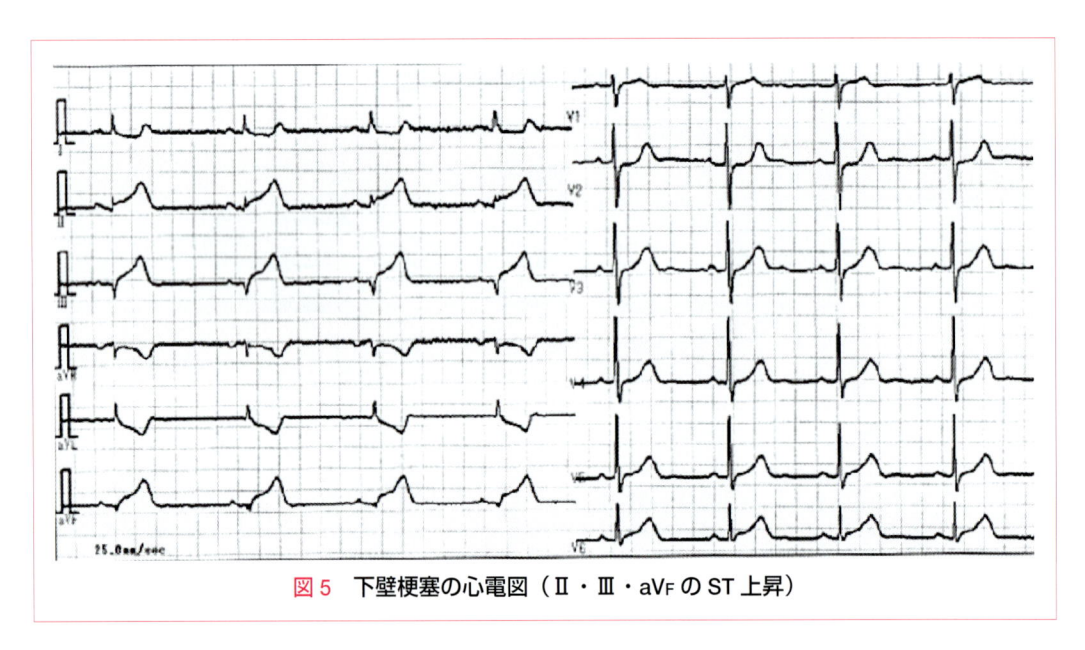

図5 下壁梗塞の心電図（Ⅱ・Ⅲ・aVFのST上昇）

不安定狭心症の診断基準に採用され，経時的観察で**トロポニン上昇**を認めたものが急性心筋梗塞，認めなかったものが不安定狭心症である[3].

6　右室梗塞

　右室梗塞は，心筋梗塞の中で別にして扱う必要がある．それは，ショックになりやすく，かつショックの機序が他の心筋梗塞とは異なるからである．右室梗塞以外の心筋梗塞によるショックは心原性ショックであるのに対して，右室梗塞によるショックは**閉塞性ショック**である．心原性ショックへの昇圧治療はカテコラミンの投与であるのに対して，閉塞性ショックへの昇圧治療は**容量負荷**になる．ショックの機序の詳細については**ショック**の項を参照していただきたい．

　右室梗塞の責任血管は**右冠動脈**であるが，右冠動脈は右室へ行く枝と下壁に行く枝に分かれる．右室梗塞は通常の心電図では判断しにくいため，まず，同じ責任血管から起こる**下壁梗塞（Ⅱ・Ⅲ・aVFのST上昇）**を確認する（図6・A）．下壁梗塞を確認すれば必ず右胸部誘導（V_3R・V_4R）を施行して**右胸部誘導（V_3R・V_4R）でのST上昇**を確認する（図6・B）．ちなみに，右胸部誘導（V_3R・V_4R）とはV_3・V_4誘導を，正中を境にして右側に持っていった誘導のことである．右室梗塞の典型的臨床所見は，**頸静脈怒張**，**クリアな肺野**，血

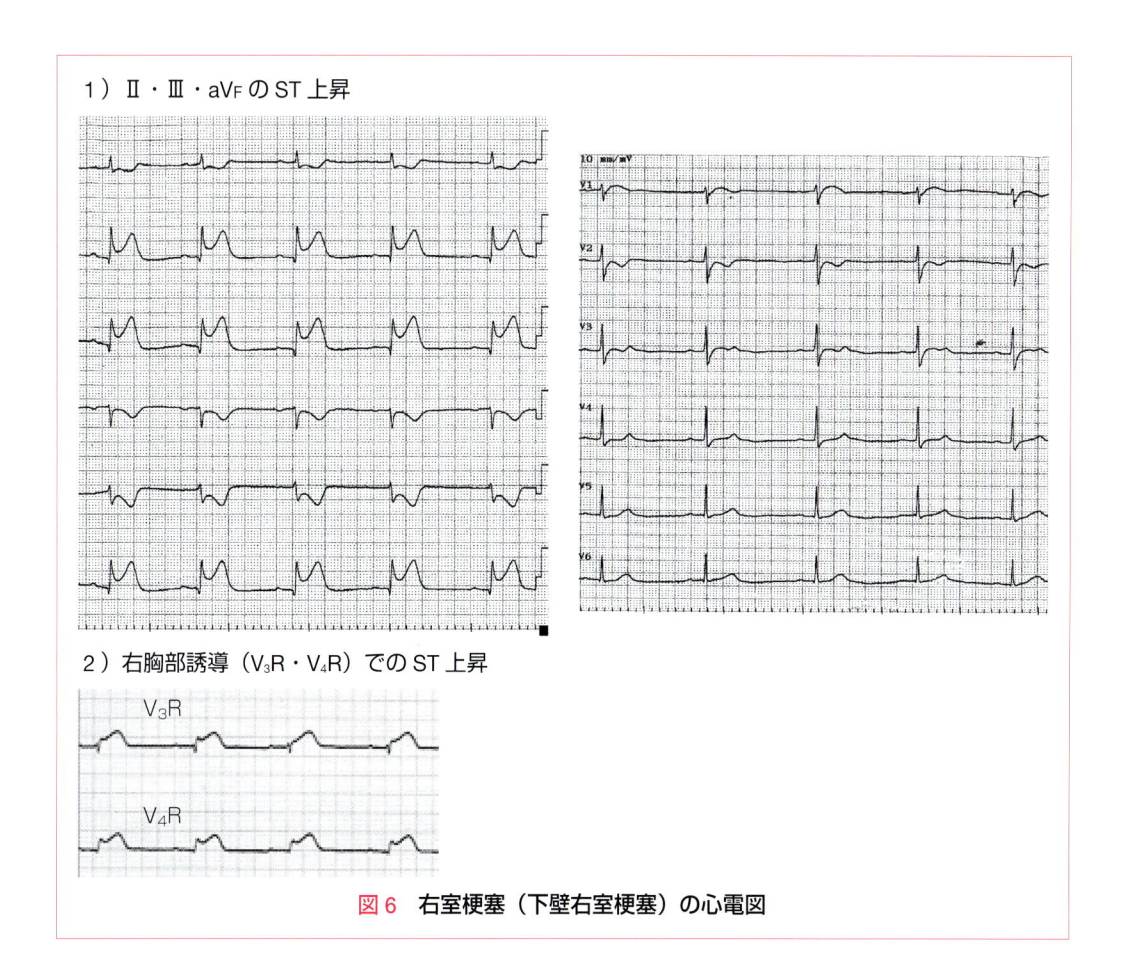

1）Ⅱ・Ⅲ・aVFのST上昇

2）右胸部誘導（V_3R・V_4R）でのST上昇

図6　右室梗塞（下壁右室梗塞）の心電図

圧低下などである．

7 初期治療と専門治療（再灌流療法）

急性冠症候群の初期治療は **MONA** を早急に行うことである．MONA とは **M：Morphine（モルヒネ）**，**O：Oxygen（酸素）**，**N：Nitroglycerin（ニトログリセリン）**，**A：Aspirin（アスピリン）** を語呂合わせしたもので，一般的には①**酸素（O）**→②**アスピリン（A）**→③**ニトログリセリン（N）**→④**モルヒネ（M）**，の順で治療を行う．MONA 治療の詳細は**表 7**[5]のとおりである．

専門治療の中で最も重要で代表的なものが**再灌流療法**である．特に STEMI では早期の再灌流療法が必要である．再灌流療法には **1）経皮的冠インターベンション（PCI：per-**

表 7　初期治療（MONA）

MONA（一般的な投与順序は O→A→N→M） 　M：Morphine（モルヒネ），O：Oxygen（酸素），N：Nitroglycerin（ニトログリセリン），A：Aspirin（アスピリン）
1．酸素投与 　SpO_2 を 94％以上にもっていく，94％以上あれば呼吸障害がない限り酸素投与は必要なし
2．アスピリン経口投与（噛み砕く） 　160〜325 mg のアスピリン経口投与 　（バイアスピリンは 100 mg/1 錠，バファリン 81 は 81 mg/1 錠） 　絶対的禁忌：アスピリン過敏症 　相対的禁忌：消化性潰瘍，出血傾向，喘息
3．ニトログリセリンの舌下または口腔内噴霧（スプレー） 　舌下：1 回 1 錠（0.3 mg）を 3〜5 分ごとに 3 回まで反復投与 　スプレー：1 回 1 パフ（1 パフ＝0.3 mg）を 3〜5 分ごとに 3 回まで反復投与 　禁忌：低血圧（収縮期血圧＜90 mmHg，または通常収縮期血圧から 30 mmHg 以上の低下） 　　　　右室梗塞 　　　　極端な徐脈（HR＜50 回/分），または頻拍（HR＞100 回/分） 　　　　24 時間以内のホスホジエステラーゼ（バイアグラなど）の使用
4．モルヒネ静注（10 mg/1 m*l*/1 A） 　ニトログリセリンで疼痛が完全に消失しない場合はモルヒネの少量（2〜4 mg）をゆっくり静注，5 分ごとに繰り返す． 　非 ST 上昇型心筋梗塞・不安定狭心症ではモルヒネ投与に注意を要する． 　副作用：血圧低下，悪心・嘔吐

表 8　再灌流療法の意義

1．発症後 12 時間以内の STEMI で，禁忌がなければ標準的な治療である． 2．再灌流療法は死亡率を減少させ，心筋の保護が期待できる． 3．再灌流までの時間が短ければ短いほど利益が大きい． 4．病院到着から PCI のバルーン拡張まで 90 分以内，病院到着から線溶療法開始まで 30 分以内を目標にしている．

cutaneous coronary intervention）と **2）線溶療法**，があるが，現在の日本では PCI が可能な施設が多数あるため，ほとんど PCI が行われている．再灌流療法の意義は**表 8**[6]のとおりで，発症後 12 時間以内の STEMI において，禁忌がなければ標準的な治療であり，再灌流までの時間が短ければ短いほど利益が大きい．

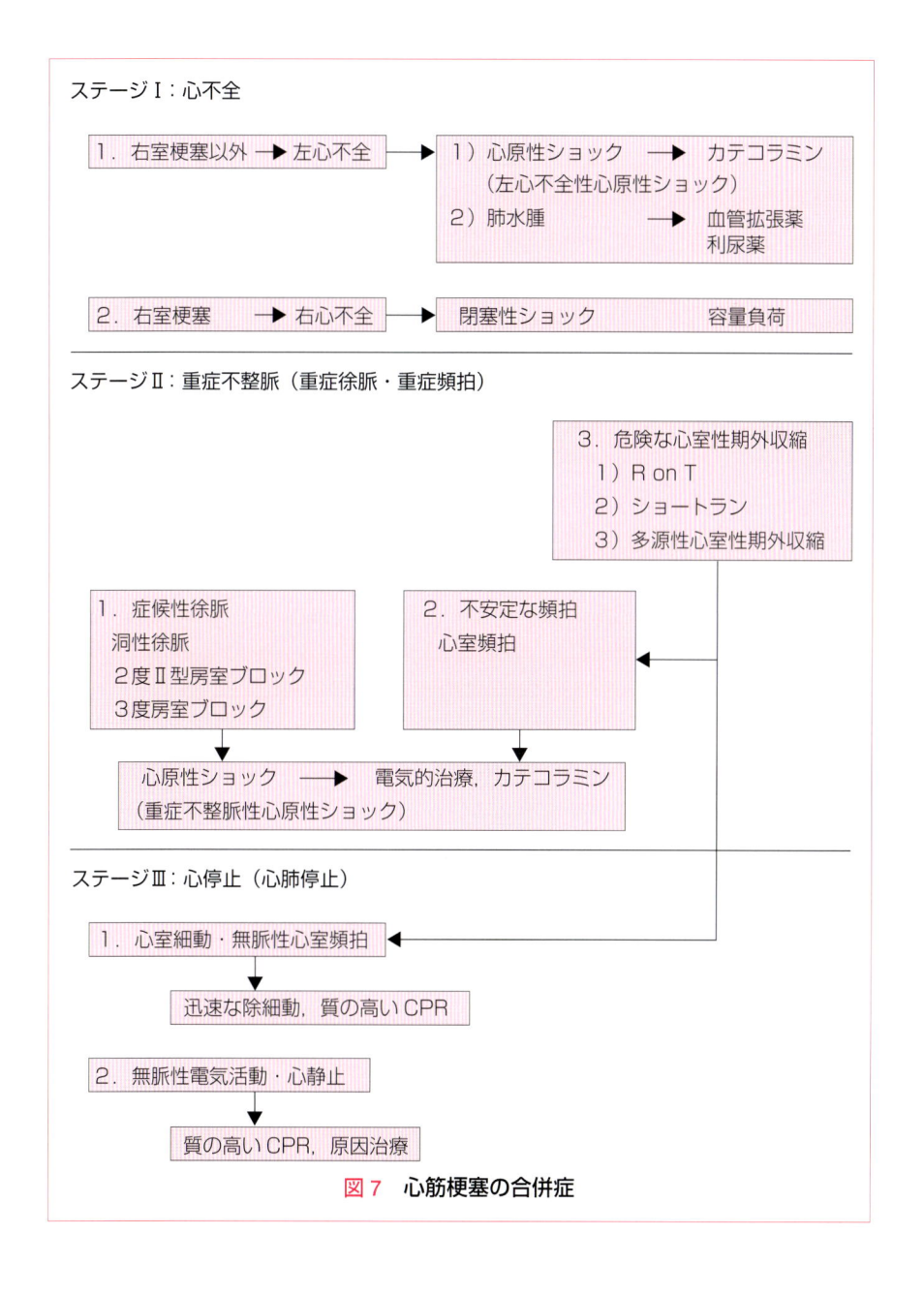

```
ステージⅠ：心不全

 1．右室梗塞以外 → 左心不全 → 1）心原性ショック   → カテコラミン
                              （左心不全性心原性ショック）
                          2）肺水腫         → 血管拡張薬
                                              利尿薬

 2．右室梗塞 → 右心不全 → 閉塞性ショック       容量負荷

ステージⅡ：重症不整脈（重症徐脈・重症頻拍）

                              3．危険な心室性期外収縮
                                1）R on T
                                2）ショートラン
                                3）多源性心室性期外収縮

 1．症候性徐脈        2．不安定な頻拍
   洞性徐脈            心室頻拍
   2度Ⅱ型房室ブロック
   3度房室ブロック

        心原性ショック → 電気的治療，カテコラミン
        （重症不整脈性心原性ショック）

ステージⅢ：心停止（心肺停止）

 1．心室細動・無脈性心室頻拍
     ↓
   迅速な除細動，質の高い CPR

 2．無脈性電気活動・心静止
     ↓
   質の高い CPR，原因治療
```

図 7　心筋梗塞の合併症

8 急性心筋梗塞の合併症

　急性心筋梗塞は，心原性ショックや閉塞性ショックに関わる最も重要な原因疾患がである．ここでは，**急性心筋梗塞**の合併症という視点で心肺停止，心原性ショック，閉塞性ショックの関連を再度整理してみる．その全体像は図7のとおりである．ステージⅠからⅢに行くに従い重篤度が高くなる．最も重篤な合併症が**ステージⅢの心肺停止**で，**ステージⅡの重症不整脈**はその前段階である．ステージⅡの状態ではステージⅢにならないようにしなければならない．**ステージⅠの心不全**は，ステージⅢやⅡほど切羽つまってはいないが，決して予断を許さない状況に変わりはない．

　ステージⅠの心不全には右室梗塞以外で起こる**左心不全**と右室梗塞で起こる**右心不全**があり，重症化すると左心不全は**左心不全性心原性ショック**や**肺水腫**，右心不全は**閉塞性ショック**となる．ステージⅡの重症不整脈には徐脈性と頻拍性があり，重症化すると**重症不整脈性心原性ショック**になる．徐脈性は症候性徐脈であり，頻拍性は不安定な頻拍である．ステージⅢの心肺停止は**VF/pulseless VT（除細動の適応あり）**と**PEA/asystole（除細動の適応なし）**に分けられ，除細動の適当の有無により治療法が異なってくる．これらの診断・治療の詳細は，心肺停止については**心肺停止**の項で，重症不整脈と心不全については**ショック**の項を参照していただきたい．

■■■　文　献　■■■

1) 長尾健：救急診療指針改定第3版（監修：日本救急医学会）．138-139，へるす出版，2009
2) 土居忠文：心電図を読む．133，南江堂，2003
3) 長尾健：救急診療指針改定第4版（監修：日本救急医学会）．371-374，へるす出版，2011
4) 土居忠文：心電図を読む．131，南江堂，2003
5) American Heart Association：Advanced Cardiovascular Life Support. 96-98, 2011
6) American Heart Association：Advanced Cardiovascular Life Support. 100-104, 2011

III 脳卒中

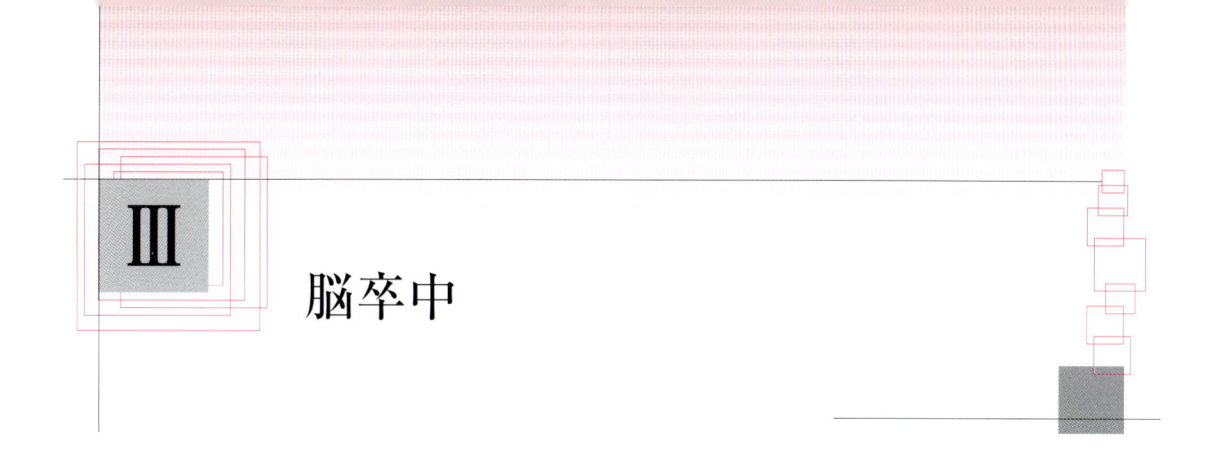

[1] 脳卒中総論

1 脳卒中の概念（脳卒中とは）

　脳卒中（stroke）とは表1のとおり，1）脳梗塞（BI：brain infarction），2）脳出血（BH：brain hemorrhage），3）くも膜下出血（SAH：subarachnoid hemorrhage），の3つの疾患を総称したものである．脳梗塞は**虚血性脳卒中**といわれ，脳出血とくも膜下出血は**出血性脳卒中**といわれる．脳梗塞は脳血管の閉塞や狭窄によりその支配領域に虚血が起こり神経症状が出現し神経脱落症状として確定したもの，脳出血は脳内に出血したもの，くも膜下出血はくも膜下腔に出血したものをいう．これらをシェーマにして比較したものが図1である．日本での発症頻度は，脳梗塞が約75％，脳出血が約18％，くも膜下出血が約7％である[1]のに対して，米国では脳梗塞が87％，脳出血が10％，くも膜下出血が3％である[2]．米国は，脳梗塞（虚血性脳卒中）の割合が日本より多く，逆に出血性脳卒中の割合が日本より少ない（表2）．

　虚血性心疾患（主に急性冠症候群）と脳卒中は緊急度および重篤度が高い点でよく似ており，これらのことが生命予後や機能予後に大いに関与している．そのため，これらの疾

表1　脳卒中の分類と各疾患の概念，頻度

Ⅰ．虚血性脳卒中（ischemic stroke）
1．脳梗塞（BI：brain infarction） 　　脳血管の閉塞や狭窄によりその支配領域に虚血が起こり 　　神経脱落症状が出現し，確定したものをいう． 　　原因のほとんどが脳血栓症と脳塞栓症である．
Ⅱ．出血性脳卒中（hemorrhagic stroke）
2．脳出血（BH：brain hemorrhage） 　　脳内に出血したものをいう． 　　原因は大部分が高血圧である．
3．くも膜下出血（SAH：subarachnoid hemorrhage） 　　脳の表面のくも膜下腔に出血したものをいう． 　　原因のほとんどが脳動脈瘤破裂である．

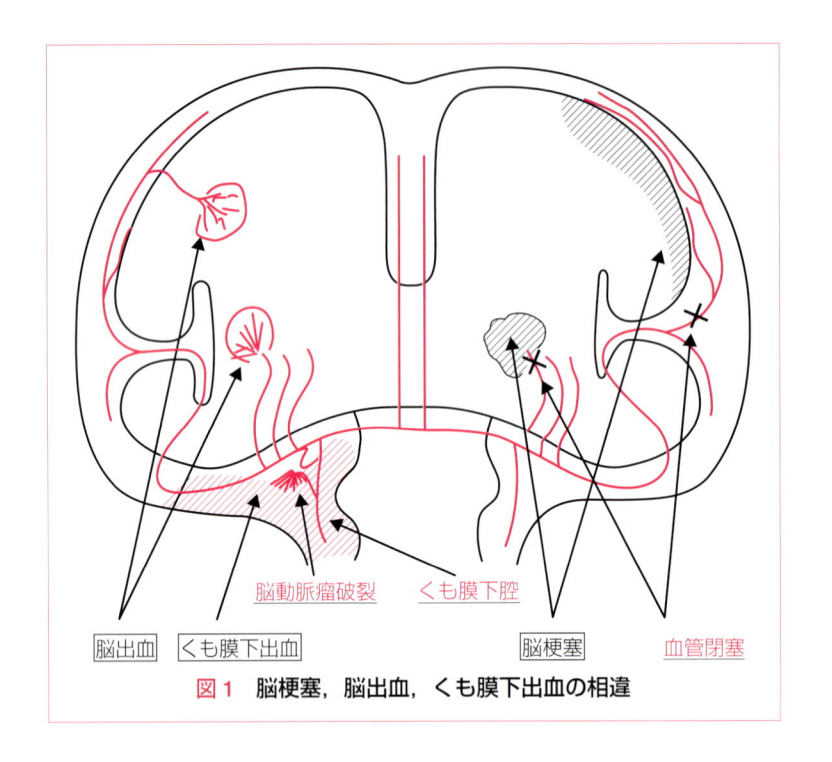

図1 脳梗塞，脳出血，くも膜下出血の相違

表2 脳卒中の各疾患別頻度

疾患名	日本での頻度（％）	米国での頻度（％）
脳梗塞	75	87
脳出血	18	10
くも膜下出血	7	3
計	100	100

患群は早期発見と専門医療機関への早急な搬送が叫ばれている．米国では，心筋梗塞の **heart attack（心臓発作）** に対して，脳卒中を **brain attack** とよび，診断および治療の緊急性を一般市民に啓蒙している．

　ちなみに，脳卒中は内因性疾患が原因で起こるものをさし，外傷が原因で起こるものは含まない．外傷が原因で脳に出血した場合は**脳挫傷**，くも膜下腔に出血した場合は**外傷性くも膜下出血**といわれ，脳卒中とは区別されている．

2 脳血管障害（脳卒中と脳血管障害の違い）

　脳血管障害（CVD：cerebro-vascular disease） とは脳血管の異常が存在する全ての疾

表3　脳血管障害（CVD：cerebro-vascular disease）の分類

Ⅰ．脳卒中（stroke）
　1．虚血性脳卒中（ischemic stroke）……………………… 虚血性
　　1）脳梗塞（BI：brain infarction）
　　　（虚血性脳卒中とは結局，脳梗塞のことである）
　2．出血性脳卒中（hemorrhagic stroke）………………… 出血性
　　1）脳出血（BH：brain hemorrhage）
　　2）くも膜下出血（SAH：subarachnoid hemorrhage）
Ⅱ．一過性脳虚血発作（TIA：transient ischemic attack）……… 虚血性
Ⅲ．無症候性脳血管障害
　1．虚血性病変（無症候性脳梗塞）………………………… 虚血性
　2．出血性病変（無症候性脳出血）………………………… 出血性
Ⅳ．無症候性脳血管病変
　　脳動脈瘤，脳動静脈奇形，血管腫，もやもや病など……… 出血性，虚血性

患を包括した概念で，脳卒中は脳血管障害の一部である．脳血管障害の分類は**表3**のとおりである．脳血管障害と脳卒中の違いは，画像上の責任病巣の有無に関わらず，脳血管障害は症状が早期に消失する病態（一過性脳虚血性発作）および無症候性の病態も含めるが，脳卒中はそれらを含まず，症状が出現してそれが確定したもののみをさす．

　一過性脳虚血性発作（TIA：transient ischemic attack）は脳梗塞とよく似た病態であるが脳梗塞の範疇には入らない．脳梗塞と一過性脳虚血発作はどちらも**虚血性脳血管障害**ではあるが病態が違う．脳梗塞は出現した神経症状が確定したものであるのに対して，一過性脳虚血発作は出現した神経症状が消失したものである．つまり，一過性脳虚血発作は症状が確定していないため（消失したため）脳卒中には含まれないが，**脳梗塞の危険因子**の一つである．

　無症候性脳血管障害は，画像診断上，脳梗塞や脳出血の所見が確認されるが症状がないものをいい，**無症候性脳血管病変**は画像診断上，脳血管異常がみられるが，症状がないものをいう．

3　一過性脳虚血発作

　一過性脳虚血発作とは脳血管の閉塞や狭窄により，その支配領域に虚血が起こり，一時的に神経症状が出現したがその後症状が消失したものいう．前述したとおり症状が確定していないため（消失したため）脳卒中には含まれない．

　一過性脳虚血発作の定義は，症状発症後消失までの時間が24時間以内であるが，この数字は現実的に意味をなさない．そのため，現在の概念では，症状消失までの時間が1時間以内と変わってきた．しかし，これでも実際の臨床現場では現実的ではない．というのは，

表4　脳卒中の症状

1. 顔面を含む半身の運動障害（片麻痺）・感覚障害
2. 意識障害，見当識障害，言語障害
3. 視力・視野障害
4. めまい，歩行障害・協調運動障害（失調症）：小脳症状
5. 突然の激しい頭痛：くも膜下出血特有の症状

表5　頻度の高い脳卒中の症状

分類	症状
脳梗塞 脳出血	片麻痺 言語障害 意識障害
くも膜下出血	突然の激しい頭痛 悪心・嘔吐 意識障害

一過性脳虚血発作では，症状が消失するまでの時間は通常数分以内で，ほとんどが15分以内であるからだ．そこで，**症状が15分以上継続している場合は症状確定とみなして脳梗塞，それ以前に症状が消失した場合は一過性脳虚血発作として区別するのが現実的である．**

4　脳卒中の症状

　脳卒中の一般的な症状は**表4**のとおりで，**片麻痺，言語障害，意識障害**などが一般的な症状である．逆にいえばこのような症状を確認すれば脳卒中を考えなければならない．**表4**の中で，**めまい・歩行障害・協調運動障害**は小脳の障害（**小脳出血，小脳梗塞**）で起こり，**突然の激しい頭痛**は**くも膜下出血**に特有の症状である．

　また，各疾患別にみた頻度の高い症状は**表5**のとおりである．脳梗塞や脳出血は，巣症状（片麻痺や言語障害など）が多く，重症になると意識障害も出現する．それに対して，くも膜下出血では巣症状は原則的にみられず，突然の激しい頭痛と悪心・嘔吐が典型的な症状で，重症になると意識障害が出現する．

5　脳卒中の診断

1．脳卒中の症状発見（シンシナティ病院前脳卒中スケール）

　脳卒中は急性冠症候群と同様に早く専門家のもとに運ばなければならない．そのためには非医療従事者も含めて早期の症状発見が重要である．ところが，前述した脳卒中の症状認識は非専門家医療従事者や非医療従事者には難しい．そこで，非専門家医療従事者はもとより非医療従事者にもわかりやすくするため，簡単に脳卒中の評価を行う方法として，**シンシナティ病院前脳卒中スケール**（**表6**）が考案されている．これは，**1）顔面の麻痺（顔面神経麻痺），2）上肢の麻痺，3）言語の異常（言語障害）**，の3つを指標に脳卒中診断を行う評価方法である．これら3つの症状のうちどれか一つでもあれば，脳卒中である確率は72％あり，すべてを満たせば85％以上になる[3]．

表6　シンシナティ・プレホスピタル脳卒中スケール

1．顔面の麻痺（患者に歯を見せたり，笑ったりしてもらう）
　正常：顔面の両側が同じように動く
　異常：片側の顔面が反対側に比べて動きが悪い

2．上肢（腕・手）の麻痺
　　（患者に眼を閉じさせ，両腕を水平に10秒間まっすぐ伸ばしてもらう）
　正常：両腕が同様に動く，または水平を保持できる
　異常：一方の上肢（腕・手）が上がらないか，上げても下方に偏位する

3．言語の異常
　　（患者に何か文章を言ってもらう，例えば，「みんなで力を合わせて綱を引きます」）
　正常：不明瞭な発語はなく，正確な言葉を用いる
　異常：不明瞭な発語，間違った言葉を使う，あるいはまったくしゃべれない

2．脳卒中の症状診断と除外項目（低血糖，痙攣）

　脳卒中の診断は症状診断から始まり，画像診断でほぼ確定する．脳卒中の一般的な症状は**表**4に示したが，このような症状を確認した場合は脳卒中を疑わなければならない．それに付け加え，脳卒中を疑ったときに必ず除外しなければならない項目（疾患）が2つある．それは**低血糖**と**痙攣（てんかん）**である．

　低血糖が，**片麻痺**，**意識障害**，**不穏**など脳卒中とよく似た症状を呈することは珍しくない．そのため脳卒中を疑った場合は必ず血糖検査を至急で行い，低血糖の除外を行わなければならない．ところで，低血糖発作による片麻痺は日本人の場合ほとんどが右側である．これは優位半球と劣位半球の血糖の閾値の差によるもので，日本人の優位半球は大部分が左側にあるため，左脳の症状の方が出現しやすく**右片麻痺**の頻度が高くなる．

　痙攣については，脳卒中を起こした直後に痙攣を起こすことはないわけではなく，出血性脳卒中で時にみられることがあるが，脳卒中全体では発症直後の症状としての頻度は低い．痙攣を起こしたということはほとんどの原因が脳卒中以外であるため，まずは脳卒中以外の原因疾患を考えるべきである．ちなみに，痙攣（てんかん）が原因で起こる片麻痺の代表的なものは**Jackson型発作**による**Todd麻痺**である．

3．脳卒中の画像診断（確定診断）

　脳卒中の確定診断は画像診断で行う．**出血性脳卒中**である脳出血（**図**2）とくも膜下出血（**図**3）は**頭部CT**で高吸収域が出現するため原則的に診断可能である．しかし，**急性期の脳梗塞**は頭部CTでは異常が出現しない（低吸収域が出現しない）場合もあるため頭部CTでの診断は可能とは限らない．そこで急性期の脳梗塞の診断は頭部**MRIの拡散強調画像**（diffusion weighted image：DWI）で行い，拡散強調画像で高信号域を確認する（**図**4）．緊急頭部MRIが施行できない場合は，頭部CTで出血がなく，低血糖および痙攣（てんかん）を否定できれば，脳梗塞の可能性が高くなる．

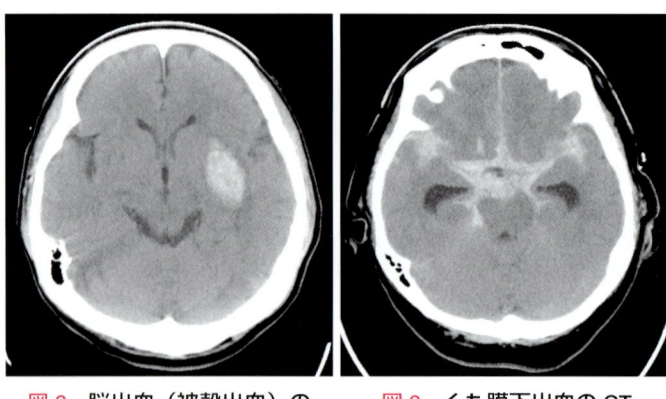

図2　脳出血（被殻出血）のCT

図3　くも膜下出血のCT

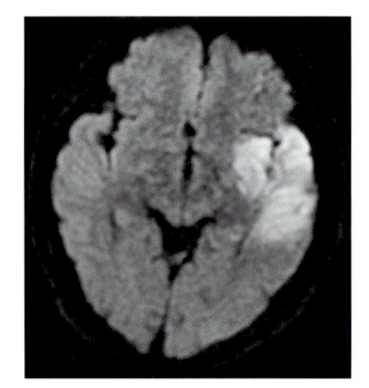

図4　脳梗塞のMRI（拡散強調画像）

[2] 脳梗塞（虚血性脳卒中）

1　脳梗塞の原因

　脳梗塞の原因は**表7**のとおりで，それぞれの頻度は**表8**[4]のとおりである．原因のほとんど（約93％）は**脳血栓症**（約59％）または**脳塞栓症**（約34％）であり，最も多いものは脳血栓症である．ちなみに，脳梗塞の原因が脳血栓症であるか脳塞栓症であるかの診断は難しく，画像診断上梗塞巣の点在や，後述する心房細動や僧帽弁狭窄症がある場合は脳塞栓症の可能性が高い．

　脳動脈解離や**胸部大動脈解離**のような解離が原因で起こるものは，解離した動脈から分かれる分枝に狭窄・閉塞が起こりその支配領域に虚血が起きたものである．脳動脈解離は椎骨脳底動脈系（posterior circulation）に多く，これは小脳梗塞の原因になる場合が多い．他には内頸動脈起始部などでもみられる．胸部大動脈解離が原因で起こる脳梗塞は胸部大

表7　脳梗塞の原因

1. 脳血栓症 ── ラクナ梗塞（穿通枝病変）
              アテローム血栓性梗塞（主幹動脈病変）
2. 脳塞栓症 ── 心原性梗塞（心房細動，僧帽弁狭窄症）
3. 脳動脈解離
4. 胸部大動脈解離（Stanford A）
5. 脳血管攣縮（くも膜下出血後）
6. その他（もやもや病，脳動静脈奇形，経口避妊薬など）

表8　脳梗塞の原因頻度[3]

原因	頻度（%）	原因	頻度（%）
ラクナ梗塞	31.9		
アテローム血栓性梗塞	33.9	脳血栓症	58.8
脳血栓症	26.9		
脳塞栓症	7.0	脳塞栓症	34.0
心原性梗塞	27.0		
その他	7.2	その他	7.2

動脈から分岐する腕頭動脈や左総頸動脈の起始部での狭窄・閉塞により起こる．**脳血管攣縮**による脳梗塞は，くも膜下出血後にみられる脳血管攣縮が原因で起こるものである．他には頻度が低いが，モヤモヤ病や脳動静脈奇形などの血管異常，若い女性にみられる経口避妊薬服用が原因と考えられる場合などがある．

2　脳血栓症

　脳血栓症は脳梗塞の原因で最も多い．脳血栓症は，脳血管の閉塞や狭窄が脳血管の動脈硬化性病変である血栓によって起こったものであり，**ラクナ梗塞**と**アテローム血栓性梗塞**がある．ラクナ梗塞とは脳血管の中でも穿通枝（主幹動脈から枝分かれして脳の深部に入る小さい動脈）の狭窄・閉塞により起こるものであり，代表的なものとしてはレンズ核線条体動脈の閉塞による内包の脳梗塞である．また，アテローム血栓性梗塞とは脳血管の中でも主幹動脈（内頸動脈，中大脳動脈など）の狭窄・閉塞により起こるもので，代表的なものとしては頸動脈起始部や中大脳動脈水平部の狭窄・閉塞による脳梗塞である．梗塞巣の一般的な大きさは，ラクナ梗塞では小さいが，アテローム血栓性梗塞では中等度以上になることが多い．

3 脳塞栓症

　脳塞栓症は脳梗塞の原因で2番目に多い．脳塞栓症は，脳血管の閉塞が，その閉塞部位より中枢側から血栓が動脈内を飛来（移動）することにより起こる．塞栓の原因には，心臓疾患が原因で起こる**心原性梗塞**と主幹動脈の壁在血栓が原因による**アテローム血栓性梗塞**がある．心原性梗塞の原因は大部分が**心房細動**で，他には僧帽弁狭窄症がある．また，脳塞栓症を起こすアテローム血栓性梗塞は**内頚動脈起始部の狭窄**部位からの血栓の飛来が代表的なものである．

　ちなみに，アテローム血栓性梗塞は血栓そのものによる狭窄・閉塞が原因で起こる脳血栓症と，その血栓が末梢部に飛来して脳血管を閉塞する脳塞栓症のどちらの原因でもある．つまり，アテローム血栓性梗塞には，**アテローム血栓性脳血栓症**と**アテローム血栓性脳塞栓症**の2つの場合がある．ラクナ梗塞，アテローム血栓性梗塞，心原性梗塞の機序は図5のとおりである．

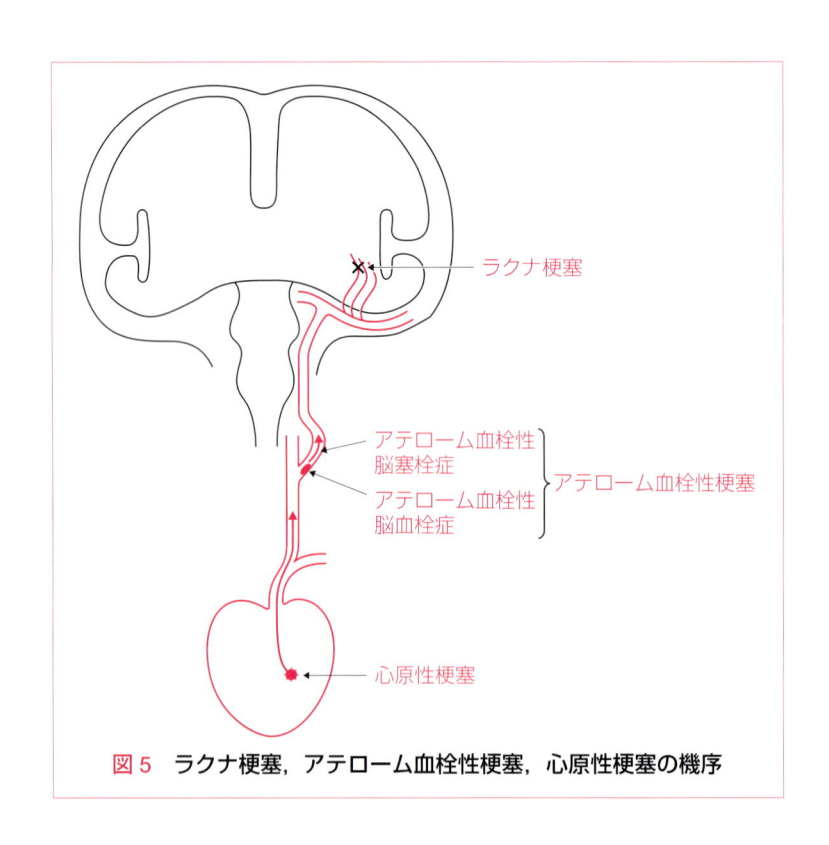

図5　ラクナ梗塞，アテローム血栓性梗塞，心原性梗塞の機序

4 脳梗塞治療の考え方

　脳梗塞は原因のいかんに関わらず，急性期治療の後で症状が残ってしまうとその症状の改善は難しい．そのため2000年以後は症状が残らないようにするための急性期治療が脳梗塞治療のメインテーマとなった．これについては後述する．しかし，症状が残ってしまった慢性期の場合は再発予防が治療の目的であり，ラクナ梗塞，アテローム血栓性梗塞の場合は**抗血小板療法（アスピリンなど）**を[5]，心原性梗塞の場合は**抗凝固療法（ワーファリンなど）**を行う[6]．

5 脳梗塞の急性期治療

1．脳梗塞急性期治療の方法

　2000年以後の脳梗塞治療のメインテーマは，症状が残らないようにするための急性期治療をどうするかとなった．具体的には，**アメリカ心臓協会（AHA：American Heart Association）のガイドライン2000（G-2000）**以後，急性期脳梗塞治療のメインテーマは，**発症後3時間以内**の脳梗塞に対して**rt-PA（アルテプラーゼ）**を使った**経静脈的線溶療法**を行うシステムとプロトコールの確立である．

　その後，**AHAのガイドライン2010（G-2010）**では**発症後3〜4.5時間以内**の脳梗塞に対しても**経静脈的線溶療法**を許容している[7]．また，**脳卒中ガイドライン2009（日本）**では，**発症後3〜6時間以内**で，神経脱落症状を有する中大脳動脈塞栓性閉塞において，来院時の症候が中等度以下で，CT上梗塞を認めないか微妙な梗塞にとどまる場合は**経動脈的線溶療法**も許容している[8]．

　いずれにしても脳梗塞急性期に対しては，発症後3時間以内に経静脈的線溶療法を行うことが原則である．そのための方策として，AHAは**脳卒中の救命の連鎖（The 8 D's of Stroke Care）**（表9）[9]を提唱しており，これは急性期脳梗塞治療のアルゴリズムである．

2．脳梗塞急性期治療の適応

　線溶療法適応の主項目は**表10**のとおりである．線溶療法を行う場合の最も重篤な合併症は**脳出血**であり，それを防ぐためには**出血傾向および出血性要因の除外**と**高血圧の除外**が最も重要である．表10中の出血傾向および出血性要因の除外と，高血圧の除外はその意味である．線溶療法における血圧の管理は非常に重要で，血圧を**185/110以下**に維持しなければrt-PAを使った線溶療法の適応にはならない[7]．また，線溶療法の後24時間以内は抗凝固療法も抗血小板療法も行ってはならない．

表9 脳卒中の救命の連鎖（The 8 D's of Stroke Care）（文献[9]より引用）

病院前	
1．Detection（発見）	脳卒中の徴候の発見
2．Dispatch（出動）	EMS(emergency medical services)の出動とEMSの即座の対応
3．Delivery（搬送）	適切に病院前評価と治療を行い，到着前情報を知らせたうえで脳卒中治療のできる病院へ搬送
病院内	
4．Door（入口，病院到着）	ED（emergency department：救急部門）でのトリアージ
5．Data（情報，検査）	EDでのCTを含めた評価
6．Decision（治療法決定）	可能性のある治療法の決定
7．Drug（薬剤投与）	線溶療法（rt-PA投与）
8．disposition（入院）	迅速な脳卒中ユニットまたは集中治療ユニットへの入院

表10 線溶療法のチェックリストの主な項目

1．年齢（18歳以上）
2．発症後3時間以内
3．出血性脳卒中の除外
4．痙攣（てんかん）の除外
5．低血糖の除外
6．一過性脳虚血発作の除外
7．超重症脳梗塞の除外
8．出血傾向および出血性要因の除外
9．高血圧の除外（収縮期血圧＞185 mmHg，または拡張期血圧＞110 mmHg）

3．脳梗塞急性期治療に対する予後

　発症後3時間以内の虚血性脳卒中に対して経静脈的線溶療法を行った場合の一般的症状消失率・改善率は約30％，脳出血（頭蓋内出血）の合併率は約5％である[7]．経静脈的線溶療法による症状消失率・改善率は，軽症ほど，また，治療開始が早いほど高く，発症後3時間以内の経静脈的線溶療法の最もよい適応は **NIHSS（National Institute of Health stoke scale：NIH脳卒中スケール）** の5〜22点とされている．特に，10点未満は比較的良好な転帰をたどっている．

[3] 脳出血

1　脳出血の原因と好発部位，および高血圧性脳出血

　脳出血の原因は**表11**のとおりで，原因の大部分（約82％）[1]は**高血圧症**である．高血圧症が原因で起こった脳出血を**高血圧性脳出血**という．高血圧症以外では，**脳血管異常**，ア

表11　脳出血の原因

1．高血圧症（大部分）
2．脳血管異常
　　脳動脈瘤破裂，脳動静脈奇形破裂，もやもや病，海綿状血管腫など
3．アミロイド血管症
4．出血傾向
　　1）出血傾向疾患
　　　　急性白血病，再生不良性貧血，紫斑病，肝不全など
　　2）出血傾向薬物
　　　　抗血小板療法薬（アスピリンなど），抗凝固療法薬（ワーファリンなど），血栓溶解療法薬（rt-PA），透析（ヘパリン）
5．脳腫瘍

表12　脳出血の部位別頻度

出血部位	頻度（％）
基底核（主に被殻）	36.0
視床	27.8
脳幹（主に橋）	10.4
小脳	7.4
皮質下出血（大脳半球）	12.4
その他（脳室内など）	6.1

ミロイド血管症，**出血傾向**，**脳腫瘍**がある．脳出血の好発部位および頻度[10]は，**表12**のとおりで，基底核（主に被殻），視床，皮質下（大脳）などのテント上脳出血が大部分を占める．脳出血の好発部位の頭部CT所見（高吸収域）は**図6**のとおりである．脳出血の好発部位のなかで高血圧性脳出血の好発部位は**基底核（主に被殻），視床，脳幹（主に橋），小脳**の4ヵ所であり，これらは穿通枝の破綻により出血したものである．高血圧症の既往があり上記部位に出血を認めた場合は，まず高血圧性脳出血と考えられる．逆に，高血圧症がない場合や出血部位が高血圧性脳出血の好発部位ではない場合は高血圧症以外の原因を考えなければならない．

2　高血圧性脳出血以外の脳出血

1．脳血管異常

　比較的若年者に多いものが脳血管異常による脳出血である．具体的には，**脳動脈瘤破裂**（図7），**脳動静脈奇形破裂**（図8），**もやもや病**（図9），**血管腫**などがある．脳血管異常による脳出血の好発部位は原因によって違うが一般的には**皮質下出血（大脳半球）**が多い．
　脳動脈瘤破裂は，主にくも膜下出血の原因であるが，脳動脈瘤が脳内に埋もれていた場

a．基底核（被殻）出血　　b．視床出血

c．脳幹（橋）出血　　d．小脳出血

e．皮質下出血　　f．脳室内出血

図6　脳出血の好発部位（6ヵ所）

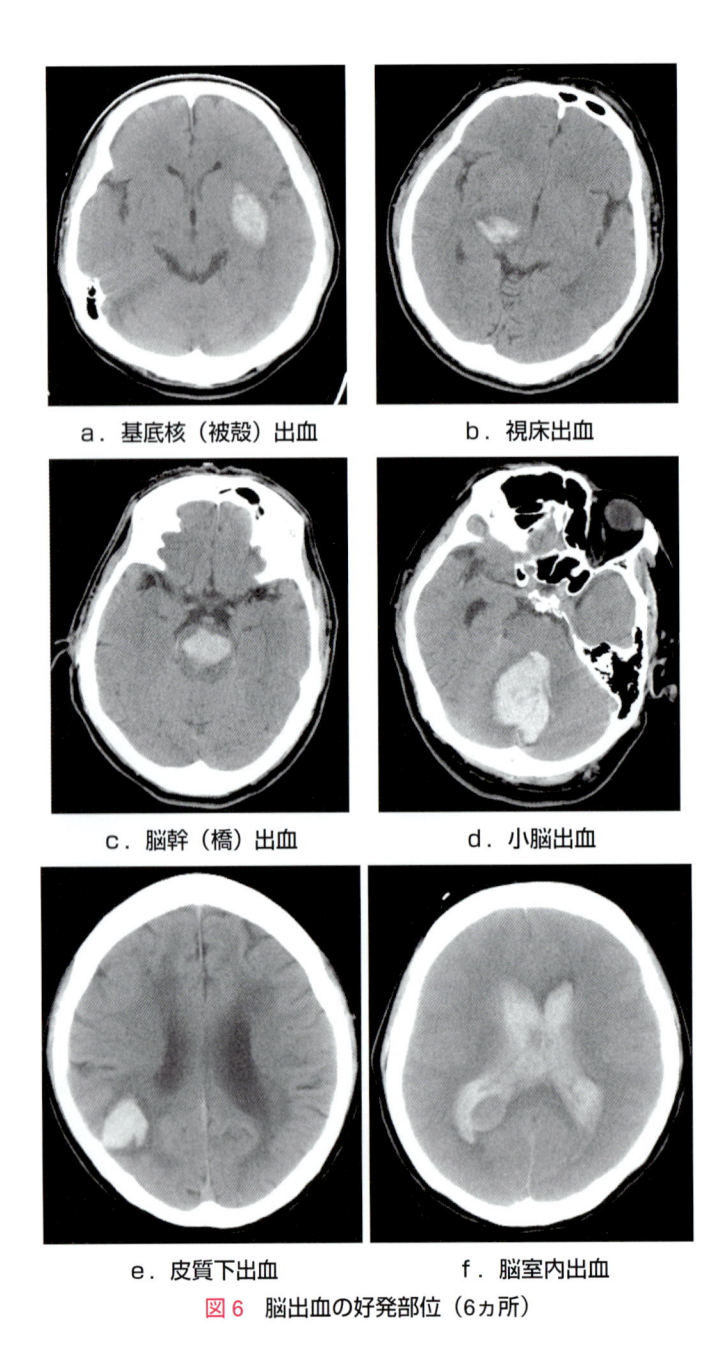

合などに脳出血を起こす．脳動静脈奇形破裂は若年者の脳出血で起こることが多く，30代での出血が最も多くみられる．もやもや病は，もやもや血管からの出血で，脳室内，基底核，視床への出血がみられる．これらの原因診断には，MRI，MRA（MR angiography），3D-CTA（3 dimension CT angiography），DSA（digital subtraction angiography）が必要である．

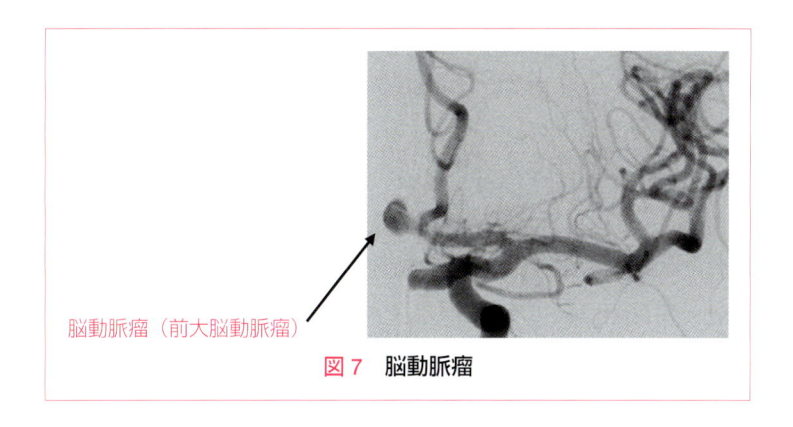

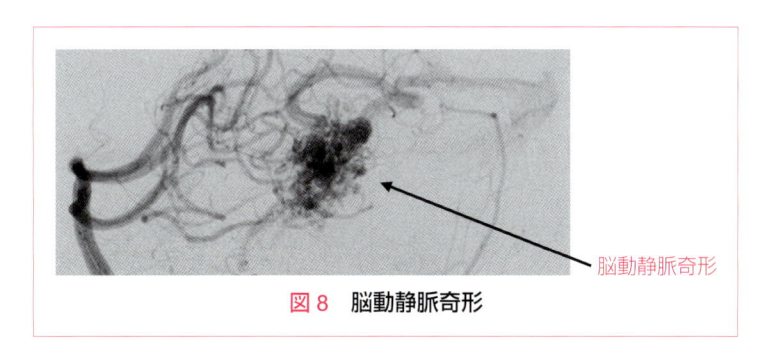

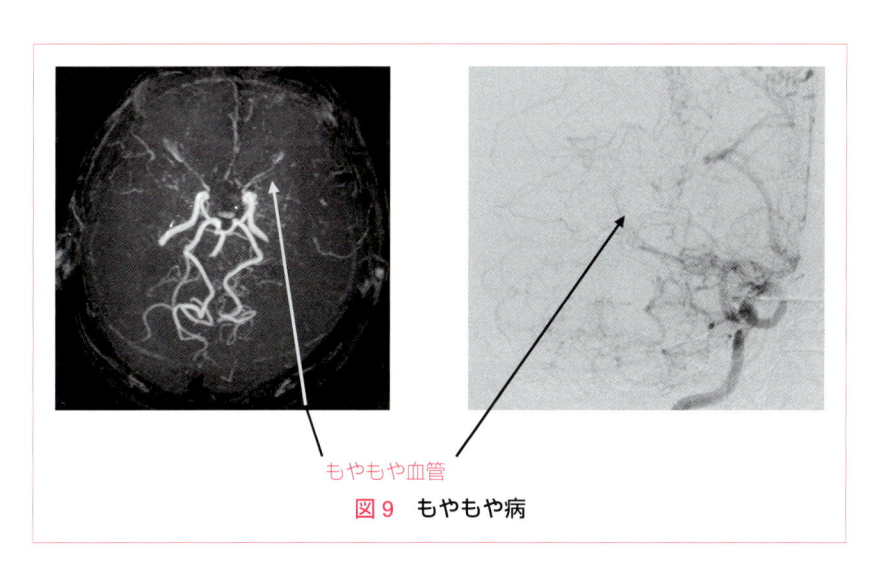

図7　脳動脈瘤
脳動脈瘤（前大脳動脈瘤）

図8　脳動静脈奇形
脳動静脈奇形

図9　もやもや病
もやもや血管

2．アミロイド血管症

　高齢者に多いものとして**アミロイド血管症**による脳出血がある．高血圧症および他の原因がない高齢者の場合に疑わなければならない．これが原因の脳出血では，**皮質下出血（大脳半球）**，**小脳出血**が多くみられ，特に高齢者の皮質下出血では一番にこの原因を考えるべきである．ちなみに，アミロイド血管症の診断は病理組織学的診断となる．

3．出血傾向

出血傾向が原因で起こる脳出血は，**出血傾向が存在する疾患**によるものと**出血傾向のある薬剤投与**によるものの2つに分けられる．出血傾向が存在する疾患が原因によるものとしては，**急性白血病**，**再生不良性貧血**，**紫斑病**，**肝不全**などがある．また，出血傾向のある薬剤投与が原因によるものとしては**抗凝固療法薬（ワーファリンなど）**，**抗血小板療法薬（アスピリンなど）**，**血栓溶解療法薬（rt-PA）**，**透析治療中（ヘパリン）**によるものがある．これらの疾患や薬剤使用時に脳出血を起こした場合は，これらの原因が考えられる．特に，薬剤が原因での脳出血では，以後の薬剤使用を中止または減量する必要がある．

4．脳腫瘍

あまり頻度は高くないが**脳腫瘍**が原因の脳出血がある．脳腫瘍の中またはその周囲に出血がある場合は脳腫瘍が原因による脳出血と考えられる．

3 脳出血の治療

脳出血により侵された部位の回復は基本的には望めない．脳出血治療の目的は，脳出血により侵されていない部分への影響をできるだけ少なくすることで，生命予後や機能予後の向上をはかることである．具体的な脳出血の急性期治療は，**1) 脳出血による血腫または水頭症への対応（外科的手術療法か内科的保存療法か）**，**2) 血圧管理**，**3) 原因治療**，の3つである．ちなみに，水頭症とは，脳出血による脳室穿破や脳室内出血，脳腫瘍，くも膜下出血などにより脳室やくも膜下腔の脳脊髄液の流れがブロックされ，脳脊髄液が貯留して脳室の拡大が起こり，その結果脳実質を内側から圧迫している状態をいう．

まず，1) 脳出血による血腫または水頭症への対応（外科的手術療法か内科的保存療法か）については，**脳出血に対する外科的手術適応**を表13[11]に示す．2) 血圧管理については，収縮期血圧が **180 mmHg 未満**または**平均血圧が 130 mmHg 未満**を目標に管理し，外科的治療を思考する場合はより積極的な降圧が必要である[12]．

[4] くも膜下出血

1 くも膜下出血の原因

くも膜下出血の原因は表14のとおりで，ほとんどが**脳動脈瘤破裂**（図7）である．脳動脈瘤の好発部位は大部分がウイリス動脈輪の周辺で内頚動脈瘤，中大脳動脈瘤，前大脳動

表13　脳出血に対する外科的手術適応 （文献[11]より引用・一部改変）

1. 脳出血全般
   血腫量 10 ml 未満の小出血または神経学的所見が軽度な症例は手術の適応はない．
   また，意識レベルが深昏睡（JCS：Ⅲ-300）の症例に血腫除去を勧める根拠はない．

2. 被殻出血
   神経学的所見が中等症，血腫量が 31 ml 以上でかつ血腫による圧迫所見が高度な場合は手術による血腫除去を考慮してもよい．特に，意識レベルが JCS のⅡ-20～30 程度の意識レベルを伴う場合は定位的脳内血腫除去手術が勧められる．

3. 視床出血
   急性期の治療として血腫除去を勧める根拠はない．
   血腫の脳室内穿破を伴う場合，脳室拡大の強いものは脳室ドレナージを考慮してもよい．

4. 脳幹出血
   急性期の治療として血腫除去を勧める根拠はない．
   脳室内穿破が主体で，脳室拡大の強いものは脳室ドレナージを考慮してもよい．

5. 小脳出血
   最大径 3 cm 以上で神経学的症候が増悪している場合，または小脳出血が脳幹を圧迫し脳室閉塞による水頭症をきたしている場合には，手術の適応となる．

6. 皮質下出血
   脳表からの深さが 1 cm 以下のものでは特に手術の適応を考慮してもよい．
   手術方法は開頭血腫除去術が推奨される．

7. 成人の脳室内出血
   脳血管異常による可能性が高い場合は血管撮影などで出血源を検索することが望ましい．
   急性水頭症が疑われるものは脳室ドレナージを考慮する．

表14　くも膜下出血の原因

1. 脳動脈瘤破裂（90％以上）
2. 脳動静脈奇形破裂
3. その他（原因不明を含む）

表15　くも膜下出血の合併症とその治療

合併症	治療
1. 再出血 （発症後 6 時間以内が多い）	開頭手術（直達手術）によるクリッピング術 血管内手術によるコイル塞栓術
2. 脳血管攣縮 （発症後 1～2 週間後が多い）	血管拡張薬（Ca 拮抗薬）など
3. 水頭症	シャント手術 （脳室―腹腔または脊髄―腹腔シャント術）

脈瘤，椎骨脳底動脈瘤に分けられる．他には**脳動静脈奇形破裂**（図8）が原因によるものがある．

2　くも膜下出血の合併症

　くも膜下出血は非常に死亡率が高い疾患である．その理由は重篤な合併症が存在するためで，その合併症は**表15**のとおりである．合併症の中で最も重要な（重篤な）ものが**再出血**である．くも膜下出血を起こすと出血はいったん止まっているが，高血圧の持続などにより再出血を起こすことがあり，再出血を起こすと死亡する可能性が高くなる．この再出血は**発症後6時間以内**に起こることが多い．

　他には**脳血管攣縮**と**水頭症**がある．脳血管攣縮とは，くも膜下出血を起こすことにより，くも膜下腔に出血した血液が脳表を走行している主幹動脈に悪影響を及ぼし主幹動脈が攣縮を起こし狭窄・閉塞を起こしたものである．脳梗塞まで発展しなければよいが，脳梗塞を起こすと広範囲の脳梗塞の危険がでてくる．この合併症は発症後1～2週間に起こる場合が多い．水頭症とは，くも膜下腔を流れている脳脊髄液がくも膜下腔に出血した血液により流れが障害され脳室が拡大したもので内側から脳を圧迫するため意識障害や見当識障害などが出現する．

3　くも膜下出血の治療

　くも膜下出血の急性期治療で最も重要なことは再出血の予防である．前述したとおり，再出血はくも膜下出血の最も危険な合併症で発症後6時間以内に多いため，くも膜下出血の急性期治療は再出血予防への対応と言っても過言ではない．くも膜下出血の原因の大部分が脳動脈瘤破裂であるため，原因の脳動脈瘤を確認しなければならない．MRA，3D-CTA，DSAなどで原因となる脳動脈瘤を確認後，開頭手術（直達手術）による**クリッピング術**か血管内手術による**コイル塞栓術**を行う（**表15**）．これらが終了するまでは再出血予防のため血圧を下げておかなければならない．一般的には収縮期血圧を **140 mmHg以下**に下げておくことが重要である．

　脳血管攣縮の予防についてはCa拮抗薬などが使われる（**表15**）．水頭症に対してはシャント手術（脳室-腹腔または脊髄-腹腔シャント術）が行われ（**表15**），シャント手術で水頭症はほとんど問題なく改善する．

[5] 脳卒中の予防

1 脳卒中予防の考え方

　脳卒中の各疾患についての原因と病態について述べたが，最も重要なことは脳卒中の予防である．そのためには脳卒中各疾患の主要原因を予防する必要がある．脳卒中各疾患の主要原因と基本病態および外科的予防法については**表16**のとおりである．脳梗塞・脳出血の基本病態は**動脈硬化**であるため，動脈硬化の危険因子（高血圧症，糖尿病，高脂血症，肥満，運動不足，ストレス，喫煙など）を予防することが最も重要である．それにより，脳梗塞や脳出血の罹患率を下げることができる．動脈硬化以外では，脳塞栓の原因である**心房細動**への対応と，くも膜下出血の原因である**脳動脈瘤（未破裂脳動脈瘤）**への対応が重要である．

2 脳卒中の外科的予防法

　外科的な予防が可能なものは，内頸動脈起始部の血栓による**アテローム血栓性脳梗塞**に対する予防と**未破裂脳動脈瘤**への破裂予防である．前者に対しては，直達手術による**頸動脈内膜剥離術（CEA：carotid endarterectomy）**と血管内手術による**頸動脈ステント留置術（CAS：carotid artery stenting）**がある．また，後者に対しては，開頭手術（直達手術）による**クリッピング術**と血管内手術による**コイル塞栓術**がある．適応があれば，これらの手術を行うことにより脳卒中の罹患率を下げることができる．

表16　脳卒中の主な原因と予防

疾患名・主な原因			基本病態	外科的予防法
1．脳梗塞	1）脳血栓症	ラクナ梗塞（穿通枝病変）	動脈硬化	
		アテローム血栓性梗塞（主管動脈病変）	動脈硬化	CEA，CAS
	2）脳塞栓症	心原性梗塞	心房細動	
2．脳出血	高血圧症（穿通枝病変）		動脈硬化	
3．くも膜下出血	脳動脈瘤破裂		脳動脈瘤	クリッピング術 コイル塞栓術

※CEA：carotid endarterectomy
　CAS：carotid artery stenting

文献

1) 小林祥泰編集：脳卒中データバンク 2009. 23，中山書店，2009
2) American Heart Association：Advanced Cardiovascular Life Support. 132, 2011
3) American Heart Association：Advanced Cardiovascular Life Support. 137, 2011
4) 小林祥泰編集：脳卒中データバンク 2009. 23, 31，中山書店，2009
5) 日本脳卒中学会：脳卒中ガイドライン 2009. 103-107，協和企画，2009
6) 日本脳卒中学会：脳卒中ガイドライン 2009. 95, 110-113，協和企画，2009
7) American Heart Association：2010 American Heart Association guidelines for CPR & ECC. 822-824, 2010
8) 日本脳卒中学会：脳卒中ガイドライン 2009. 52，協和企画，2009
9) American Heart Association：2010 American Heart Association guidelines for CPR & ECC. 818, 2010
10) 小林祥泰編集：脳卒中データバンク 2005. 35，中山書店，2005
11) 日本脳卒中学会：脳卒中ガイドライン 2009. 152，協和企画，2009
12) 日本脳卒中学会：脳卒中ガイドライン 2009. 138，協和企画，2009

索 引

【欧文】

1/2生食　164
1号液　164,165
1次救命処置　17
1次性頭痛　125
1度房室ブロック　194
2：1伝導房室ブロック　194
2号液　165
2次救命処置　17
2次性頭痛　125
2相性陽圧換気　77
2度Ⅰ型房室ブロック　194
2度Ⅱ型房室ブロック　46,194,217
3号液　165
3度房室ブロック　46,194,217
4号液　165
Ⅰ型呼吸不全　69,160
Ⅱ型呼吸不全　69,160
α作用　54
ACLS　17,23
　ACLS survey　14
Adams-Stokes syndrome　104
advanced cardiovascular life support　17
AG　176
AHA　17,243
AIUEOTIPS　84
American Heart Association　17
asystole　6,8
ATP　202,209,220
auto-PEEP　78
$β_2$作動薬吸入　76
β作用　54
β遮断薬　207

basic life support　17
Bezold-Jarisch反射　108
BLS　14,17,19,20
　BLS survey　14
　BLSアルゴリズム　20
BM換気　31
Boerhaave症候群　112
brain attack　236
Brugada症候群　209
Ca拮抗薬　207
CK-MB　229
CO_2ナルコーシス　72,160
cold shock　62
COPD,急性増悪　160
CPK　229
CPR
　CPR, Hands Only　22
　CPR, 質の高い　19
CT, 頭部　239
cramp　92
ECS　83
fine VF　11
F波　204
GCS　81
GI療法　172
H-FABP　229
Hands Only CPR　22
heart attack　236
Jackson型発作　93,121,239
JCS　81
K血症, 低　170,172,176
Kent束　206
Kussmaul呼吸　158,176
Lownによる心室性期外収縮の重症度分類　189
MONA　232
MRIの拡散強調画像　239
Na血症
　Na血症, 高　162,168
　Na血症, 低　162,166

Na欠乏性脱水　58,164
NIHSS　244
noninvasive assisted positive-presure ventilation　32,77
NPPV　32
NSTEMI　225
organized rhythm　27
PCI　29,232
PEA　8
percutaneous coronary intervention　29,232
pulseless
　pulseless electrical activity　8
　pulseless ventricular tachycardia　8
　pulseless VT　8,23,28
QT延長症候群　207
Q波心筋梗塞　225
Q波, 異常　228
R on T　189
Ramsay Hunt症候群　141,146
return of spontaneous circulation　28
ROSC　28
rt-PA　243
sepsis　62
shock
　shock on T　36
　shock, cold　62
　shock, warm　62
short run　189
SIADH　167
SIDS　11
SIRS　62
spasm　92
STEMI　225
ST
　ST上昇　225,228

索引

ST上昇型心筋梗塞（STEMI） 225,228
ST低下 225
sudden infant death syndrome 11
survey
　survey，ACLS 14
　survey，BLS 14
TCP 45,47,217
third space 58
Todd麻痺 93,121,239
torsades de pointes 23,206,207
T波
　T波増高 228
　T波の陰性化 228
ventricular fibrillation 8
VF 8,11,23,28
warm shock 62
Wernike脳症 87,89
WPW症候群 201,206

【あ】

アイウエオティップス 84
あえぎ呼吸 10
アシデミア 154
アシドーシス 154
　アシドーシス，呼吸性 154,160
　アシドーシス，代謝性 117,154,158
アスピリン 232
アセトン臭 176
アダムス・ストークス症候群 104
アデノシン 207
アデノシン（ATP） 202,209,220
アテローム血栓性
　アテローム血栓性梗塞 122,241,242
　アテローム血栓性脳血栓症 242
　アテローム血栓性脳梗塞 251
　アテローム血栓性脳塞栓症 242
アドレナリン 28
アトロピン 217
アナフィラキシーショック 43,60
アニオンギャップ 158
アミオダロン 28
アミロイド血管症 247
アメリカ心臓協会 243
アルカリ血症 154
アルカレミア 154
アルカローシス 154
　アルカローシス，呼吸性 154,160
　アルカローシス，代謝性 154,159
アルコール中毒，急性 87,89
アルコール離脱症候群 87,89
アルゴリズム，BLS 20
アレルギー反応，全身性 60
安定狭心症 223
安定した頻拍 218
胃アニサキス症 148
息こらえ試験 221
異型狭心症 224
意識 1,6
　意識障害 80,238
　意識の系 80
異常Q波 228
異所性自動能 204
一次性てんかん 92
一次性変化 156
一過性脳虚血発作 97,237
いっ水 165
イレウス
　イレウス，絞扼性 57,151,164
　イレウス，単純性 151
陰性T 225

右冠動脈 228,231
右脚 182
右胸部誘導 228,231
右季肋部痛 149
右室梗塞 51,228,231
右心不全 52
うっ血性心不全 53
運動性失語 123
塩化カルシウム 172
嚥下障害 168
嘔吐・下痢 57

【か】

外傷性くも膜下出血 236
外傷性頸部症候群 133
回転性めまい 97,135
潰瘍，消化性 56,106,148
過換気 20,113
　過換気症候群 87,117,160
下気道浮腫 61
蝸牛
　蝸牛症状 139
　蝸牛神経 139
片麻痺 121,122,140,175,238
カテコラミン 45,217
下腹部痛 150
下壁梗塞 228,231
カルディオバージョン 34,45,47,218
感覚性失語 123
眼球運動障害 140
間欠痛 147
間質液 163
眼振，垂直 141
肝性脳症 87,89
乾性ラ音 72
眼前暗黒感 95
感染症，骨盤内 151
感染性ショック 43,62,147,215
完全房室ブロック 194
間代性痙攣 92

索引

肝破裂　56
陥没呼吸　72
顔面痛　124,125
冠攣縮性狭心症　223,224
冠症候群,急性　112,214,223
期外収縮　188
　　期外収縮,上室性　189
　　期外収縮,心室性　189
　　期外収縮,心房性　188
　　期外収縮,房室接合部性　188
気管支喘息　72,76
気管挿管　30,31
気胸　51,75,112
　　気胸,緊張性　51,75,112
偽性心室頻拍　202,207,211
偽性低Na血症　166
基線のゆれ　202,207
基底核　245
気道異物　31
機能性頭痛　125
吸気障害　71
吸気性喘鳴　72
急性アルコール中毒　87,89
急性胃炎　148
急性胃粘膜病変　148
急性冠症候群　112,214,223
急性呼吸窮迫症候群　74
急性心筋梗塞　223
　　急性心筋梗塞の合併症　54,234
急性心不全症候群　49
急性膵炎　57,150,152,164
急性増悪,COPD　160
急性腸炎　151
急性肺性心　53
急性肺損傷　74
急性腹症　148
急性副腎不全　176
急性腹痛　147
急性腰痛症　151
急変　8
球麻痺　140,168

救命
　　救命,小児・乳児　19
　　救命,成人　19
　　救命処置,1次　17
　　救命処置,2次　17
　　救命の連鎖　18
　　救命の連鎖,小児・乳児　18
　　救命の連鎖,成人　18,19
　　救命の連鎖,脳卒中　243
　　救命率　12
橋　245
胸腔内出血　56
胸骨圧迫　19
狭心症
　　狭心症,安定　223
　　狭心症,異型　224
　　狭心症,冠攣縮性　223,224
　　狭心症,不安定　223,225
橋中心髄鞘崩壊症　168
協調運動障害　140,238
強直間代痙攣　92
強直性痙攣　92
胸痛　112
　　胸痛,虚血性　112,227
胸部大動脈
　　胸部大動脈解離　51,112,121,240
　　胸部大動脈瘤破裂　56
局所症状　121
虚血性
　　虚血性胸痛　112,227
　　虚血性心疾患　112,223
　　虚血性腸炎　150
　　虚血性脳血管障害　237
　　虚血性脳卒中　235
鋸歯状波　204
ギラン・バレー症候群　75
起立性
　　起立性失神　109
　　起立性低血圧　109
緊急輪状甲状間膜切開　72
筋ジストロフィー,重症　75
筋性防御　147,149

緊張型頭痛　128,130,133
緊張性気胸　51,75,112
偶発性低体温　90
くも膜下出血　87,110,129,235,248
　　くも膜下出血,外傷性　236
クリーゼ
　　クリーゼ,甲状腺　90
　　クリーゼ,副甲状腺　90
　　クリーゼ,副腎　90
クリッピング術　250,251
グルコース/インスリン療法　172
群発頭痛　130,134
憩室炎　150
経静脈的線溶療法　243
頸静脈怒張　52,231
頸性めまい　146
経動脈的線溶療法　243
頸動脈ステント留置術　251
頸動脈洞
　　頸動脈洞過敏症候群　65
　　頸動脈洞性失神　107,109
　　頸動脈洞マッサージ　221
頸動脈内膜剥離術　251
経鼻カニューラ　32
経皮的冠インターベンション　29,232
経皮的ペーシング　35
頸部症候群,外傷性　133
頸部痛　124
痙攣　75,92,121,239
　　痙攣,間代性　92
　　痙攣,強直間代　92
　　痙攣,強直性　92
痙攣重積　93
血液　163
血液浸透圧　163
血液分布異常性ショック　43,60
血管拡張薬　48
血管腫　245
血管収縮薬　23,25,28

255

索　引

血管迷走神経
　　血管迷走神経性失神　107,
　　　108
　　血管迷走神経反射　65,108
月経痛　151
欠神発作　92,111
血栓症，静脈洞　129,131
ケトアシドーシス　176
　　ケトアシドーシス，糖尿病
　　　性　87,117,151,175,176
ケトーシス，清涼飲料水　177
原因治療　13
言語障害　121,122,238
　　言語障害，失調性　123
コイル塞栓術　250,251
高K血症　170,214
高Na血症　162,168
降圧薬　109,110
抗うつ薬　109,110
高カリウム血症　170,214
交感神経　186
　　交感神経作用　64
抗凝固療法　243
　　抗凝固療法薬　248
高血圧性
　　高血圧性脳出血　244
　　高血圧性脳症　87,89,130,
　　　132
抗血小板療法　243
　　抗血小板療法薬　248
高血糖　175,176
構語障害　123,168
甲状腺クリーゼ　90
高浸透圧症候群，非ケトン性
　　179
交代性片麻痺　122
高張液　165
高張性脱水　58,164
高張性低Na血症　166
喉頭蓋炎　71
後頭神経痛　134
喉頭浮腫　61,71
高度ブロック　194

抗パーキンソン病薬　110
抗ヒスタミン薬　62
後腹膜腔出血　56
項部硬直　130,141
抗不整脈薬　23,28,110
硬膜下血腫，慢性　87,88,
　　129,132
絞扼性イレウス　57,151,164
呼気終末陽圧換気　74
呼気障害　72
呼気性喘鳴　72
呼吸　1,6
　　呼吸，Kassmaul　158,176
　　呼吸，あえぎ　10
呼吸窮迫症候群，急性　74
呼吸困難　113
呼吸性アシドーシス　154,160
呼吸性アルカローシス　154,
　　160
呼吸停止　6,21
　　呼吸停止先行型心肺停止
　　　8,10
呼吸不全　6,69,86
　　呼吸不全，Ⅰ型　69,160
　　呼吸不全，Ⅱ型　69,160
　　呼吸不全，準　69
　　呼吸不全，慢性　69
骨盤内感染症　151
混合性酸塩基平衡異常　157

【さ】

再灌流療法　232
再出血　250
最大呼気流速度　76
細動波　202,207
細胞外液　163
細胞内液　163
左回旋枝　228
左脚　182
　　左脚ブロック，新規　225
左季肋部痛　150
左心不全　51

左心不全性心原性ショック
　　43,48,104
左前下行枝　228
酸塩基平衡異常　154
　　酸塩基平衡異常，混合性
　　　157
　　酸塩基平衡異常，単純性
　　　157
酸血症　154
三叉神経　124
　　三叉神経痛　130,134
酸素　232
ジギタリス　207
子宮外妊娠　56
　　子宮外妊娠破裂　150
刺激伝導系　182
四肢麻痺　122,140
思春期　19
視床　245
視床出血　122
死戦期呼吸　10
持続性心室頻拍　206
失語　123
　　失語，運動性　123
　　失語，感覚性　123
失神　80,95
　　失神，起立性　109
　　失神，頸動脈洞性　107,109
　　失神，血管迷走神経性
　　　107,108
　　失神，状況　107,108
　　失神，循環血液量，減少性
　　　106
　　失神，心原性　104
　　失神，神経調節性　107
　　失神，反射性　107
失神感　95
失神性めまい　80,95,97,135
湿性ラ音　72
失調性言語障害　123
質の高いCPR　19
自動能　182
　　自動能，異所性　204

索　引

視野障害　121
重症筋無力症　75
重症度
　　重症度，出血性ショック　56
　　重症度分類，心室性期外収縮，Lown　189
重症不整脈性心原性ショック　42,46,104
重炭酸ナトリウム　158
粥状動脈硬化病変　223
出血
　　出血，胸腔内　56
　　出血，後腹膜腔　56
　　出血，消化管　56
　　出血，腹腔内　56,150
　　出血，卵巣　56,150
出血性
　　出血性ショック　43,56,147
　　出血性ショックの重症度　56
　　出血性脳卒中　235,239
循環　1,6
循環血液量
　　循環血液量減少性失神　106
　　循環血液量減少性ショック　43,55,106,215
準呼吸不全　69
上位頸神経　124
消化管
　　消化管出血　56,106
　　消化管穿孔　148
消化性潰瘍　56,106,148
状況失神　107,108
　　状況失神症候群　65
症候性
　　症候性徐脈　46,211,214,216
　　症候性頭痛　125
　　症候性てんかん　92
上行性脳幹網様体賦活系　79
硝酸薬　109,110
上室性

上室性期外収縮　189
上室性頻拍，変行伝導を伴う　211
上室性頻拍，発作性　119,189,201,206,209
上腸間膜動脈閉塞症　57,151,164
焦点発作　92
小児
　　小児・乳児の救命　19
　　小児・乳児の救命の連鎖　18,19
小脳　245
　　小脳梗塞　129,131,140
　　小脳出血　129,131,140,247
　　小脳症状　140
小発作　92
静脈洞血栓症　129,131
食道破裂，特発性　112
除細動　34
　　除細動，迅速　12
ショック　6,40,86
　　ショック，アナフィラキシー　43,60
　　ショック，感染性　43,62,147,215
　　ショック，血液分布異常性　43,60
　　ショック，出血性　43,56,147
　　ショック，循環血液量減少性　43,55,106,215
　　ショック，神経原性　43,64,108,109
　　ショック，心原性，左心不全性　43,48,104
　　ショック，心原性，重症不整脈性　42,46,104
　　ショック，体液喪失性　43,57,147
　　ショック，非同期下　34,37,218
　　ショック，閉塞性　43,51,104,231
　　ショック，迷走神経　65
ショック指数　56
ショックスコア　40
ショックの5徴候　40
ショックの診断基準　40
徐脈　182
　　徐脈，症候性　46,211,214,216
　　徐脈，絶対的　213
　　徐脈，相対的　214
　　徐脈，洞性　46,192,193,217
心因性
　　心因性疾患　111
　　心因性めまい　146
心窩部痛　148
新規の左脚ブロック　225
心筋梗塞　149
　　心筋梗塞，Q波　225
　　心筋梗塞，ST上昇型　225,228
　　心筋梗塞，急性　223
　　心筋梗塞，非Q波　225
　　心筋梗塞，非ST上昇型　225
　　心筋梗塞，急性，合併症　54,234
心筋
　　心筋症，肥大型　104
　　心筋マーカー　229
神経原性ショック　43,64,108,109
神経調節性失神　107
神経痛　125
心原性
　　心原性梗塞　122,242
　　心原性失神　104
　　心原性ショック　42,104
　　心原性ショック，左心不全性　43,48,104
　　心原性ショック，重症不整脈性　42,46,104

索　引

心原性肺水腫　48,50,72,74
人工呼吸　20
進行性筋ジストロフィー　75
腎梗塞　152
心疾患，虚血性　112,223
心室細動　8,205
　　心室細動，特発性　209
心室性期外収縮　189
　　心室性期外収縮，重症度分類，Lown　189
心室頻拍　47,205,209
　　心室頻拍，偽性　202,207,211
　　心室頻拍，持続性　206
　　心室頻拍，多形性　38,205,211
　　心室頻拍，単形性　205,211
　　心室頻拍，非持続性　206
　　心室頻拍，無脈性　8,206
シンシナティ病院前脳卒中スケール　238
心静止　8
真性てんかん　92
心臓
　　心臓喘息　52
　　心臓発作　236
迅速な除細動　12
心タンポナーデ　51,112
心停止　6,8
　　心停止先行型心肺停止　8,10
浸透圧
　　浸透圧ギャップ　163
　　浸透圧性脱髄症候群　168
心肺蘇生　17
心肺停止　6,21
　　心肺停止，呼吸停止先行型　8,10
　　心肺停止，心停止先行型　8,10
心拍再開　28
心拍数　183
腎不全　171

心不全，うっ血性　53
　　心不全症候群，急性　49
心房細動　119,189,202,206,242
　　心房細動，頻拍性　202
　　心房細動，発作性　202
心房性期外収縮　188
心房粗動　189,202,209
心房頻拍，多源性　204
心房頻拍，反復性　189
膵炎，急性　57,150,152,164
水代謝異常　162
垂直眼振　141
水・電解質異常　87,89
水頭症　248,250
髄膜炎・脳炎　87,88,129,132,140
睡眠障害　111
頭蓋内圧亢進症，特発性　129,132
頭痛　124
　　頭痛，1次性　125
　　頭痛，2次性　125
　　頭痛，機能性　125
　　頭痛，緊張型　128,130,133
　　頭痛，群発　130,134
　　頭痛，症候性　125
ステロイド　62,77
ステント留置術，頸動脈　251
生食　164
精神運動発作　92,111
精神神経作用薬　109,110
成人の救命　19
　　成人の救命の連鎖　18,19
清涼飲料水ケトーシス　177
舌咽神経　124
絶対的徐脈　213
絶対的不整脈　202
全身循環不全　40
全身性アレルギー反応　60
喘息
　　喘息，気管支　72,76
　　喘息，心臓　52

疝痛　147
前庭
　　前庭型メニエール病　143
　　前庭神経　139
　　前庭神経炎　141,143,145
　　前庭性めまい　99,135,138
全般発作　92
前壁中隔の梗塞　228
喘鳴　51
　　喘鳴，吸気性　72
　　喘鳴，呼気性　72
線溶療法　233,243
巣症状　121
相対的徐脈　214
僧帽弁狭窄症　242
側頭動脈炎　133
側腹部痛　150
側壁の梗塞　228
粗動波　204

【た】

第Ⅷ脳神経　139
体液喪失性ショック　43,57,147
大後頭神経痛　130
代謝性
　　代謝性アシドーシス　117,154,158
　　代謝性アルカローシス　154,159
代償変化　156
帯状疱疹　133
体性痛　147
大腸穿孔　150
大動脈
　　大動脈解離，胸部　51,112,121,240
　　大動脈弁狭窄症　104
　　大動脈瘤破裂，腹部　56,151
大発作　92,111
多形性心室頻拍　38,205,211

索　引

多源性
　　多源性心室性期外収縮　189
　　多源性心房頻拍　204
多臓器不全　40
脱水　58,164,176
　　脱水，Na欠乏性　58,164
　　脱水，高張性　58,164
　　脱水，低張性　58,164
　　脱水，水欠乏性　58,164
多尿　57
単形性心室頻拍　205,211
炭酸水素ナトリウム　158,172
単純性イレウス　151
単純性酸塩基平衡異常　157
単純部分発作　93
胆石症　149,152
胆囊・胆管炎　149,152
窒息　31,71
虫垂炎　150
中枢性めまい　99,140
中枢前庭系　138
中毒，薬物　75,88,90,214
聴神経　139
　　聴神経腫瘍　140,141
椎骨脳底動脈循環不全　110,
　　140,145
対麻痺　122
低K血症　170,172,176
低Na血症　162,166
　　低Na血症，偽性　166
　　低Na血症，高張性　166
　　低Na血症，低張性　166
低カリウム血症　170,172,
　　176,214
低血圧，起立性　109
低血糖　86,121,175,239
低酸素血症　69,113,214
低髄液圧症候群　130,132
低体温　86
　　低体温，偶発性　90
　　低体温療法　29
低張液　59,164,165
低張性

低張性脱水　58,164
低張性低Na血症　166
デルタ波　206,207
てんかん　87,88,92,111
　　てんかん，一次性　92
　　てんかん，症候性　92
　　てんかん，真性　92
　　てんかん，特発性　92
　　てんかん，二次性　92
電気的治療　34,45
　　電気的治療，同期　36
テント
　　テント下脳腫瘍　140
　　テント上脳出血　129
動悸　118
同期　31,36
洞機能不全症候群　192
洞結節　182
　　洞結節・心房伝導異常　192
洞性
　　洞性徐脈　46,192,193,217
　　洞性頻拍　120,200
等張液　58,164,165
疼痛　124
洞停止　192
糖尿病性ケトアシドーシス
　　87,117,151,175,176
頭部　124
　　頭部CT　239
洞房ブロック　192
動脈硬化　251
特発性
　　特発性食道破裂　112
　　特発性心室細動　209
　　特発性てんかん　92
　　特発性頭蓋内圧亢進症
　　　129,132
吐血・下血　106
突発性難聴　141,143,146
トライエージキット　88
トロポニン　225,229

【な】

内臓痛　147
内包　122
内膜剝離術，頸動脈　251
ナルコーシス，CO_2　72,160
ナルコレプシー　111
難治性VF　23,28
難聴　139,143
　　難聴，突発性　141,143,146
二次性てんかん　92
ニトログリセリン　232
乳酸・酢酸リンゲル液　164
乳児突然死症候群　11
尿管結石　150,152
尿毒症　87,89,117
熱中症　58,87,164
粘液水腫　90
脳炎・髄膜炎　87,88,129,
　　132,140
脳幹　245
　　脳幹梗塞　122
　　脳幹出血　122
　　脳幹症状　140
脳虚血　97,237
脳血管障害　236,245
　　脳血管障害，虚血性　237
　　脳血管障害，無症候性　237
脳血管攣縮　241,250
脳血栓症　240,241
脳梗塞　87,97,121,235,240
　　脳梗塞，アテローム血栓性
　　　242,251
　　脳梗塞，小脳　129,131,140
　　脳梗塞，脳幹　122
　　脳梗塞，ラクナ　122,241
脳挫傷　236
脳出血　87,121,235,244
　　脳出血，視床　122
　　脳出血，小脳　129,131,
　　　140,247
　　脳出血，テント上　129

259

索引

脳出血, 脳幹　122
脳出血, 被殻　122
脳出血, 皮質下　122, 241, 245, 247
脳腫瘍　87, 88, 129, 131
　脳腫瘍, 聴神経　140, 141
　脳腫瘍, テント下　140
脳循環不全　80, 95, 136
脳症
　脳症, 肝性　87, 89
　脳症, 高血圧性　87, 89, 130, 132
脳塞栓症　240, 242
　脳塞栓症, アテローム血栓性　242, 251
脳卒中　75, 235, 239
　脳卒中ガイドライン2009　243
　脳卒中の救命の連鎖　243
脳動静脈奇形破裂　245, 249
脳動脈解離　129, 131, 240
脳動脈瘤破裂　245, 248
脳膿瘍　87, 88, 129, 132

【は】

肺炎　72, 87
敗血症　87, 89
　肺水腫, 心原性　48, 50, 72, 74
肺性心　53
　肺性心, 急性　53
　肺性心, 慢性　53
肺塞栓症　51, 72, 112
肺損傷, 急性　74
バイタルサイン　1, 6, 16
ハイムリッヒ法　31
バゾプレシン　28
発汗過多　57
バッグマスク（BM）　30
パニック障害　111
バルサルバテスト　221
反射性失神　107

反跳痛　147
反復性心房頻拍　189
非Q波心筋梗塞　225
非ST上昇型心筋梗塞（NSTEMI）　225
非回転性めまい　99, 135
被殻　245
被殻出血　122
非ケトン性高浸透圧症候群　87, 175, 179
非持続性心室頻拍　206
皮質下出血　122, 241, 245, 247
非侵襲的陽圧換気　32, 77
ヒス束　182
ヒステリー　111
肥大型心筋症　104
ビタミンB_1　87
　ビタミンB_1欠乏症　89
左下腹部痛　150
非同期下ショック　34, 37, 218
頻拍　182
　頻拍, 安定　218
　頻拍, 上室性, 発作性　119, 189, 201, 206, 209
　頻拍, 心室　47, 205, 209
　頻拍, 心室, 偽性　202, 207, 211
　頻拍, 心室, 持続性　206
　頻拍, 心室, 多形性　205, 211
　頻拍, 心室, 単形性　205, 211
　頻拍, 心室, 非持続性　206
　頻拍, 心室, 無脈性　206
　頻拍, 心房, 多源性　204
　頻拍, 心房, 反復性　189
　頻拍, 洞性　120, 200
　頻拍, 不安定　46, 211, 218
　頻拍, 房室回帰性　201, 207
　頻拍, 房室結節リエントリー性　201
頻拍性心房細動　202
不安定狭心症　223, 225

不安定な頻拍　46, 211, 218
フェイスマスク　32
　フェイスマスク, リザーバー付き　32
フォレスター分類　48
腹腔内出血　56, 150
副交感神経　186
　副交感神経作用　64
副甲状腺クリーゼ　90
複雑部分発作　93
副腎クリーゼ　90
副側伝導路　206
腹痛　147
　腹痛, 急性　147
副鼻腔炎　130, 133
腹部大動脈瘤破裂　56, 151
腹膜炎　147
腹膜刺激症状　147
浮腫　165
　浮腫, 下気道　61
　浮腫, 喉頭　61, 71
不随意運動　92
不整脈　182
　不整脈, 絶対的　202
浮動性めまい　97, 135
部分発作　92
　部分発作, 単純　93
　部分発作, 複雑　93
プルキンエ線維　182
平衡感覚異常　136
閉塞性ショック　43, 51, 104, 231
閉塞性肺疾患, 慢性　72, 204
ベツォルト—ヤーリッシュ反射　108
ペットボトル症候群　177
変形性腰椎症　151
変行伝導を伴う上室性頻拍　211
片頭痛　128, 130, 133
ベンチュリーマスク　32
便秘　150
放散痛　227

房室
　房室回帰性頻拍　201, 207
　房室結節　182
　房室結節リエントリー性頻拍　201
　房室接合部性期外収縮　188
　房室ブロック　192, 194
　房室ブロック，1度　194
　房室ブロック，2：1伝導　194
　房室ブロック，2度Ⅰ型　194
　房室ブロック，2度Ⅱ型　46, 194, 217
　房室ブロック，3度　46, 194, 217
　房室ブロック，完全　194
歩行障害　140, 238
補充収縮　183
補助呼吸　30
発作性上室性頻拍　119, 189, 201, 206, 209
発作性心房細動　202

【ま】

マグネシウム　28
マクロリエントリー　202
マッサージ，頸動脈洞　221
末梢性めまい　99, 140
麻痺　122
慢性硬膜下血腫　87, 88, 129, 132
慢性呼吸不全　69
慢性肺性心　53
慢性閉塞性肺疾患　72, 204

右下腹部痛　150
水欠乏性脱水　58, 164
未破裂脳動脈瘤　251
耳鳴　139
無症候性脳血管障害　237
無脈性
　無脈性心室頻拍　8, 206
　無脈性電気活動　8
迷走神経　124, 186
　迷走神経刺激　201, 209, 220
　迷走神経ショック　65
迷路前庭系　138
メイロン　158, 172
メニエール病　141, 143, 145
めまい　135, 238
　めまい，回転性　97, 135
　めまい，頸性　146
　めまい，失神性　80, 95, 97, 135
　めまい，心因性　146
　めまい，前庭性　99, 135, 138
　めまい，中枢性　99, 140
　めまい，非回転性　99
　めまい，浮動性　97, 135
　めまい，末梢性　99, 140
　めまい，薬剤性　141, 146
　めまい症，良性発作性頭位　141, 143, 145
もやもや病　245
モルヒネ　232

【や】

薬剤性めまい　141, 146
薬物中毒　75, 88, 90, 214

優位半球　121
陽圧換気
　陽圧換気，2相性　77
　陽圧換気，呼気終末　74
　陽圧換気，非侵襲的　32, 77
腰椎椎間板ヘルニア　151
腰痛　147, 151
容量負荷　45

【ら】

ラ音
　ラ音，乾性　72
　ラ音，湿性　72
ラクナ梗塞　122, 241
卵巣
　卵巣出血　56, 150
　卵巣腫瘍茎捻転　151
ランダムリエントリー　202
リエントリー　199
リザーバー付きフェイスマスク　32
リズムチェック　27
リドカイン　28
利尿薬　48
良性発作性頭位めまい症　141, 143, 145
緑内障　130, 133
輪状甲状間膜切開　32
　輪状甲状間膜切開，緊急　72

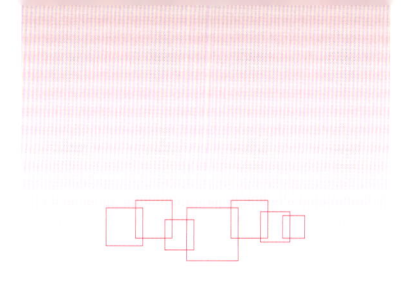

河野　寛幸（こうの　ひろゆき）

著者略歴

　1957年愛媛県生まれ．1986年（昭和61年）愛媛大学医学部を卒業．

　1986年福岡徳洲会病院にて初期研修ののち，1987年同院脳神経外科入局，脳神経外科専門医資格取得後，同院救急総合診療部に異動し，1997年救急総合診療部部長，2001年救急センター長・副院長．2004年から聖マリア病院救急診療科長，2005年には福岡和白病院救急センター長と一貫して救急総合診療（ER）の普及・啓蒙に従事する．2006年よりERプロジェクトを立ち上げ，AHAの心肺蘇生教育活動に従事し，一般社団法人福岡博多トレーニングセンター理事長に就任．2013年11月より福岡記念病院救急科部長を兼務．

資格所得

　日本救急医学会専門医，日本脳神経外科学会専門医，臨床研修指導医

著　書

　「にっぽんER―『いつでも！誰でもの！』の救急医療」（太田凡共著，海拓舎，2003年），「心肺停止と不整脈」（日経BP社，2008年）がある．なお雑誌「ERマガジン」創刊時の編集委員であり，現在は編集顧問．

ERで役立つ救急症候学
―病態のメカニズムと初期治療―

| 2012年 3月20日 | 第1版第1刷 |
| 2014年 1月20日 | 第1版第2刷 ⓒ |

著　　　者　河野寛幸
発　行　人　三輪　敏
発　行　所　株式会社シービーアール
　　　　　　東京都文京区本郷2-3-15　〒113-0033
　　　　　　☎(03)5840-7561(代)　Fax(03)3816-5630
　　　　　　E-mail／info@cbr-pub.com
　　　　　　Home-page：http://www.cbr-pub.com
　　　　　　ISBN 978-4-902470-79-6　C3047
　　　　　　　定価は裏表紙に表示
装　　　幀　中野朋彦
印 刷 製 本　三報社印刷株式会社
　　　　　　ⓒ Hiroyuki Kono Printed in Japan

本書の内容の無断複写・複製・転載は，著作権・出版権の侵害となることがありますのでご注意ください．

JCOPY〈㈱日本著作出版権管理システム委託出版物〉
本書の無断複写は著作権法上での例外を除き，禁じられています．複写される場合は，そのつど事前に㈱出版者著作出版権管理機構（電話　03-3513-6969，FAX 03-3513-6979，e-mail：info@jcopy.or.jp）の許諾を得てください．